U0245776

新生儿病房
医院感染管理手册

顾　问　周晓玉　向小荣

主　编　程　锐　卢红艳

副主编　郭　艳　戎　惠

人民卫生出版社
·北　京·

图书在版编目（CIP）数据

新生儿病房医院感染管理手册 / 程锐，卢红艳主编
. —北京：人民卫生出版社，2023.7
ISBN 978-7-117-35079-2

Ⅰ.①新… Ⅱ.①程…②卢… Ⅲ.①新生儿 －病房
－感染 －卫生管理 Ⅳ.①R197.38 ②R722.13

中国国家版本馆 CIP 数据核字（2023）第 142517 号

人卫智网	www.ipmph.com	医学教育、学术、考试、健康，购书智慧智能综合服务平台
人卫官网	www.pmph.com	人卫官方资讯发布平台

新生儿病房医院感染管理手册
Xinsheng'erbingfang Yiyuanganran Guanli Shouce

主　　编：程　锐　卢红艳
出版发行：人民卫生出版社（中继线 010-59780011）
地　　址：北京市朝阳区潘家园南里 19 号
邮　　编：100021
E - mail：pmph @ pmph.com
购书热线：010-59787592　010-59787584　010-65264830
印　　刷：廊坊一二〇六印刷厂
经　　销：新华书店
开　　本：889×1194　1/32　印张：12
字　　数：280 千字
版　　次：2023 年 7 月第 1 版
印　　次：2023 年 9 月第 1 次印刷
标准书号：ISBN 978-7-117-35079-2
定　　价：59.00 元

打击盗版举报电话：010-59787491　E-mail：WQ @ pmph.com
质量问题联系电话：010-59787234　E-mail：zhiliang @ pmph.com
数字融合服务电话：4001118166　E-mail：zengzhi @ pmph.com

编　者（以姓氏汉语拼音为序）

蔡志勇（盐城市妇幼保健院）

陈小慧（南京医科大学附属妇产医院）

程　锐（南京医科大学附属儿童医院）

崔曙东（江苏省妇幼保健院）

房京丽（南京医科大学附属泰州人民医院）

高　艳（连云港市妇幼保健院）

郭　艳（南京医科大学附属儿童医院）

姜善雨（无锡市妇幼保健院）

李征瀛（无锡市儿童医院）

卢红艳（江苏大学附属医院）

潘兆军（淮安市妇幼保健院）

戎　惠（南京医科大学附属儿童医院）

沈　飞（南京医科大学附属儿童医院）

舒桂华（江苏省苏北人民医院）

王淮燕（常州市妇幼保健院）

王庭庭（南京医科大学附属儿童医院）

吴　越（南京医科大学附属儿童医院）

吴宏伟（徐州医科大学附属徐州儿童医院）

吴新萍（扬州市妇幼保健院）

徐　艳（徐州医科大学附属医院）

薛　梅（南京医科大学附属泰州人民医院）

薛圣凡（南京医科大学附属儿童医院）

杨祖铭（苏州市立医院）

张　琳（常州市妇幼保健院）

朱兰兰（南京医科大学附属泰州人民医院）

朱苏月（徐州医科大学附属宿迁医院）

视频编导　沈　飞（南京医科大学附属儿童医院）

3

序

　　随着改革开放的进程,我国围产医学及新生儿医学也进入快速发展期。全国各地医院相继成立了新生儿科,并建立了新生儿病房(室)及新生儿重症监护病房。新生儿医学的发展,新生儿生命支持技术、监护技术等救治技术的不断提高,使新生儿尤其是早产儿存活率大幅提高,死亡率逐年下降,婴儿死亡率由 1981 年的 34.68‰ 下降至 2020 年的 5.4‰,完成《中国儿童发展纲要(2011-2020)》指标。"十三五"期间,妇幼健康事业得到长足快速发展,各省、市、自治区先后建立了危重新生儿救治中心,基层医院也相继建立了新生儿病房或新生儿病室,使众多患病新生儿能得到及时救治,为进一步降低新生儿及婴儿死亡率提供了保障。

　　随着各级医疗机构新生儿病房(室)及新生儿重症监护病房相继建立,基层医疗机构和医护人员的救治水平亟需提高;同时,规范诊治、质量控制及改进,医院感染防控也亟需加强。由江苏省新生儿医疗质量控制中心组织编写的《新生儿病房医院感染管理手册》是国内首部有关新生儿病房医院感染防控的参考书,该手册共有 11 章,较为全面地阐述了新生儿病房医院感染防控规范及管理要点,同时配有一些操作规范视频,具有实用、易于掌握、便于操作的特点,对临床医院感染防控工作具有很好的指导作用。希望通过该手册的出版发行,进一步加强各级医疗机构新生儿病房医院感染防控意识,规范诊疗及救治流程,把握好医院感染防控的各个环节,减少并遏制医院感染暴发,确保新生儿生命安全,为逐步降低新生儿死亡率提供有效保障。

南京医科大学附属儿童医院
周晓玉
2023 年 6 月

前　言

过去的二十年是中国围产医学高速发展的时期,自 2016 年"全面两孩"政策实施后,全国各地相继成立省、市、县三级新生儿救治中心,构建集预防、筛查、救治、康复于一体的综合防治网络和绿色转诊通道,越来越多的危重新生儿得以存活。新生儿尤其是早产儿的各个脏器发育不成熟、免疫功能低下,以及在新生儿重症监护病房里有较多的侵袭性诊疗操作,使危重新生儿成为医院感染发生的高危人群,如果不重视新生儿病房医院感染防控的细节管理,势必造成医院感染发生率增加,甚至导致医院感染暴发,引发公共卫生事件。因此,新生儿病房医院感染管理制度及流程亟待规范。

《新生儿病房医院感染管理手册》的编者主要为江苏省新生儿医疗质量控制中心的委员,通过查阅国内外指南和行政部门发布的医院感染防控纲要,并结合多年来新生儿病房医院感染管理工作经验,编辑了本书。全书共 11 章,内容包括新生儿病房医院感染组织管理规范及规章制度、医院感染监测、人员管理、设施设备和物品管理、合理使用抗生素的规范和建议、常见病原体感染和传染病管理规范、人员培训和多学科协作规范等,涉及新生儿病房医院感染防控的方方面面。希望本书不仅能对各级医院新生儿科医生、护士、工勤人员、医院感染管理人员的临床工作有所帮助,还能为行政管理的

决策和督查助力,以提高新生儿医院感染预防与控制的整体
水平。

　　本书的编写工作得到了南京医科大学附属儿童医院新生
儿医疗中心的周晓玉院长和医院感染管理办公室向小荣主任
的大力支持,拨冗为本书出谋划策,在此,我们对她们的辛苦
付出和全体作者的杰出贡献,真诚致谢!由于我们的知识水
平和能力所限,本书难免有疏漏和不当之处,欢迎发送邮件至
邮箱 renweifuer@pmph.com,或扫描封底二维码,关注"人卫
儿科学",对我们的工作予以批评指正,以期再版修订时进一
步完善,更好地为大家服务。

编者

2023 年 6 月

目 录

视频目录

第一章
新生儿医院感染概况

第一节　概　述

一、定义

新生儿是指从出生后脐带结扎至满 28 天的活产婴儿，新生儿医院感染也称新生儿院内感染，是指住院新生儿在医院内获得的感染，包括在住院期间发生的感染和在医院内获得而在出院后发生的感染；但不包括入院前已开始或入院时已处于潜伏期的感染。医院的工作人员在医院内获得的感染也属院内感染。对于无明确潜伏期的感染，规定入院 48 小时后发生的感染为医院感染；而有明确潜伏期的感染，自入院时起超过平均潜伏期后发生的感染为医院感染。新生儿经母体产道时获得的感染亦属于医院感染；而新生儿经胎盘获得的感染，如单纯疱疹、弓形体病、水痘等，不属于医院感染。新生儿医院感染主要通过空气传播、接触传播、血行传播获得，临床表现类型包括呼吸道感染、血液系统感染、消化道感染、泌尿道感染、皮肤软组织感染，以及眼、耳或鼻的感染等。诊断主要依据感染出现的时间、各个系统的临床表现及病原学检查。

二、现状

新生儿医院感染来源广,易感因素多,病情变化快,易暴发流行,病死率高,社会影响大。近年来我国院内感染有上升趋势,是新生儿死亡的重要风险因素,不仅增加了患儿住院时间和医疗资源的消耗,还增加了患儿痛苦和家庭负担,同时也是导致医患纠纷的主要原因之一。1999年,美国儿科预防网络调查发现,住在新生儿重症监护病房(neonatal intensive care unit,NICU)的新生儿,医院感染的发生率为11.4%,最常见的医院感染是血液系统感染(占NICU所有医院感染的53%)和呼吸道感染(占NICU所有医院感染的13%)。我国国家卫生健康委《中国抗菌药物管理和细菌耐药现状报告(2018)》指出:我国住院新生儿医院感染发生率为4.52%,由于医疗水平、医疗环境的不平衡,全国各地新生儿医院感染发生率差异较大,约在6%~22%之间,其中呼吸道、血液系统感染最常见。根据2011年世界卫生组织报道,全球新生儿医院感染发生率在5.7%~19.1%,是全球NICU新生儿发病率和死亡率的重要原因。尤其在发展中国家,由于感染控制措施不足、医院过度拥挤、有限资源使用不当和缺乏监督,医院感染仍然是疾病和死亡的主要原因。因此,新生儿是医院感染的高危人群,新生儿科是医院感染管理的重点监管科室,新生儿医院感染的防控在医院感染管理中占据了重要地位。

三、暴发

在新生儿病房,患儿及医务人员感染同一个病原体的发生率高于基线水平,短时间出现3例以上同种同源感染病例的现象,意味着医院感染的暴发。细菌、病毒、真菌等病原体均可引起医院感染的暴发,其中,病毒感染最易引发新生儿病房医院感染暴发流行,国内已有数家医院新生儿病房曾经暴发肠道病毒医院感染,症状重,死亡率高,后果严重。细菌中以多重耐药菌(multidrug resistant organisms,MDRO)多见,多重耐药菌主要是指对临床使用的三类或三类以上抗菌药物同时呈现耐药的细菌,临床上常见的多重耐药菌,主要有耐甲氧西林的金黄色葡萄球菌、耐万古霉素的肠球菌、产超广谱 β- 内酰胺酶细菌、耐碳青霉烯类抗菌药物肠杆菌科细菌、耐碳青霉烯类抗菌药物鲍曼不动杆菌、多重耐药 / 泛耐药铜绿假单胞菌等。通常由重症感染患儿或者定植患儿传播,这些耐药菌株的传播和耐药性取决于患儿的免疫力、抗生素的选择及疗程长短、科室医院感染防控措施等方面。对于医院感染暴发,除了常规控制措施外,需要采取额外的控制措施,包括对感染和定植婴儿进行严格分组隔离、针对不同病原的特定消毒、新生儿科病原的监测培养、对医务工作者进行筛查等。

四、预防和控制

针对新生儿医院感染的高危因素,制定针对性的改进措施,能够有效地降低院内感染的发生率。早在 20 世纪 90 年代,北美发达国家就通过类似的方法来提高新生儿医疗质量。加拿大新生儿协作网创始人和主席 Dr. Shoo Lee 推广了运用循证医学来改善 NICU 医疗质量的方法(evidencebased practice for improving quality,EPIQ),多个 NICU 中心结合各自的特点针对性地进行质量改进,使得整体医院感染的发生率降低了 25%,效果显著。

新生儿医院感染预防和控制措施包括改善新生儿病房环境、规范手卫生、严格消毒暖箱及仪器设备、预防中心静脉导管相关感染、预防呼吸机相关性肺炎、加强抗生素的合理使用、培训新生儿病房医护人员医院感染防控知识、严格的隔离制度等方面。制定医院感染预防与控制标准操作规程（standard operating procedure，SOP），利用计划 - 实践 - 研究 - 行动（plan-do-study-act，PDSA）方法进行持续质量改进，能强有力的减低医院感染的发生率。

目前，虽然各个医院的新生儿病房已经制定了相应的控制医院感染的措施，但是新生儿病房医院感染的发生率仍未见减少，并且不同新生儿病房，其发生率差异很大。因此规范新生儿病房管理，完善医院感染相关制度，针对高危因素持续改进措施，势在必行。

第二节　病原学特点

新生儿医院感染可由细菌、病毒、真菌、支原体、衣原体或其中几种合并感染引起，其中以细菌感染最多见。医院感染致病病原体具有随地域分布不同而不同，且随年代推移而变化等特点。

在我国，细菌仍是新生儿重症监护室医院感染最常见的病原，革兰氏阴性菌是引起新生儿医院感染的主要致病菌，革兰氏阴性菌排在前列的为大肠埃希菌、肺炎克雷伯菌、铜绿假单胞菌、鲍曼不动杆菌和阴沟肠杆菌。革兰氏阳性菌以金黄色葡萄球菌和凝固酶阴性葡萄球菌为主，并且医院感染的细菌均具有普遍耐药性，另外真菌、病毒引起的医院感染也有增加趋势。

一、常见病原及其感染特点

（一）细菌

1. **肺炎克雷伯菌**　肺炎克雷伯菌属于克雷伯菌属，为革兰氏阴性杆菌，广泛分布于微生态环境内，是重要的条件致病菌，此菌含有荚膜多糖、鞭毛等致病因子，致病性较强，易定植于住院患儿肠道及呼吸道内,当机体抵抗力降低时,可引起血流、呼吸道、消化道及泌尿系感染,引起受累组织的坏死、液化、脓肿形成,病死率较高,是医院感染的重要致病菌之一,也是常见的多重耐药菌,曾在新生儿病房暴发流行。肺炎克雷伯菌感染后临床多表现为发热、呼吸急促、痰鸣、发绀。随着β-内酰胺类及碳青霉烯类抗菌药广泛使用,细菌易产生超广谱β-内酰胺酶(extended spectrum beta-lactamases,ESBLs)和头孢菌素酶(AmpC酶),对常用药物包括第三代头孢菌素呈现出严重多重耐药性,常导致临床抗菌药物治疗失败和病程迁延,给临床治疗增加难度。

2. **大肠埃希菌** 大肠埃希菌属于革兰氏阴性短杆菌,周身鞭毛,能运动,是寄居在人类和动物肠道中的正常菌群,属条件致病菌。当宿主免疫力下降时,细菌进入肠外组织或器官,可引起肠外感染,是新生儿医院感染主要病原菌,会侵入呼吸道、血液、泌尿系引起感染。大肠埃希菌传播主要通过食物和水传播,也可接触性传播。NICU大肠埃希菌医院感染发生,常与气管插管、机械通气、长期激素、大量广谱抗菌药物应用及病房消毒不严格有关。孕母感染大肠埃希菌后产生IgM抗体,该抗体很难通过胎盘,故新生儿先天对大肠埃希菌缺乏免疫力,而新生儿血脑屏障发育不完善,故易导致败血症与化脓性脑膜炎,病死率高。该菌对抗菌药物有强烈抵抗能力,是导致医院感染逐渐增多的重要因素。大肠埃希菌也易产生ESBLs,是其耐药的主要机制;另外,随着头孢菌素在临床广泛应用,此菌产生ESBLs的能力越来越强,且耐药率不断增加,尤其对β-内酰胺类抗菌药物耐药性越来越高。碳青霉烯类抗生素仍然是目前治疗产ESBL大肠埃希菌感染最有效的药物,但耐碳青霉烯类抗生素的大肠埃希菌也在各医院不断出现,应当引起重视。

3. **金黄色葡萄球菌** 金黄色葡萄球菌亦是新生儿重症

监护病房医院感染常见的革兰氏阳性菌,此菌隶属于葡萄球菌属,在自然界中无处不在,营养要求不高,常寄生于人和动物的皮肤、鼻腔、咽喉、肠胃、痈、化脓疮口中,空气、污水等环境中也无处不在。金黄色葡萄球菌可以引起局部化脓性感染,也可引起严重的全身感染,新生儿主要表现为肺炎、皮肤脓肿、败血症。随着抗菌药物广泛使用,金黄色葡萄球菌对抗菌药物耐药性越来越强,其中耐甲氧西林金黄色葡萄球菌(methicillin-resistant staphylococcus aureus,MRSA)是目前最常见且最重要的耐药性葡萄球菌,并且所致感染在医院感染中逐年上升。感染 MRSA 广泛分布于 NICU 环境及医护人员、患儿鼻咽等部位,因此,医院环境、医疗设备、医护人员及患儿是金黄色葡萄球菌的重要感染源,感染主要通过医务人员手、衣物及医疗物品等接触传播。

4. 凝固酶阴性葡萄球菌 凝固酶阴性葡萄球菌是一种常见的条件致病菌,在自然界广泛存在,是人体皮肤和黏膜的正常菌群,其含有的黏质等致病因子能产生黏附素使其易于滞留在物体表面,形成厚实的生物膜,能使宿主体内局部的免疫反应呈抑制状态,有利于其增殖。新生儿,尤其是早产儿,各组织器官功能未发育成熟,免疫功能差,对外界环境适应能力差,皮肤屏障功能差,加上脐部残端尚未闭合,致使病原菌易侵入皮肤和血液发生感染。并且凝固酶阴性葡萄球菌大多数能产生凝固酶,凝固酶是葡萄球菌的一种毒力因子,能使含有枸橼酸钠或肝素抗凝剂的人血浆发生凝固的物质,故凝固酶是鉴别葡萄球菌有无致病性的重要指标。另外,部分凝固酶阴性葡萄球菌还具有抗吞噬作用,可产生溶血素及肠毒素等,在新生儿病房,凝固酶阴性葡萄球菌可以通过医院工作人员的手传播,导致地方性菌株长时间传播。随着心血管造影、机械通气、胃肠外营养的使用,以及暴露于其他侵犯皮肤或黏膜的操作,新生儿感染凝固酶阴性葡萄球菌的风险大大增加。凝固酶阴性葡萄球菌是重要的医院感染病原菌之一,也是新生儿医院血液系统感染的主要病原体。此菌感染后临床症状不典型且呈多重耐药,给临床诊断和治疗带来困难。近年来凝固酶阴性葡萄球菌对青霉素、红霉素、氨苄西林耐药率很高,耐药谱逐渐扩大。

(二) 真菌

近年来,极早早产儿、超低出生体重儿等危重新生儿救治水平不断提高,医院真菌感染发生率呈上升趋势。真菌感染包括皮肤浅表感染和侵袭性真菌感染,后者是指侵袭深部组织、内脏和全身的真菌感染,包括深部组织感染及真菌败血症。侵袭性真菌感染约占新生儿晚发性感染的 10%,易引起极低出生体重儿医院血液系统感染,可导致多系统功能损害,病死率高达 40%~50%。白色假丝酵母菌是新生儿医院感染中最常见的真菌病原体,近年平滑念珠菌和光滑念珠菌感染的患病率也有所增加。新生儿侵袭性真菌感染的临床表现呈非特异性,与其他细菌感染或新生儿期其他常见现象较难区别,如低体温、发热、少哭少动、呼吸暂停、低血压、心动过缓、腹胀等,而血小板减少和高血糖是其重要特征,且进展快,病死率高。(1,3)-β-D 葡聚糖检测和 PCR 对真菌感染诊断有一定价值。真菌感染的高危因素包括出生体重极低、使用中心静脉导管、全胃肠外营养、广谱抗生素的使用、住院时间长、腹部手术、接受 H_2 阻断剂的治疗等。侵袭性真菌感染临床上特别容易延误诊断及治疗,早期发现、早期诊断显得特别重要。

(三) 病毒

新生儿也会暴露于病毒感染,常见的包括肠道病毒、呼吸道合胞病毒、流感和腺病毒等。新生儿不仅与医护人员接触,还与他们的家人接触,有时包括他们的兄弟姐妹,许多因素会导致新生儿病房病毒感染。

1. **肠道病毒**　肠道病毒在世界范围传播很广,可引起流行及散发病例,夏秋季为多见,是引起新生儿病房医院感染暴发的主要病原之一。肠道病毒主要在人与人之间通过接触传播,此种传播途径可通过污染水源、食物直接传播或经手及污染物间接传播。部分肠道病毒也可以通过呼吸道传播。在住院新生儿,肠道病毒可通过受污染的设备或污染物经工作人员的手造成在新生儿病房及 NICU 快速传播,是造成新生儿病房医院肠道病毒暴发感染最主要的原因。新生儿病毒感染可无临床表现,也可表现为发热、低体温、食欲缺乏、嗜睡、腹泻、呕吐、腹胀、皮肤苍白、黄疸、肝脾大、呼吸道症状等,可并发中枢神经系统感染、脓毒症样综合征、心肌炎等。对于医院病毒感染,应做到早发现、早治疗,控制传染源,有效切断传播途径,最好做到单独房间隔离,加强对环境和物品的消毒,增强免疫力,保护易感人群。

肠道病毒中的诺如病毒,是引起小儿病毒性胃肠炎常见的病原,传染性极强,在新生儿病房易暴发流行。粪 - 口传播是其主要传染途径,也可以通过污染的水源、食物、物品、空气等传播。新生儿诺如病毒感染后,表现为精神萎靡、呕吐、食欲缺乏、吸吮无力、腹泻,大便黄色稀水样,个别患儿可出现发热,实验室检查 C 反应蛋白增高。病毒可浸润到各个脏器,引起肝脏、心肌及骨骼肌、神经系统等肠外器官功能的损伤。加强医院的医护及其他工作人员相关防病知识的培训,对环境卫生进行科学管理,做好手卫生,是预防诺如病毒感染和流行的关键。

2. **呼吸道合胞病毒**(respiratory syncytial virus,RSV)　是呼吸道感染常见病原之一,RSV 肺炎多发生于婴幼儿,并且在新生儿呈增多趋势。RSV 肺炎冬春季节高发,传染性很强,直接与患儿的分泌物、飞沫接触,或间接与受污染的手、食具,或受患儿鼻分泌物感染的物件接触,都可传播病毒,在新生儿病房容易引起暴发和流行。医院内新生儿均有基础疾病,是 RSV 感染的高危人群,尤其是早产儿、低出生体重儿、先天性心脏病患儿、免疫缺陷患儿、支气管肺发育不良患儿等免疫能力较差,感染后临床症状较为严重,除了咳嗽、流涕、鼻塞症状外,还会伴有气促、发绀等呼吸困难的表现。对于 RSV 感染患儿应立即给予隔离和积极支持治疗,做好环境和患儿用品的消毒,规范手卫生,减少医护人员的流通,避免 RSV 在医院内暴发流行。

(四)其他病原体感染

其他一些病原,如支原体、衣原体也是新生儿医院感染的致病原。这些病原可通过母亲产道传染给新生儿,也可在新生儿病房发生水平传播或者医源性传播。支原体是一种介于病毒和细菌之间,能独立生活的最小微生物,新生儿支原体感染以解脲脲原体多见,可引起新生儿肺炎、败血症、脑膜炎,也是早产儿脑白质损伤和支气管肺发育不良的主要致病因素之一。衣原体是一类原核细胞型微生物,专性寄生于细胞内,新生儿衣原体感染主要由沙眼衣原体所致。沙眼衣原体可引起新生儿结膜炎及新生儿肺炎。红霉素可治疗新生儿支原体、衣原体感染,对红霉素耐药者可改用阿奇霉素治疗。

有效预防新生儿支原体、衣原体感染,应及时治疗孕妇的相关感染,在临产的时候进行严密的消毒工作,避免在接生的过程中发生感染,对新生儿的房间应每天通风严格消毒。

综上所述,新生儿医院感染的病原学呈现多样化并不断变迁的特点。对抗菌药物的耐药性也是动态变化的。随着抗生素过度使用,细菌耐药性加重,多重耐药菌逐渐增多。这些病原菌可引起多脏器多系统的受累,给临床治疗的难度越来越大。因而在完善新生儿医院感染防控措施的同时,应尽早明确病原,及时了解不同菌种的耐药性,根据药敏试验结果对症下药、合理用药,才能在临床治疗中避免滥用抗生素,延缓细菌耐药性发展。

二、常见类型

新生儿医院感染常见类型有血液系统感染、呼吸系统感染、消化系统感染、泌尿系统感染、皮肤软组织感染,以及眼、耳或鼻的感染等,其中以血液系统感染和呼吸系统感染最常见。

(一) 血液系统感染

新生儿医院获得性血液系统感染的高危因素包括早产、低出生体重、住院时间、深静脉置管、机械通气等,感染的病原包括细菌、病毒、真菌,其中细菌感染最多见。根据儿童细菌耐药监测组监测数据,2020 年 1 月至 12 月国内 11 所三级甲等儿童医院中,引起儿童细菌感染的革兰氏阳性菌和阴性菌比例分别为 38.5% 和 61.5%,前 5 位依次是大肠埃希菌、金黄色葡萄球菌、肺炎链球菌、凝固酶阴性葡萄球菌、肺炎克雷伯菌,其中引起新生儿感染的前 3 位菌分别为金黄色葡萄球菌、大肠埃希菌、肺炎克雷伯菌。

NICU 医院获得性血液系统感染中以中心导管相关性血流感染(central line associated bloodstream infection,CLABSI)最常见,是导致新生儿死亡以及增加医疗费用和住院时间延长的重要原因之一。CLABSI 是指带有血管内导管或者拔除血管内导管 48 小时内的患儿出现菌血症或真菌血症,并伴有发热(体温>38℃)、寒颤或低血压等感染表现,除血管导管外没有其他明确的感染源。实验室微生物学检查显示:外周静脉血培养细菌或真菌阳性;或者从导管段和外周血培养出相同种类、相同药敏结果的致病菌。新生儿临床表现为呼吸暂停、发热、反应萎靡、喂养不耐受、腹胀、皮肤苍白、低体温等,血液检验出现 C 蛋白升高、白细胞计数明显增加等,采集患儿导管进行病原菌培养,可发现其与患儿血液存在同种病原菌。在美国,革兰氏阳性菌占大多数新生儿中心静脉置管相关血流感染,其中,金黄色葡萄球菌和凝固酶阴性葡萄球菌占 NICU 的中心静脉置管相关血流感染事件的近一半;在革兰氏阴性菌中,大肠杆菌和克雷伯菌是造成感染最多的病原体。白色念珠菌仍然是一个重要的真菌病原,特别是在极早产儿。常见病原菌以凝固酶阴性葡萄球菌、肺炎克雷伯菌为主。CLABSI 通常是由于不规范的插管技术、不严格的导管管理造成的,另外还与导管使用时间和导管操作频率有关。减少 CLABSI 的发生率应基于规范的导管插入技术和维护临床实践指南的实施。导管插入时严格消毒、选择最佳导管位置、每天维护导管、及时拔除不必要的中心导管,这些集束化管理等可减少 CLABSI 的风险。

(二) 呼吸系统感染

医院获得性呼吸系统感染包括上呼吸道和下呼吸道感染,以下呼吸道感染多见。新生儿医院获得性呼吸系统感染主要通过医疗环境、医疗器械、家属、患儿等进行传播,若未得到及时、有效的治疗,可并发呼吸衰竭、败血症、心力衰竭,甚至危及生命。医院获得性呼吸系统感染的危险因素包括早产、低出生体重、住院时间长、剖宫产、有侵入性操作、非母乳喂养等方面。其中,人工呼吸器、气管插管等医用侵入性器械的应用,使病原菌能够直接进入体内,增加了新生儿下呼吸道感染发生的风险。另外,新生儿病室内湿度和温度较高,空气流通欠佳,有利于细菌生长,也会增加新生儿呼吸系统感染的发生率。

呼吸机相关肺炎(ventilator associated pneumonia,VAP)是新生儿重症监护室中危重新生儿常见的医院获得性下呼吸道感染,是新生儿使用机械通气的常见并发症及致死原因。随着呼吸机在新生儿重症监护中的广泛应用,新生儿呼吸机相关肺炎的发生率呈上升趋势,VAP 是指新生儿机械通气 48 小时后至拔管后 48 小时内所出现的肺炎,其病原菌以革兰氏阴性杆菌如肺炎克雷伯杆菌、鲍曼不动杆菌、铜绿假单胞菌等为主。胎龄 28 周以下的早产儿、支气管肺发育不良的新生儿以及吞咽机制受损的新生儿，获得 VAP 病的风险要高得多，长期的机械通气、严重的潜在心肺疾病和既往胸腹联合手术等是患儿获得 VAP 的高危因素。微生物常从口咽、胃肠道或气管导管吸入进入下呼吸道引起感染。预防性干预措施包括早期拔管策略和改用无创呼吸支持、微生物监测、改善手卫生、使用口胃管避免胃过度扩张、良好的口腔卫生、减少不必要的气管内吸引、合理摆放呼吸机管路和新生儿的体位等。

（三）消化系统感染

由于环境因素、广谱抗生素的联合使用及各种有创诊疗手段的广泛开展，新生儿医院感染呈上升趋势。新生儿消化功能发育不完善、肠壁薄、通透性高而易造成消化系统感染。医院获得性消化系统感染的易感因素包括：母亲乳头不清洁或者奶瓶乳头消毒不彻底，医务人员的手带有肠道致病菌，抗生素不合理使用导致菌群失调等。在新生儿病房易引起暴发流行。主要病原为大肠埃希菌、伤寒沙门菌属、轮状病毒、真菌等。临床表现为腹泻，轻症可伴有低热、食欲缺乏、呕吐、腹胀等，重症表现为体温不升、拒食、尿少、嗜睡、四肢发凉、皮肤花纹等，可于短时间内发生脱水、酸中毒以及电解质紊乱。容易诱发坏死性小肠结肠炎、败血症、感染性休克等，甚至危及新生儿生命。母乳喂养、合理应用抗生素、注意隔离、加强医护人员手的消毒以及新生儿用具的消毒、加强病房的通风，能有效降低院内消化系统感染的发生率。

（四）泌尿系统感染

泌尿系统感染也是新生儿医院感染的一个表现类型。新生儿由于使用尿不湿，粪便里的病原会造成上行性感染导致泌尿系统感染。新生儿败血症也可合并泌尿系统感染。另外留置导尿管的新生儿会发生导尿管相关尿路感染，由于在

NICU中留置导尿管的使用有限,报道的导尿管相关尿路感染率仍然很低。新生儿泌尿系统感染缺乏特异性临床表现,多以全身症状为主要特点,表现为发热、频繁呼吸暂停、嗜睡、反应差、喂养不耐受、生长发育迟缓、皮肤颜色呈苍白或暗灰色、黄疸时间延长等,严重者感染可引起败血症、化脓性脑膜炎等累及多系统。新生儿泌尿系统感染常由革兰氏阴性菌引起,最常见的致病菌为大肠杆菌,还有克雷伯杆菌、肠杆菌属、变形杆菌、沙门氏菌、假单胞菌、假丝酵母菌等多见于医院获得性泌尿系统感染。加强对患儿物品和环境的消毒和手卫生,规范留置导尿操作,标准化的导管插入和维护应优先作为有效的感染预防实践的一部分;缩短留置导尿时间,减少置管次数,加强导尿管口消毒护理,是减少新生儿医院获得性泌尿系统感染的主要措施。

(五)皮肤软组织感染

医院感染导致的皮肤和软组织感染,经常出现在皮肤穿刺部位、尿布区域或手术切口部位,主要表现为蜂窝组织炎、脓肿等,进一步可发展为败血症、化脓性脑膜炎。金黄色葡萄球菌是最常见的导致皮肤和软组织感染的微生物,其中耐甲氧西林金黄色葡萄球菌逐渐增加。另外,革兰氏阴性菌和真菌也会引起皮肤感染,通常见于外科伤口感染,尤其是在腹内手术后。手术操作时应严格遵守无菌操作原则,术后加强皮肤护理,勤换尿布,保持皮肤干燥,经常更换体位,做好新生儿病房消毒隔离工作,可有效降低皮肤软组织医院感染的发生率。

(六)其他

新生儿医院感染可累及多个部位,不同部位的感染具有不同临床表现,医护人员应主动客观地观察患儿的疾病情况及临床表现,及早发现医院感染,及时采取控制措施,及时治疗,避免医院感染的暴发流行。

1. **新生儿结膜炎** 是新生儿病房比较常见的医院感染的类型，一般由细菌感染所致，新生儿表现为眼睑红肿，眼部黏液性脓性分泌物，睡眠时可结成痂，开睑困难。因本病主要是通过接触方式传播，故患儿接触过的毛巾、用具等应进行严格消毒，医护人员也应注意消毒隔离。

2. **外耳道炎** 医院感染也会导致外耳道炎症，但并不常见。新生儿外耳道油性分泌物较多，如用不洁棉签清除耳道分泌物，造成局部损伤，从而导致细菌感染，引起外耳道炎，新生儿表现为摇头、哭闹不止，耳道口可见黏性分泌物。规范的清洁护理、严格的手卫生，可避免外耳道的感染。

3. **鹅口疮** 又称口腔念珠菌病，是由白色念珠菌感染所致的口腔黏膜炎症，是新生儿期的常见病，也是新生儿医院感染的常见类型。乳具消毒不严、喂养者手污染、长期使用抗生素等是引起新生儿病房流行的主要原因。被感染患儿颊黏膜、嘴唇内侧及上颚等部位发生类似凝乳状的白色膜状物或白色斑点，不易拭去，可无症状或有中度疼痛。定期消毒奶具、加强护理人员手卫生、合理选择和降低抗生素的使用率，对控制新生儿鹅口疮的发生率和降低医院感染率具有重要意义。

在新生儿病房的医院感染预防与控制工作中，应加强宣教，严格掌握侵袭性操作的指征，规范诊疗操作，合理使用抗菌药物，加强环境和物品的清洁和消毒，加强手卫生管理等，可有效控制和预防新生儿病房医院感染的发生。

第三节 高危因素

近年来，随着 NICU 医疗技术的迅速发展、医疗设备的不断更新，以及抗生素的广泛使用等，医院感染变得日趋严重。新生儿，特别是早产儿，因其生理的特殊性，是医院感染的高发人群。医院感染的发生不仅会延长患儿的住院时间,增加住院费用,影响预后,甚至给患儿带来生命威胁。所以,对新生儿医院感染高危因素的认知及早期干预有着重要的意义。

那么,对于新生儿患儿来说,有哪些医院感染的高危因素值得关注呢?

一、新生儿自身因素

(一)皮肤黏膜屏障功能弱

新生儿皮肤薄,含水量较多,角质层发育差,皮下血管丰富,屏障作用差,极易受损而导致局部或全身感染。新生儿皮肤缺乏正常菌群,脐部有创面,易被致病菌侵入。且新生儿的胃肠动力差、胃酸少、胃蛋白酶活性低,肠黏膜通透性高,易导致肠道感染发生。

(二)特异性免疫及非特异性免疫功能均不成熟

新生儿血中补体水平低,缺乏趋化因子,IgA 和 IgM 不能通过胎盘,分泌型 IgA(secretory IgA,sIgA)水平低,sIgA 主要在局部产生,其缺乏可使新生儿易患呼吸道及肠道感染。IgM 是生后最初几个月内机体主要合成的免疫球蛋白,其缺乏易发生革兰氏阴性菌的感染。IgG 虽能通过胎盘,但通过量与胎龄、体重有关,胎龄越小,体重越低的早产儿从母体获得的免疫球蛋白就越少,发生感染的概率就越高。体重<2kg 的新生儿发生医院感染的危险性是 ≥2kg 者的 2.5 倍。补体活性低,经典补体途径和替代途径的部分成分(C3、C5、调理素)含量低,对细菌的调理作用差。中性粒细胞的趋化和黏附性低,使细菌的吞噬和杀菌能力不足。

(三)早产、低出生体重

出生体重正常的足月儿各系统发育尚不完善,对疾病抵抗力差,易感染。早产儿及低出生体重儿成熟度更低,其特异性及非特异性免疫功能更不成熟,对感染抵抗力更差,一旦发生感染,迅速发展为败血症,救治难度极大,死亡率高。

二、孕母及分娩因素

孕母如果有慢性疾病、营养不良、产前感染等因素,将导致新生儿早产风险,发生产时或者产后感染。如果在分娩过程中发生难产、产程延长、胎膜早破、胎儿窒息、羊水/胎粪吸入、产伤等情况,新生儿容易发生产时感染。

(一)妊娠期孕母疾病影响

孕母如果有慢性疾病,如妊娠糖尿病、高血压等,可导致不良妊娠结局。妊娠糖尿病血糖控制不达标可影响新生儿免疫功能,进而增加新生儿感染风险。孕母妊娠高血压容易影响胎儿的各个系统,导致其内分泌、心肺功能、神经系统等发育紊乱,从而出现胎儿宫内发育迟缓、新生儿窒息、新生儿感染等情况。妊娠期感染是新生儿感染的高危因素之一,一方面孕母在妊娠期已经发生感染,某些病原体则会穿过胎盘屏障,使胎儿在母体内发生宫内感染;另一方面,胎儿在分娩过程中,通过受感染的产道也会导致感染情况的发生。绒毛膜羊膜炎是由妊娠期细菌感染引起的,临床表现为胎盘绒毛间质组织受损、胎盘血管病变等,导致胎儿宫内缺氧、感染。分娩前孕母患绒毛膜羊膜炎是导致新生儿患感染性疾病的独立危险因素。

(二)分娩因素

胎膜早破与新生儿感染之间存在密切关系,胎膜早破时的孕周、胎膜早破至分娩的时长等均是新生儿感染的高危因素。胎膜早破时间越长,新生儿感染的概率越大。产程延长、胎儿窒息、羊水/胎粪吸入均可增加新生儿感染的风险。新生儿出生后,脐带需要被结扎,但脐部仍有一段时间处于开放状态,为病原菌入侵定植创造了条件,若处置不当可引起感染。

三、治疗因素

(一) 侵入性操作

随着医学技术发展,侵入性操作逐渐增多。有创机械通气可导致呼吸机相关肺炎(VAP)发生,其平均发生率为 1.4~3.5 次 /1 000 机械通气日。留置胃管可引起胃食管反流,进而导致院内肺炎的发生。留置经外周中心静脉导管(peripheral venipuncture central venous catheterization,PICC)可导致相关性血液系统感染。

(二) 不合理使用抗生素和激素

新生儿,尤其是早产儿、低出生体重儿感染发生概率相对高,临床大多给予预防性抗生素治疗。而预防性应用抗生素不但不能取得预防感染的效果,相反会导致新生儿,特别是早产儿体内出现菌群失调和耐药菌株,增加发生感染的机会。激素在抑制炎症反应的同时,容易削弱新生儿正常的免疫功能,导致病原菌侵袭或感染扩散。

(三) 延迟喂养

延迟喂养 ≥7 天是导致早产儿感染的危险因素之一。延迟喂养时间过长,早产儿的肠胃功能就逐步进入"休眠状态",其肠绒毛可逐渐萎缩,肠黏膜变薄,肠道正常菌群难以建立,从而增加坏死性小肠结肠炎的发生概率。

(四) 医务人员操作不规范

在做侵袭性操作时,无菌观念不强,或者无菌操作不规范,是造成医院感染的重要因素;另外,医务人员的手难以绝对无菌,常携带细菌,是传播医院感染的主要媒介,不重视手卫生会使感染发生率增加。所以在医院感染防控的众多环节中,重视医院人员的手卫生是医院感染防控重要和简便的措施。

(五) 住院时间

住院时间越长,医院感染的发生率就越高。住院 10 天以上的新生儿感染率达 20% 以上,降低平均住院日可有效降低院内感染发生率。

四、环境因素

(一) 建筑布局不合理,通风条件差

新生儿病房未设置在相对独立的区域,洁污区域分隔不清,功能流程不合理。新生儿病房床位空间不能满足患儿医疗救治的需求,如普通新生儿病房每床的净使用面积<$3m^2$ 及床间距<0.8m;抢救床单元的净使用面积<$6m^2$ 及床间距<1m;洗手设施不完备(无干手设备);未做到每个房间 1 套洗手设施;无独立的隔离间、新生儿洗浴室(区)、清洗消毒间、配奶间、接待室等,均属于建筑布局不合理,从而增加院内感染的风险。

(二) 床位医护比不合理

高质量的护理,是减少医院感染的重要保障。新生儿病房的护理操作和工作比一般普通病房繁重,只有在保证足够护士的前提下,才能保证新生儿病房的护理质量。卫生部印发的《中国护理事业发展规划纲要(2011—2015 年)》指出,三级医院床护比不低于 0.8∶1,病区床护比不低于 0.6∶1;二级医院的床护比不低于 0.6∶1,病区床护比不低于 0.4∶1。若由于护士的短缺,床护比不达标,势必影响护理质量,为医院感染埋下隐患。

(三) 环境及医疗仪器污染

新生儿,尤其是早产儿和低出生体重儿在整个治疗过程中,需密切接触各种医疗器械和设备,如暖箱、光疗箱、远红外

辐射台、监护仪、呼吸机、输液泵、复苏囊等,清洁消毒压力大,被潜在致病菌污染的概率高,同时,因诊疗需要,新生儿病房人员相对密集,各种医疗仪器多,环境及物体表面污染不可避免。环境及医疗仪器的污染是导致新生儿病房医院感染暴发的重要因素之一。

（郭　艳　吴　越）

参考文献

1. 邵肖梅, 叶鸿瑁, 丘小汕. 实用新生儿学. 5 版. 北京: 人民卫生出版社, 2019.

2. 中华人民共和国卫生部. 医院感染诊断标准 (试行). 中华医学杂志, 2001, 81 (5): 314-320.

3. 宗亚玲, 丁洁, 程龙慧. 新生儿医院感染目标性监测. 中国感染控制杂志, 2018, 17 (11): 998-1002.

4. LEGEAY C, BOURIGAULT C, LEPELLETIER D, et al. Prevention of healthcare-associated infections in neonates: room for improvement. Journal of Hospital Infection, 2015, 89: 319-323.

5. 国家卫生健康委员会. 中国抗菌药物管理和细菌耐药现状报告 (2018). 北京: 中国协和医科大学出版社, 2019.

6. 余红, 刘银梅, 杨惠英. 新生儿重症监护病房医院感染危险因素. 中国感染控制杂志, 2017, 16 (3): 233-236.

7. JOHNSON J, QUACH C. Outbreaks in the Neonatal Intensive Care Unit: A Review of the Literature. Curr Opin Infect Dis, 2017, 30 (4): 395-403.

8. CAO Y, JIANG SY, ZHOU Q. Introducing evidence-based practice improvement in Chinese neonatal intensive care units. Transl Pediatr, 2019, 8 (3): 257-261.

9. SHETTIGAR S, ARADHYA AS, RAMAPPA S, et al. Reducing health-care-associated infections by improving compliance to aseptic non-touch technique in intravenous line maintenance: a quality improvement approach. BMJ Open Quality, 2021, 10: e001394.

10. 高杰, 李英, 谌丽娟, 等. NICU 新生儿医院感染特点与病原菌分析. 中华医院感染学杂志, 2016, 26 (2): 427-437.

11. 王舜钦, 吴停停, 张敏, 等. 新生儿医院感染特点与相关因素的分类树分析. 中华医院感染学杂志, 2019, 29 (8): 1210-1214.

12. 相加军, 王平, 庄永玲, 等. 新生儿医院感染危险因素与干预措施. 中华医院感染学杂志, 2016, 26 (1): 180-194.

13. 李春莉, 申燕, 李秋红. 2014 至 2018 年新生儿感染病原菌及耐药性分析. 中华临床感染病杂志, 2020, 13 (1): 61-66.

14. 王冰洁, 潘芬, 张泓, 等. 2016—2017 年儿童碳青霉烯类耐药肠杆菌科细菌的分布特点和耐药性分析. 中华微生物学和免疫学杂志, 2019, 39 (8): 583-590.

15. 王红, 郁洁, 王博. 住院新生儿鼻腔和体表定植金黄色葡萄球菌的分子特征及耐药性. 中国循证儿科杂志, 2021, 16 (5): 379-383.

16. 中国医师协会新生儿科医师分会感染预防与控制专业委员会. 新生儿肠道病毒感染诊疗与预防专家共识. 临床儿科杂志, 2021, 39 (3): 161-166.

17. MARKWART R, SAITO H, HARDER T, et al. Epidemiology and burden of sepsis acquired in hospitals and intensive care units: a systematic review and meta-analysis. Intensive Care Med, 2020, 46: 1536-1551.

18. BOWEN JR, CALLANDER IR, RICHARDS R, et al. Decreasing infection in neonatal intensive care units through quality improvement. Arch Dis Child Fetal Neonatal Ed, 2017, 102: 51-57.

19. SULEYMAN G, ALANGADEN G, BARDOSSY AC. The role of environmental contamination in the transmission of nosocomial pathogens and healthcare-associated infections. Curr Infect Dis Rep, 2018, 20 (6): 12.

20. JOHNSON J, QUACH C. Outbreaks in the neonatal ICU: a review of the literature. Curr Opin Infect Dis, 2017, 30 (4): 395-403.

21. LARSON EL, QUIROS D, LIN SX. Dissemination of the CDC's Hand Hygiene Guideline and impact on infection rates. Am J Infect Control, 2007, 35 (10): 666-675.

第二章
新生儿病房医院感染组织管理

　　根据《病区医院感染管理规范》中病区及病房的定义,病区是由一个护士站统一管理的多个病室(病房)组成的住院临床医疗区域,包括病室(房)、护士站、医生办公室、医务人员值班室、治疗室、污物间等。病房(室)是住院患儿接受医疗观察、诊疗、睡眠、休息和就餐的房间。根据中国新生儿病房分级建设与管理指南(建议案),新生儿病房形式可以根据医院实际需要和区域卫生规划设置为新生儿病室、新生儿病区或新生儿科。其中新生儿病室是儿科或其他科室病区中与其他专业共用护理站的新生儿住院单元。新生儿病区是设有独立护理站的新生儿住院区域,包括重症监护病房、早产儿病房、普通新生儿病房、隔离病房、配奶间、沐浴室、治疗室、处置室等功能间。新生儿科是由医疗机构直接领导的设有专门病区的独立临床科室。由于各地区各单位新生儿科在规模上的差异,本手册以新生儿病房作为最小单元辐射新生儿科室的医院感染管理。

　　医院感染管理是各级卫生行政部门、医疗机构及医务人员针对诊疗活动中存在的医院感染、医源性感染及相关的危险因素进行的预防、诊断及控制活动。新生儿是发生医院感染的高危人群,新生儿病房是医院感染管理的重点科室,建立健全的新生儿病房医院感染管理组织体系,明确组织体系中的管理层级与责任主体,是预防与控制新生儿病房医院感染的有力保障。

第一节　组织管理体系

　　按照《医院感染管理办法》及《病区医院感染管理规范》WS/T 510-2016,各级各类医疗机构应当建立医院感染管理责任制,制定并落实医院感染管理的规章制度和工作规范,严格执行有关技术操作规范和工作标准,有效预防和控制医院感染。

　　在医院层面,住院床位总数在 100 张以上的医院应当设立医院感染管理委员会和独立的医院感染管理部门;住院床位总数在 100 张以下的医院应当指定分管医院感染管理工作的部门,其他医疗机构应当有医院感染管理专(兼)职人员。医院感染管理委员会由医院感染管理部门、医务部门、护理部门、临床科室、消毒供应中心、手术室、临床检验部门、药事管理部门、设备管理部门、后勤管理部门及其他有关部门的主要负责人组成,主任委员由医院院长或者主管医疗工作的副院长担任,并认真履行工作职责。

　　在新生儿科室层面,新生儿病房应当成立新生儿科室医院感染管理小组。新生儿科室医院感染管理小组由科主任、护士长和本科室相对固定的医院感染控制医师及医院感染控制护士组成,科主任为第一责任人。

　　新生儿病房医院感染的组织管理体系,可结合所在医院床位数规模和诊疗活动实际,建立三级组织管理体系(所在医院床位总数在 100 张以上)或二级组织管理体系(所在医院床位总数在 100 张以下)。三级组织管理,即医院感染管理委员会、医院感染管理科、新生儿病房医院感染管理小组。二级组织管理,即医疗机构、新生儿病房医院感染管理小组。二级组织管理主要适用于依规定不需要设置独立的医院感染管理部门的医疗机构,但采用二级管理模式的医疗机构应当设置专(兼)职医院感染控制管理岗位,并完全履行医院感染控制部门的职责。

第二节 各级管理组织职责

一、医院感染管理委员会职责

1. 医院感染管理委员会主任委员由医院院长担任,委员会由相关部门的主要责任人组成。各部门在医院感染预防控制工作中分工明确,各司其职。

2. 严格按照医院感染相关的法律、法规、技术标准和指南,结合各级卫生行政主管部门下发的文件要求,制定符合医疗机构自身特点的完备工作方案,并及时更新,对方案的实施进行考核和评价。

3. 根据医院感染预防控制和卫生学要求,对病区建筑设计、建设的基本标准、基本设施和工作流程进行审查并提出意见。

4. 研究并确定医院感染管理工作计划,并对计划的实施进行考核和评价。

5. 研究并确定病区医院感染防控重点环节、重点流程、危险因素,以及采取的干预措施,明确各有关部门、人员在预防和控制医院感染工作中的责任。

6. 研究并制定发生医院感染暴发及出现不明原因传染性疾病或者特殊病原体感染病例等事件时的控制预案。

7. 建立会议制度,定期研究、协调和解决有关医院感染管理方面的问题。

8. 根据本医院病原体特点和耐药现状,配合药事管理委员会提出合理使用抗菌药物的指导意见。

9. 其他有关医院感染管理的重要事宜。

二、医院感染管理部门职责

1. 在医院感染管理委员会和医院分管院长领导下,负责医院感染防控决策和技术支持,加强医院感染监测、防控督导、风险评估等。

2. 认真贯彻执行医院感染管理相关法律法规及技术规范和标准,对新生儿病房进行定期督查和业务技术指导,加强对医院感染控制医师和医院感染控制护士等兼职医院感染控制人员的培训。

3. 根据国家、省卫健委医院感染控制工作要求及相关政策,结合本院新生儿病房医院感染工作特点,制定年度医院感染工作计划、培训计划、监测计划与方案、重点环节、高危因素防控计划等。制定并及时修订医院感染管理制度、防控措施、应急预案等,以前瞻性监测为主,在开展全面综合性监测的基础上,每年有计划、有目的地开展目标性监测。

4. 细化各项医院感染控制措施,建立医院感染管理各部门核查表单,指导新生儿病房和重点环节的医院感染控制工作,确保各项医院感染控制措施的实施质量和效果。出现对医院感染聚集性病例或疑似医院感染暴发的情况,及时采取相应措施。

5. 监督新生儿病房加强环境卫生学的质检工作,每月定期做好灭菌物品、消毒物品、使用中消毒液、物体表面、工作人员手、空气、紫外线、灯管等项目的微生物学监测、分析和反馈,针对问题提出控制措施并指导实施。

6. 对新生儿病房医院感染暴发事件进行调查,查找感染源、感染因素,分析调查资料,写出调查报告,并组织制定控制措施,协调、组织有关部门进行处理。

7. 定期深入新生儿病房检查医院感染病例报告制度执行情况,督促科室如实登记医院感染病例,定时查阅所有出院病例,进行医院感染漏报率的调查,杜绝漏报、错报。

8. 对传染病的医院感染控制工作提供指导。

9. 完善合理使用抗生素制度,会同药剂科有计划地对临床用药进行调查分析,提出建议。

10. 对消毒药械和一次性使用医疗器械、器具的采购进行审核,对其储存发放使用等环节实施监督管理,保证产品质量合格,使用安全。

11. 负责医疗废弃物销毁和处理的监督检查,对医疗废弃物管理工作不合格的部门出具整改意见。

12. 组织开展医院感染预防与控制方面的科研工作。

13. 完成医院感染管理委员会或者医疗机构负责人交办的其他工作。

三、新生儿科室医院感染管理小组的职责

1. 新生儿病房医院感染管理小组由科主任、护士长和本病区相对固定的医院感染控制医师及医院感染控制护士组成。医师宜具有主治医师或主治医师以上职称,在科主任领导下开展工作,科主任为第一责任人。

2. 医院感染管理小组负责新生儿病房医院感染管理的各项工作,结合病房医院感染防控工作特点,制定相应的医院感染预防与控制管理制度、措施及流程,并组织实施。

3. 根据新生儿病房医院感染特点,如感染率、感染部位、

常见病原体、主要侵袭性操作和多重耐药菌感染及药物敏感情况,制定相应的医院感染预防与控制措施及流程,并组织落实。

4. 对医院感染病例及感染环节进行监测,通过信息系统及时上报,并采取有效措施,切断感染源,降低感染发病率。发现有医院感染流行趋势时,及时报告医院感染控制科,并积极协助调查。做好多重耐药菌感染及定植患儿的监测、分析,落实消毒隔离和防控措施,发现问题及时改进。

5. 监督检查抗菌药物使用情况,督促科室医务人员在医院感染病例使用抗菌药物前正确采集标本送病原学检查。结合多重耐药菌感染及细菌耐药情况,落实医院抗菌药物管理的相关规定。

6. 负责对新生儿病房工作人员进行医院感染预防与控制相关知识和技能的培训、考核。做好保洁员、护工、陪护、探视者的管理。

7. 负责对新生儿病房的感染预防与控制管理质量进行自查、分析,接受监督、检查与指导,并落实相关改进措施,评价改进效果,做好相应记录。

8. 贯彻落实医院感染管理委员会,医院感染管理部门布置的医院感染管理工作及相关工作要求。

第三节　各级工作人员职责

一、科室医院感染控制医师职责

1. 负责督促、协助新生儿病房临床医师发现和报告感染病例。

2. 对新生儿病房医院感染病例和感染环节进行监测,采取有效措施,降低新生儿病房医院感染发病率。

3. 熟练掌握医院感染诊断标准,参加新生儿病房医院感染病例会诊,监督经管医师对患儿作相关病原体检测。

4. 积极配合医院感染管理专职人员工作,反馈和上报有关信息。

5. 指导新生儿病房人员医院感染控制工作及知识培训,接受本科室人员的技术咨询。

6. 负责组织对新生儿病房医院感染病例(包括多重耐药菌)进行讨论,记录完善。

7. 监督和指导新生儿病房医师合理使用抗菌药物。

二、科室医院感染控制护士职责

1. 负责参与本科室感染预防与控制管理的各项工作,督促感染预防与控制管理各项规章制度的贯彻与落实。

2. 负责督促本科医务人员严格执行无菌技术操作规程和消毒隔离制度。

3. 负责科室医院感染微生物监测标本的收集质量。

4. 协助护士长组织本科医务人员进行感染预防与控制知识的学习。

5. 配合医院感染控制医师工作,共同做好医院感染病例的发现报告,降低漏报率,预防和控制感染。

6. 督促本科医务人员认真做好个人防护及医疗废物安全管理工作。

7. 保管和整理好科室的感染预防与控制的有关资料。

8. 负责本科室的环境卫生学监测。

三、科室工作人员职责

1. 严格执行《医务人员手卫生规范》、标准预防及无菌技术操作规程等医院感染管理的各项规章制度。

2. 掌握抗感染药物临床合理应用原则，做到合理使用。

3. 掌握医院感染诊断标准，一旦发现医院感染病例，及时送病原学检测，在确诊后的 24 小时内，通过医院感染监测信息系统软件诊断并上报。

4. 发现有医院感染流行趋势时，及时报告科主任或护士长，并协助调查。发现法定传染病，按《中华人民共和国传染病防治法》的规定报告。

5. 参加医院感染预防与控制知识的培训。

6. 掌握自我防护知识，正确进行各项技术操作，预防锐器刺伤。

7. 医疗废物严格分类收集，减少污染及损伤。

四、职能部门医院感染管理工作职责

（一）医务科医院感染管理工作职责

1. 协助组织医师和医技部门人员预防、控制医院感染知识的培训。

2. 监督、指导医师和医技人员严格执行无菌技术操作规程、抗感染药物合理应用、一次性医疗用品的管理等有关医院感染管理的制度。

3. 发生医院感染流行或暴发趋势时，统筹协调感染科组织相关科室、部门开展感染调查与控制的工作；根据需要进行医师人力调配；组织对患儿的治疗和善后处理。

4. 组织专家及时对医院感染病例进行会诊。

（二）护理部医院感染管理工作职责

1. 协助感染管理科组织全院护理人员预防、控制医院感染知识的培训。

2. 监督、指导护理人员严格执行无菌技术操作、消毒、灭菌与隔离及一次性使用医疗用品的管理。

3. 严格执行医院感染管理有关制度和规定。

4. 发生医院感染流行或暴发趋势时，根据需要进行护士人力调配，协同感染管理科开展调查与控制工作。

5. 对重点部门的医院感染管理工作进行监督管理。

(三) 药剂科医院感染管理工作职责

1. 负责本院抗菌药物的应用管理，定期总结、分析和通报应用情况。

2. 定期向临床科室提供抗菌药物信息，指导临床抗菌药物的使用。

3. 督促临床医师严格执行抗菌药物应用的管理规定和应用原则。

(四) 检验科医院感染管理工作职责

1. 负责医院感染常规微生物学的监测。

2. 开展医院感染病原微生物的培养、分离鉴定、药敏试验及特殊病原体的耐药性监测，定期总结、分析，向有关部门反馈，并向全院公布。

3. 发生医院感染流行或暴发时，承担相关检测工作。

4. 参与院内感染病例会诊，提出建议性意见。

(五) 后勤医院感染管理工作职责

1. 按照《医疗废物管理办法》组织有关人员负责医院废物的收集、运送及无害化处理工作。

2. 负责医院污水的处理、排放工作，使其达到国家"污水排放标准"要求。

3. 负责医院空调系统的清洗、维护、消毒工作。

4. 协助感染管理科定期做好保洁人员的管理与培训。

（卢红艳）

第三章
新生儿病房医院感染相关规章制度

第一节 医院感染控制管理制度

一、管理要求

1. 建立新生儿科室医院感染控制管理小组。

2. 根据科室感染特点和相关规定制定具有科室特点的医院感染控制管理制度和工作流程,包括医院感染监测制度、消毒隔离制度、手卫生制度、配奶间与沐浴间管理制度等,有效落实各项医院感染预防与控制措施,降低医院感染发生风险。

3. 在医院感染控制管理部门的指导下开展预防医院感染的各项监测,包括感染病例监测、"三管"监测、手卫生依从性监测、环境卫生学监测等。及时在科内就医院感染病例及监测情况进行分析讨论,对监测发现的各种危险因素及时采取有效控制措施。每日监测使用中消毒剂的有效浓度,记录保存,低于有效浓度立即更换。定期对本病区医院感染防控工作进行自查、分析,发现问题及时改进,并做好相应记录。

4. 定期组织本病区工作人员进行医院感染控制相关知识的学习和考核;应定期考核保洁人员医院感染管理相关知识,并根据其掌握情况开展相应的培训和指导;加强患儿陪护的健康宣教,限制探视、陪护数量。

5. 遵循国家抗菌药物合理使用的管理原则,合理使用抗菌药物。

二、人员及探视管理

1. 限制非工作人员进入,严格控制室内人数,患感染性疾病者严禁入室。进入工作区须更换(室内)工作服、工作鞋、洗手或卫生手消毒。工作服、工作鞋每日更换并清洗消毒。

2. 遵循标准预防和安全注射的原则,落实标准预防和安全注射的具体措施。根据不同暴露风险做好个人防护,穿戴必要的防护用品。配备充足适宜的防护用品,确保手套、隔离衣、帽子、口罩和防护面罩等随时取用。

3. 从事诊疗护理操作时严格遵守无菌技术操作规程和手卫生规范。使用后针头不应回套针帽,确需回帽应单手操作或使用器械辅助;不应用手直接接触污染的针头、刀片等锐器。废弃的锐器应直接放入防刺破、防渗漏的专用锐器盒中;重复使用的锐器,应放在防刺破的容器内密闭运输和处理。

4. 发生职业暴露后,应及时进行局部处理,并报告给科室负责人或护士长;工作人员定期进行体检,凡有传染性疾病、流行性感冒、皮肤化脓性疾病等应暂停与新生儿接触。

5. 严格控制探视,如需探视,应明确探视要求,合理限制探视时间、人数。探视者应穿隔离衣、戴口罩,与患儿接触前后要洗手。陪同患儿外出检查时接触患儿前后应行手卫生。谢绝患有传染性疾病、呼吸道感染性疾病或皮肤化脓性疾病者探视或陪同患儿外出检查。

三、环境管理

1. 新生儿病房应相对独立,布局、流程合理,洁污区域分开。

2. 新生儿病房应分医疗区和辅助区,医疗区包括普通病室、隔离病室和治疗室等,并设置 NICU、早产儿病室。辅助区包括入院处理室、配(备)奶间、新生儿沐浴间(区)、清洗消毒间等,并严格管理。

3. 无陪护病室抢救单元每床净使用面积不少于 $6m^2$,床间距不小于 1m,其他床位每张床净使用面积不少于 $3m^2$,床间距不少于 0.8m。有陪护病室应一患一室,净使用面积不低于 $12m^2$。

4. 病室、治疗室应保持空气清新与流通,每日通风不少于两次,每次不少于 30 分钟。当通风不良或特殊情况时可使用动态空气消毒设备或紫外线灯消毒。进行治疗操作前治疗室、病室等应开窗通风或空气消毒后使用。

5. 配备足量、合格的非手触式水龙头和干手设施,以及速干手消毒剂。应有醒目、正确的手卫生标识,包括洗手流程图或洗手图示等。每床旁配备速干手消毒剂。

6. 新生儿沐浴间应保持清洁,定期消毒,适时开窗通风,保持空气清新。工作人员应严格手卫生,并按照新生儿沐浴流程,采用淋浴方式对新生儿进行沐浴,沐浴物品专人专用。感染患儿与非感染患儿沐浴池应分开,拆包台和打包台位置应分开,应将沐浴前后的新生儿放置在不同的区域。

7. 配(备)奶间应由专人管理,保持干净、清洁,定期消毒。配奶工作应由经过培训的工作人员负责进行,严格执行配奶流程、奶瓶、奶嘴清洗消毒流程等,严格手卫生。

8. 规范开展针对诊疗环境物表清洁消毒过程及效果的监测。

9. 明确对空调通风系统、空气净化系统与医疗用水实施清洁消毒、新风管理和进行监管的主体部门及其职责,制订并执行操作规程及监测程序。

四、治疗物品管理

1. 治疗室、换药室等操作间内,无菌物品应与普通物品分开放置,不得混放。应定期检查、清理过期物品。

2. 治疗车、换药车、移动护理车以及查房车等车辆物品应摆放有序,上层放置清洁、无菌物品,使用后的无菌器械、罐、槽、盘等应及时盖严;下层放置使用后的物品。各类车辆应配备速干手消毒剂,每日使用车辆前后应进行清洁消毒,遇污染随时消毒。

3. 消毒用的碘酊、碘伏及 75% 乙醇等皮肤消毒剂应启用时间,开启后的有效期应遵循厂家的使用说明,无明确规定使用期限的应根据使用频次、环境温湿度等因素确定使用期限,确保微生物污染指标低于 100CFU/ml;连续使用最长不应超过 7 天;对于性能不稳定的消毒剂如含氯消毒剂,配制后使用时间不应超过 24 小时。

4. 无菌棉签、棉球、纱布、包及其容器等开启后使用时间不得超过 24 小时;无菌持物钳干式保存,每 4 小时更换一次;使用时记录打开时间。

5. 药液现配现用,抽出的药液、已配制静脉输入用的无菌液体须注明时间,超过 2 小时后不得使用。启封抽吸的各种溶媒超过 24 小时不得使用,并有明显标记。

6. 盛放消毒剂进行消毒与灭菌的容器,应达到相应的消毒与灭菌水平。

7. 在实施消毒灭菌处置前应当对污染的器械/物品进行彻底清洗。但针对被朊病毒、气性坏疽及突发不明原因传染病病原体污染的诊疗器械、器具和物品,在灭菌处置前应当先消毒。

8. 建立针对内镜、外来器械、植入物等的清洗消毒灭菌管理规范和相应标准操作规程,做好清洗消毒灭菌质量监测和反馈。

9. 器械 / 物品清洗、消毒、灭菌程序符合标准或技术规范的规定,做好过程和结果监测,建立并执行质量追溯机制和相应的应急预案。

五、隔离管理

1. 新生儿病房应尽可能减少物品摆放,物品的摆放按照无菌、清洁、污染有序分开。

2. 诊疗、护理操作应以先早产儿后足月儿、先非感染性患儿后感染性患儿的原则进行。每接触一次患儿需手卫生后方可接触下一名患儿。

3. 发现特殊或不明原因感染患儿,应按照传染病管理有关规定实施单间隔离、专人护理,并采取相应消毒措施。所用物品优先选择一次性物品,非一次性物品须专人专用专消毒,不得交叉使用。

4. 对患有传播可能的感染性疾病、多重耐药菌感染的新生儿应采取隔离措施并设醒目标识。严格按照不同传播途径的隔离要求,做好消毒隔离,出院后严格进行终末消毒。

5. **规范落实隔离要求**

(1)建立物理屏障:以实现空间分隔为基本手段。

1)需要隔离的不同疾病的患儿应分室安置,原则上采取单间隔离,其中有条件情况下空气传播患儿宜安置在负压病室。受条件限制时同类患者可集中隔离,床间距应 ≥1.2m。

2)隔离病室应有醒目隔离标识,黄色为空气传播隔离、粉色为飞沫传播隔离、蓝色为接触传播隔离,限制人员出入。

3)与感染源密切接触者,应同时进行医学观察隔离,不得将隔离观察患儿移至非隔离观察房间,不得向医学观察患儿房间收治或转入其他患儿。

（2）建立行为屏障：以规范诊疗活动和实施标准预防为重点。

1）隔离的实施应遵循"标准预防"和"基于疾病传播途径预防"的原则。

标准预防是指认定患儿血液、体液、分泌物、非完整皮肤和黏膜均可能含有感染性因子，接触上述物质时，必须采取防护措施。包括手卫生，根据预期可能的暴露选用手套、隔离衣、口罩、护目镜或防护面屏，以及安全注射。也包括穿戴合适的防护用品处理患儿环境中污染物品与医疗器械。

基于疾病传播途径预防是指根据疾病不同传播途径及其特点和防控级别，在严格标准预防的基础上采取针对性隔离措施；一种疾病可能有多种传播途径时，应在标准预防基础上兼顾多种隔离措施与预防。

2）严格消毒，认真执行消毒技术规范。隔离患儿所用诊疗物品（听诊器、血压计、体温计等）应专人专用。

（3）不同传播途径疾病与针对性隔离措施

1）空气传播：是指带有病原微生物的微粒子（≤5μm）通过空气流动导致的疾病传播。如肺结核、麻疹、水痘等经空气传播的疾病，在标准预防基础上，还应采用空气传播的隔离与预防。

患儿的隔离：应单间安置，加强通风，严格空气消毒，有条件时置于负压病室隔离；无条件时，同种病原体感染患儿可安置于一室；限制探视；如需转运或外出时，应注意转运过程中医务人员防护，同时通知相应科室，采取有效措施，减少对其他患儿、医务人员和环境表面的污染。

医务人员的防护：严格按照区域流程，在不同的区域，穿戴不同的防护用品，离开时按要求摘脱防护用品，进行手卫生，并正确处理使用后物品。进入确诊或疑似传染病病室时应戴帽子、医用防护口罩和穿隔离衣,必要时穿防护服。有可能产生喷溅的操作时,戴护目镜或防护面屏。当接触患儿及其血液、体液、分泌物、排泄物等物质时应戴手套。

2)飞沫传播:带有病原微生物的飞沫核(>5μm),在空气中短距离(1m)移动到易感人群的口、鼻黏膜或眼结膜等导致的疾病传播。如流行性感冒等经飞沫传播的疾病,在标准预防基础上,还应采用飞沫传播的隔离与预防。

患儿的隔离:同空气传播患儿的隔离,并保持患儿之间、患儿与探视者之间相隔距离在1.2m以上,探视者应戴外科口罩。

医务人员的防护:严格按照区域流程,在不同的区域,穿戴不同的防护用品,离开时按要求摘脱,进行手卫生,并正确处理使用后物品。1m以内近距离接触时,应戴帽子、医用外科口罩、穿隔离衣,有可能产生喷溅的操作时,戴护目镜或防护面屏。当接触患儿及其血液、体液、分泌物、排泄物等物质时戴手套。

3)接触传播:病原体通过手、媒介物直接或间接接触导致的疾病传播。如肠道感染、多重耐药菌感染、皮肤感染等接触传播的疾病,在标准预防基础上,还应采用接触传播的隔离与预防。

患儿的隔离:应单间安置,无条件时可将同种病原体感染的患儿安置于一室或区域隔离,集中区域,分组操作。加强通风和物体表面的清洁和消毒工作,必要时进行空气消毒;辅助检查尽可能床边进行,若确实需要外出检查或转运时,应通知相应科室,采取有效措施,减少对其他患儿、医务人员和环境物体表面的污染。

医务人员的防护:接触隔离患儿的血液、体液、分泌物、排泄物等物质时,应戴手套;离开隔离病室前,应摘除手套,洗手或手消毒;手上有伤口时应戴双层手套。有可能发生喷溅的操作时,应戴口罩、护目镜或防护面屏。从事可能污染工作服的操作时,应穿隔离衣;离开时应脱下隔离衣,按要求更换清洗与消毒。

6. 加强对隔离患儿的探视人员医院感染控制知识的宣教与管理,指导和监督探视。

7. 对隔离措施执行情况进行督查、反馈,并加以持续质量改进。

六、医疗废物管理

科室应配备并规范设置、使用"医疗废物桶""利器盒"和"科室医疗废物暂存间"。将产生的医疗废物按照《医疗废物分类目录》分类放入医疗废物专用包装袋和容器,各类废物不得混合收集,严禁医疗废物放入生活垃圾中。医疗废物满 3/4 封口不再使用,医疗废物桶不用时及时加盖密封,感染性疾病隔离患儿所有垃圾均使用双层黄色医疗废物袋密封盛装和运送。

第二节　环境及物品清洁消毒灭菌 管理制度

1. 诊疗活动必须遵守消毒灭菌原则,进入人体无菌组织、器官、腔隙,或接触人体破损皮肤、黏膜、组织的诊疗器械、器具和物品必须灭菌;接触皮肤、黏膜的诊疗器械、器具和物品必须消毒。可重复使用的医疗器材和物品,使用后应先清洗,再消毒或灭菌。

2. 根据物品的性能选用物理或化学方法进行消毒灭菌,首选物理方法,不能使用物理方法的可选化学方法。耐热、耐湿物品灭菌首选物理灭菌法,其中手术器械及物品、各种穿刺针、注射器等首选压力蒸气灭菌;不耐热物品如各种导管、精密仪器等可选用化学或低温灭菌法。

3. 化学灭菌或消毒,可根据不同情况分别选择灭菌、高效、中效、低效消毒剂。使用化学消毒剂必须了解消毒剂的性能、作用、使用方法、影响灭菌或消毒效果的因素等,配制时注意有效浓度,并按要求进行监测。更换灭菌剂时,必须对用于浸泡灭菌物品的容器进行灭菌处理。

4. 重复使用的氧气湿化瓶、吸引瓶、婴儿暖箱水槽,以及加温加湿罐等,宜采用高水平消毒。

5. 物体表面的消毒,应考虑表面性质,光滑表面宜选择合适的消毒剂擦拭或紫外线近距离照射;多孔材料表面宜采用浸泡或喷雾消毒法。

6. 保洁人员负责医院环境和家具表面、地面的清洁消毒;医务人员负责使用中诊疗设备与仪器的日常清洁与消毒工作,对保洁人员进行业务和诊疗设备与仪器等终末清洁与消毒的指导、培训和考核;并对环境表面清洁消毒质量进行监督管理。

7. 加强环境的清洁消毒管理

(1)清洁、消毒原则

1)新生儿病区环境表面应保持无尘和清洁干燥,每日常规进行除尘、清洁和消毒;遇感染暴发或检出多重耐药菌时应进行强化清洁与消毒,增加频次;每月至少大扫除 1 次;并遵循先清洁,再消毒原则。

2)采用湿式清洁,根据风险等级和清洁等级以及病原体抗力选择适宜的清洁消毒方法、频率和有效的消毒剂。无明显污染时可采用消毒湿巾进行清洁与消毒。

3)清洁消毒病房和诊疗区域时,应有序进行,由上而下,由里到外,由轻污染到重污染;有多名新生儿共同居住的病房,应遵循清洁单元化操作。

(2)清洁消毒的相关要求和方法

1)病房内的墙面(含设备带)、门窗(含门把手)、地面、水池及台面、患儿床单元(含暖箱表面、吊塔)及患儿周围物品应使用含有效氯500mg/L消毒剂擦、拖消毒,每日至少2次;非手经常接触的表面,如墙面、天花板等,可每周清洁1次。凡开展侵入性操作、吸痰等高度危险诊疗活动结束后,应立即实施环境清洁与消毒;接触新生儿皮肤、黏膜的器械、器具及物品应每日清洁、消毒,每周总消毒;并严格执行一人一用一消毒的原则,如面罩、氧气管、体温表、浴巾、浴垫等。仪器设备清洁消毒可参照第七章第三节"仪器管理"中的清洁消毒相关内容进行;当疑有医院感染暴发或耐药菌流行时,每班至少进行1次清洁消毒。床单元(含暖箱、吊塔)在出院、转科(院)、死亡等患儿离开后,进行终末消毒,并保持清洁干燥。

2)病区内频繁接触的办公用品,如电话按键、电脑键盘、鼠标、呼叫面板等保持清洁,应使用含有效氯500mg/L消毒剂或75%酒精擦拭消毒,每日至少清洁消毒一次。

3)治疗室的治疗用物,如治疗车、治疗台、药品柜等,应每日用500mg/L含氯消毒剂擦拭消毒至少1次。

4)使用腐蚀性的消毒剂如含氯消毒剂等,擦拭作用10~30分钟后应尽快使用清水擦拭,避免对物品产生腐蚀。不同浓度的含氯消毒剂,不同的消毒剂的作用时间不同,可参照说明书。

5)定期采用目测法、荧光标记法、三磷酸腺苷(adenosine triphosphate,ATP)生物荧光检测和微生物培养等方法对清洁消毒质量进行评价。

(3)血液、呕吐物、排泄物污染环境的消毒相关要求

1)诊疗过程中一旦发生患儿体液、血液、排泄物、分泌物等污染时应立即实施污点清洁与消毒;

2)具体处理方法:少量污染物可用纱布或抹布蘸取1 000~5 000mg/L的含氯消毒剂小心移除;大量污染物应使用一次性

吸水材料完全覆盖后用足量的 2 000~5 000mg/L 的含氯消毒剂浇在吸水材料上,以不流水为宜,作用时间不少于 30 分钟,小心清除干净,清除过程中避免接触污染物,清除后将污染物、覆盖物一并丢入黄色医疗废物袋,按感染性医疗废物处置。

(4)空气消毒

1)尽量选择开窗通风,必要时安装通风设备,降低空气微生物密度。每日上、下午各开窗通风 1~2 次,每次至少 30 分钟。

2)不宜开窗通风时(如室外尘埃密度较高或极度寒冷),可采用循环风紫外线空气消毒器或化学喷雾法进行空气消毒。

(5)清洁、消毒用具的相关要求

1)各区域清洁工具数量、复用处理设施配备应满足新生儿病房规模的需要。

2)拖把一次拖擦面积不得超过 20m²,或者一病室一拖把一清洗。抹布每清洁一个单位物品(物品表面)一更换,不得一拖把或一抹布连续拖、抹两个病室或不同的表面。

3)不同区域的拖把和抹布应分区使用,并用颜色加以标记。

4)拖把和抹布使用后应统一送洗,集中进行清洁与消毒,干燥保存备用。

(6)清洁、消毒人员的防护要求:实施清洁与消毒时应做好个人防护,结束时应做好手卫生与人员卫生处理,防止病原微生物和消毒剂对健康造成的危害。

污点消毒法见视频 1。

视频 1 污点消毒法

第三节　隔离防护管理制度

一、加强隔离防护管理

1. 科室人员在医疗活动中应严格遵守《医院隔离技术规范》，采取有效措施，管理感染源、切断传播途径和保护易感人群；并正确使用防护用品和实施防护技术。

2. 科室应针对诊疗过程中可能出现的感染传播设立隔离病室或隔离区域；规范落实感染源隔离和保护性隔离等不同的隔离防护措施。

3. 科室应配备合格、足量的防护用品，方便取用。

4. 加强对科室人员隔离、防护技术的培训、教育，同时应对科室各类人员隔离、防护措施的执行情况进行督查、反馈并持续质量改进。

5. 加强隔离患儿探视、陪护人员的医院感染控制知识宣教与管理，指导和监督探视、陪护人员根据患儿感染情况选用合适的个人防护用品。

二、正确、规范使用防护用品

（一）防护用品应符合国家相关标准，在有效期内使用

（二）口罩的使用

1. 应根据不同的操作要求选用不同种类的口罩。

2. 一般诊疗活动均应佩戴医用外科口罩；接触经空气传播或近距离接触飞沫传播的呼吸道传染病患儿时，应佩戴医用防护口罩，并进行面部密合性试验。

3. 应正确佩戴口罩，保持清洁，外科口罩4小时更换，医用防护口罩6~8小时更换，有污染随时更换。

（三）护目镜、防护面屏的使用

1. 下列情况应使用护目镜或防护面屏

（1）在进行诊疗、护理操作,可能发生患儿血液、体液、分泌物等喷溅时。

（2）近距离接触经飞沫传播的传染病患儿时。

（3）为呼吸道传染病患儿进行气管切开、气管插管等近距离操作,可能发生患儿血液、体液、分泌物喷溅时,应使用全面型防护面屏。

2. 佩戴前应检查有无破损,佩戴装置有无松懈。非一次性使用的应在每次使用后进行清洁与消毒。

（四）手套的使用

1. 应根据不同操作的需要,选择合适种类和规格的手套。

2. 接触患儿的血液、体液、分泌物、排泄物、呕吐物及污染物品时,应戴清洁手套;进行手术等无菌操作、接触患儿破损皮肤、黏膜时,应戴无菌手套。

3. 应正确戴、脱无菌手套,一次性手套应一次性使用。

（五）隔离衣与防护服的使用

1. 应根据诊疗工作的需要,选用隔离衣或防护服。

2. 下列情况应穿隔离衣

（1）接触经接触传播的感染性疾病患儿,如传染病患儿、多重耐药菌感染患儿等时。

（2）对患儿实行保护性隔离时,如早产、低体重患儿等诊疗、护理时。

（3）可能受到患儿血液、体液、分泌物、排泄物喷溅时。

3. 下列情况应穿防护服

（1）接触甲类或按甲类传染病管理的传染病患儿时。

（2）接触经空气传播或飞沫传播的传染病患儿,可能受到患儿血液、体液、分泌物、排泄物喷溅时。

4. 应正确穿脱隔离衣和防护服。进入隔离病室,从事可能污染工作服的操作时,应穿隔离衣;离开病室前,脱下隔离衣,按要求悬挂,每天更换清洗与消毒;或使用一次性隔离衣,用后按医疗废物管理要求进行处置。接触甲类传染病应按要求穿脱防护服,离开病室前,脱去防护服,防护服按医疗废物管理要求进行处置。

（六）鞋套的使用

1. 鞋套应具有良好的防水性能,并一次性使用。

2. 从潜在污染区进入污染区时和从缓冲间进入负压病室时应穿鞋套。

3. 应在规定区域内穿鞋套,离开该区域时应及时脱掉,发现破损应及时更换。

（七）防水围裙的使用

1. 分为重复使用和一次性使用的围裙。

2. 可能受到患儿的血液、体液、分泌物及其他污染物质喷溅、进行复用医疗器械的清洗时,应穿防水围裙。

3. 重复使用的围裙,每班使用后应及时清洗与消毒,遇有破损或渗透时及时更换。一次性使用围裙应一次性使用,受到污染时及时更换。

（八）帽子的使用

1. 分为布制帽子和一次性帽子。

2. 进入污染区和洁净环境前、进行无菌操作等时应戴帽子。

3. 被患儿血液、体液污染时,应立即更换。

4. 布制帽子应保持清洁,每次或每天更换与清洁;一次性帽子应一次性使用。

（九）个人防护用品穿脱顺序

1. **穿戴防护用品应遵循的程序**　清洁区进入潜在污染区和污染区:洗手→穿工作衣裤→戴医用外科/防护口罩→戴帽子→换工作鞋→穿隔离衣或防护服→戴护目镜/防护面

屏→戴手套→穿鞋套→进入潜在污染区和污染区。手部皮肤破损的应戴双层乳胶手套。

2. 脱摘防护用品应遵循的程序

(1)医务人员离开污染区进入潜在污染区前:摘手套、消毒双手→摘护目镜/防护面屏(双手提拉后侧系带摘除护目镜/防护面屏,手避免触碰护目镜镜面或面屏屏面)→洗手和/或手消毒→脱隔离衣或防护服→洗手和/或手消毒→脱鞋套→洗手和/或手消毒→进入潜在污染区。用后物品分别放置于专用污物容器内。

(2)从潜在污染区进入清洁区前:洗手和/或手消毒→摘帽子→洗手和/或手消毒→摘医用外科/防护口罩(摘除过程中手避免触碰口罩,避免口罩触碰身体)→洗手和/或手消毒后,进入清洁区。

(3)离开清洁区:个人卫生处理→沐浴、更衣→离开清洁区。

3. 注意事项

(1)医务人员接触多个同类传染病患儿时,隔离衣可连续应用。隔离衣被患儿血液、体液、污物污染时,应及时更换。

(2)隔离区工作的医务人员应每日进行健康监测、体温监测两次,体温超过 37.2℃及时就诊。

第四节 侵入性操作/器械
相关感染预防与控制制度

一、建立并不断完善侵入性操作/器械名录,落实预防与控制制度

1. 新生儿科侵入性诊疗操作(表 3-1)主要包括但不限于换血、内镜诊疗、各类穿刺诊疗等操作;侵入性诊疗器械主要包括但不限于血管导管、导尿管和呼吸机等。

表 3-1 新生儿常见侵入性操作名录

序号	操作名称	序号	操作名称
1	静脉穿刺(含抽血、输液)	20	腹膜透析
2	外周静脉留置针置管	21	鼻胃插管术
3	动静脉置管(CVC、PICC)	22	空肠营养置管术
4	脐动、静脉置管	23	洗胃术
5	动脉血压监测	24	灌肠(含空气灌肠)
6	连续性肾脏替代治疗(CRRT)	25	胃肠镜
7	外周动静脉换血术	26	纤维支气管镜
8	末梢采血(含血糖测定)	27	电子喉镜
9	肌内注射	28	气管插管 + 呼吸机
10	皮下注射(含胰岛素注射等)	29	气管切开
11	皮内注射(含 PPD 试验、皮试等)	30	导尿
12	骨髓穿刺	31	扩肛
13	腹腔穿刺	32	造瘘口冲洗
14	腰椎穿刺	33	胆道冲洗
15	心包、胸腔穿刺及闭式引流	34	换药、拆线
16	侧脑室穿刺	35	清创、缝合
17	硬膜外腔穿刺	36	切开 / 穿刺排脓
18	头皮血肿穿刺	37	ROP 筛查
19	膀胱穿刺	38	玻璃体腔内注射术

2. 科室应建立并不断更新完善科内侵入性操作 / 器械名录，至少每年梳理更新一次。

3. 加强各项侵入性操作 / 器械感染预防与控制标准操作规程的培训、落实和督查。

4. 开展侵入性操作 / 器械感染病例的监测和防控措施落实依从性监测，并持续改进。

二、规范落实各类侵入（袭）性操作相关感染预防与控制措施

（一）操作前

1. **环境应清洁、宽敞，侵入（袭）性操作应在洁净的环境中完成，避免感染**　应选择在治疗室进行，病情危重无法搬动等特殊情况下可在床旁进行；如在床旁操作时，区域内应停止其他活动。操作前应进行空气消毒 30 分钟；操作台面应清洁、干燥、平整，无污染；必要时进行清洁、消毒。

2. **物品配备齐全**　治疗车，上层放置治疗盘、弯盘、消毒剂、速干手消毒剂、相关操作包及物品；下层放置医疗废物桶、生活垃圾桶、利器盒等；无菌物品应无破损并在有效期内，一人一用一灭菌；一次性使用的医疗器具不得重复使用。

3. **医务人员准备规范**　戴帽子、口罩；外科手消毒，不得以戴手套取代手卫生；据相关操作要求需要戴无菌手套、穿无菌手术衣；必要时戴护目镜。

（二）操作中

1. **选择合适的皮肤消毒剂**　至少涂擦皮肤表面 2 遍以上，作用时间 1~3 分钟，待稍干或遵循产品使用说明。

2. **规范消毒及范围**　以穿刺点为中心，由内向外缓慢旋转，逐步涂擦；肌肉、皮下及静脉注射等皮肤消毒直径应 ≥5cm。外周静脉留置针操作时皮肤消毒直径应 ≥5cm。

动、静脉置管、PICC、植入式血管通路等操作时皮肤消毒范围直径应>15cm。诊疗性穿刺操作时皮肤消毒直径应>15cm。至少应大于无菌敷料贴或无菌洞巾孔的面积。

3. 操作过程中严格遵循无菌技术操作原则。

4. **严格"接头"（或接口）处的清洁、消毒**　经管道类"接头"（或接口）处进行给药、采样或更换管道等相关操作前后，应使用消毒剂多方位擦拭各种"接头"（或接口）的横切面及外围，消毒时机械摩擦不少于 5~15 秒，总时间不少于 15 秒。

5. **操作中相关注意事项**　操作时应遵守最大无菌屏障原则；以确保戴无菌手套或消毒后的手不触碰到非无菌和已消毒皮肤以外的区域，避免操作过程污染。

（三）操作后

1. **妥善安置患儿**　操作部位保持清洁，敷料及时更换；管道避免折叠、缠绕、定期维护。

2. **整理用物**　一次性使用物品分类丢弃，不得复用。可重复使用物品按照使用说明书和清洗消毒灭菌规范进行预处理并送消毒供应中心处置。

第五节　多重耐药菌医院感染预防与控制制度

一、建立新生儿科感染患儿筛查和多重耐药菌监测机制

1. 设置过渡病室，筛查感染患儿。

2. 接诊感染及疑似感染或院外长时间住院转入的患儿，应进行相关感染指标检测，并追踪检验结果，及时发现，早期诊断，及时隔离。

3. 定期对本科室检出的细菌和多重耐药菌及多重耐药菌医院感染情况进行统计、分析,掌握本科室细菌及多重耐药菌流行趋势和特点,有效预防和控制本科室多重耐药菌的感染。

二、规范多重耐药菌的科内告知与上报

1. 管床医生接到多重耐药菌报告单或发现多重耐药菌感染及定植病例,应立即开具"接触传播隔离 MDRO"医嘱,同时报告科主任,通知本科室医生、护士长或责任护士。

2. 科主任、护士长应在早会上告知全科医护人员。

3. 护士长通知并指导病区保洁人员做好多重耐药菌患儿床单元的卫生消毒。

4. 床边会诊、辅助检查及转床、转科、送医技科室辅助检查或需要手术治疗时应告知相关科室的接诊医务人员,做好接触传播隔离。

5. 若有陪护时护士长或责任护士应告知家属及陪护人员相关隔离常识。

6. 若属于医院感染散发病例,应及时在医院感染监测系统中进行感染诊断,及时报告。若短时间内出现 3 例以上同种多重耐药菌感染病例,疑似医院感染暴发时,应立报告医院感染控制管理部门,按照"新生儿科医院感染暴发(疑似暴发)报告和处置制度"处置。

三、严格落实多重耐药菌感染预防与控制核心措施

1. 及时隔离,首选单间隔离,也可将同类多重耐药菌感染或定植者安置在同一房间;隔离病房不足时才考虑进行区域隔离,应保证与其他患儿有足够的床间距(至少 1.5m);不得与气管插管、深静脉留置导管、有开放伤口或者免疫功能抑

制患儿安置在同一房间；当感染者较多时，应保护性隔离未感染者。

2. 设置隔离标识，单间隔离时应在隔离间门口设置"MDRO"隔离标识，防止无关人员进入；区域隔离时应在床头设置"MDRO"隔离标识，以提醒医务人员、保洁人员以及家属。

3. 诊疗人员应相对固定，尽可能做到专人护理，同时应尽量减少与感染或定植者相接触的医务人员数量。在病情允许情况下应先诊疗护理其他患儿，将多重耐药菌感染或定植患儿安排在最后。

4. 各类人员（医生、护士、工勤人员、陪护等）均应严格执行手卫生。直接接触患儿前后、对患儿实施诊疗护理操作前后、接触患儿体液血液分泌物后、摘掉手套后、接触患儿使用过的物品后以及从患儿的污染部位转到清洁部位实施操作时，都应当实施手卫生；手上有明显污染时，应洗手；无明显污染时，可以使用速干手消毒剂进行手部消毒。

5. 实施诊疗护理操作中，可能接触患儿的伤口、溃烂面、黏膜、体液、引流液、分泌物、排泄物时，应戴手套，必要时使用隔离衣、护目镜／防护面屏；完成诊疗护理操作后，应及时脱去手套和隔离衣，及时手卫生。

6. 患儿检查、治疗时所使用的仪器设备和物品尽可能专人专用，无法做到专人专用时应在每次使用后规范清洁消毒。

7. 加强清洁消毒工作。清洁与消毒流程有序，应先对未收治多重耐药菌感染或定植者的病室或区域实施清洁与消毒，再对安排多重耐药菌感染或定植者的隔离病室和区域进行清洁与消毒；隔离病室和区域的日常清洁与消毒每日不少于2次；高频接触的表面可每隔4小时进行一次；应保持病区环境清洁、干燥，发现污染时应及时清洁消毒；患儿解除隔离、转床或出院后应对环境、设备等物体表面做终末消毒；使用过的抹布、拖布等保洁工具应规范消毒处理。

8. 如患儿需离开隔离病室进行诊断、治疗、检查,都应先电话通知相关科室,以便做好准备,防止感染的扩散。将该患儿转送去其他科室时,应由一名工作人员陪同,并向接收方说明对该患儿应使用接触传播预防措施。接收部门的器械设备在患儿使用或污染后同样应规范清洁消毒。

9. 感染和定植患儿应隔离至临床感染症状消除 1 周以上、培养阴性(连续培养 2 次,每次间隔 24 小时)或治愈,方可解除隔离。

四、加强本科室多重耐药菌管理

1. 加强科室人员多重耐药菌医院感染预防与控制知识培训和考核,确保各个岗位的工作人员都能够规范执行和落实多重耐药菌医院感染预防和控制措施。科室应为医务人员提供数量充足、质量合格的个人防护用品。

2. 科室医务人员应了解医院前十位目标细菌及本科室前 5 位目标细菌名称及耐药率,根据细菌耐药分析和耐药预警报告,作为经验性选用抗菌药物时的参考。

3. 规范病原微生物标本送检,严格执行《抗菌药物临床应用指导原则(2015 年版)》,合理选择并规范使用抗菌药物。

4. 加强感染防控、感染病学、临床微生物学、重症医学和临床药学等相关学科的多部门协作机制,提升专业能力。

第六节　医院感染暴发(疑似暴发)报告及处置制度

医院感染暴发是指在医疗机构或其科室患儿中,短时间内发生 3 例以上同种同源感染病例的现象。疑似医院感染暴发是指在医疗机构或其科室的患儿中，短时间内出现 3 例以上临床症候群相似、怀疑有共同感染源的感染病例的现象；或者 3 例以上怀疑有共同感染源或共同感染途径的感染病例的现象。

一、健全并完善新生儿科医院感染暴发（疑似暴发）组织管理体系

1. 建立新生儿科医院感染暴发（疑似暴发）报告处置责任制：科主任为医院感染暴发报告、处置管理第一责任人；管床医务人员为直接责任人。

2. 成立由科主任、护士长牵头，科室骨干医生、护士、保洁等各类人员组成的科室医院感染暴发（疑似暴发）管理及处置工作小组：各类人员各司其职，快速反应，规范管理。

3. 制订并执行感染监测以及感染疑似暴发、暴发的报告、调查与处置等规定、流程和应急预案，处置预案应当定期进行补充、调整和优化，并组织开展经常性演练。

4. 积极配合并落实执行医院感染控制管理部门及相关职能部门开展医院感染暴发（疑似暴发）的调查、处置及诊疗救治工作。

二、医院感染暴发（疑似暴发）报告程序

（一）报告范围

1. **医院感染暴发**　在新生儿科患儿中，短时间内发生 3 例以上同种同源感染病例的现象。

2. **疑似医院感染暴发**　在新生儿科患儿中，短时间内出现 3 例以上临床症候群相似、怀疑有共同感染源的感染病例现象；或者 3 例以上怀疑有共同感染源或共同感染途径的感染病例现象。

3. **医院感染聚集** 在新生儿科患儿中,短时间内发生医院感染病例增多,并超过历年散发发病率水平的现象。

4. **医院感染假暴发** 疑似医院感染暴发,但通过调查排除暴发,而是由于标本污染、实验室错误、监测方法改变等因素导致的同类感染或非感染病例短时间内增多的现象。

(二) 报告方式及程序

1. 当科内发现 3 例以上医院感染暴发时,管床医生或护士应立即报告科主任和护士长;科主任或护士长初步调查后立即电话报告医院感染控制管理部门。医院应于 12 小时内报告所在地县级卫生行政部门,并同时向所在地疾病预防控制机构报告。

2. 当科内短时间内出现 3 例或以上临床症状相同或相近的感染病例,尤其是病例间可能存在具有流行病学意义的共同暴露因素或者共同感染来源时,无论有无病原体同种同源检测的结果或检测回报结果如何,都应当按规定逐级报告医院感染控制管理部门和分管院长。

3. 对于可能造成重大公共影响或严重后果的医院感染、发生特殊病原体或者新发病原体的医院感染或 10 例以上的医院感染暴发,应按照《突发公共卫生事件应急条例》要求,在 2 小时内向所在地县级卫生行政部门报告,并同时向所在地疾病预防控制机构报告。

4. 经核查确诊后医院感染控制管理部门及时向有关部门和医院感染管理委员会递交书面报告。并于暴发终止后 1 周内完成订正报告。

(三) 报告内容包括

报告时间、报告人、报告科室,医院感染暴发发生时间和地点、感染初步诊断、累计感染人数、感染者目前健康状况、感染者主要临床症候群、疑似或者确认病原体、感染源、感染途径及事件原因分析、相关危险因素主要检测结果、采取的控制措施、事件结果及下一步整改工作情况等。

三、医院感染暴发(疑似暴发)的处置

(一)处置原则

1. 发现疑似医院感染暴发时,应遵循"边救治、边调查、边控制、妥善处置"的基本原则。新生儿科应配合医院感染控制管理部门分析感染源、感染途径,及时采取有效的控制措施,积极实施医疗救治,控制传染源,切断传播途径,并及时协助医院感染控制管理部门开展现场流行病学调查、环境卫生学检测以及有关标本采集、病原学检测等工作;有效落实医院感染控制管理部门实时制定或调整的控制措施。

2. 医院感染暴发调查与控制过程中,医院感染管理专职人员、临床医务人员、微生物实验室人员及医院管理人员等应及时进行信息的交流、更新、分析与反馈,必要时应向社会公布暴发调查的进展、感染人员的现况以及最终的调查结果等内容。

(二)流行病学调查

发生疑似或者确认医院感染暴发时,新生儿科应配合医院感染控制管理部门及时开展现场流行病学调查、环境卫生学检测以及有关的标本采集、病原学检查等工作,逐项填写医院感染暴发(疑似暴发)病例个案调查表(表3-2)。

1. 配合医院感染控制管理部门调查感染病例的临床特征:包括感染病例的临床表现及发生经过、病原体特征等(种类、耐药谱等)。

2. 配合医院感染控制管理部门调查感染病例的流行病学特征:包括感染病例的发病地点、发病人数、发病人群特征、分布特征、起始及持续时间、可疑感染源、传播途径(表3-3)、易感因素、事件严重程度等。

表 3-2 医院感染暴发(疑似暴发)病例个案调查表

1. 一般情况

患儿姓名：　　　　　家长姓名：　　　　　住院号：

性别：　　胎龄：　　周 □单胎 □多胎：　　年龄：　　天　小时

2. 发现/报告情况

发病序号：　发生感染时所在病区和房间号：　曾住过病区和房间号：

发病日期：　　年　月　日　　发现时间：　　年　月　日

感染诊断：　　　　　　　　　　感染部位：

3. 发病与就诊经过

入院日期：　　年　月　日

可能的感染原因：

原发疾病：

4. 临床表现

临床症状：

临床体征：

微生物送检结果及日期：

5. 高危因素及暴露情况

病室环境：□Ⅰ类　　□Ⅱ类　　□Ⅲ类(母婴同室)

医护情况：主管护士　　日常护理护士　　住院医生主治/主任医生

每次接触患儿前后洗手或使用快速手消毒剂：□是　□否

医务人员查看患儿的频率：

周围患儿是否有类似临床症状、体征：　　　□是　□否

患儿接触的相关医疗器械：使用前后□消毒　□灭菌

近期环境抽查结果：空气：

　　　　　　　　　物表：

　　　　　　　　　工作人员手：

有无可疑的使用中消毒剂：　　　　　批号：

有无可疑的静脉注射液体：　　　　　批号：

本组共有患儿：　例,本患儿为第　例,患儿感染源可能来自：

□患儿自身　□其他患儿　□医务人员　□护理员　　□保洁人员

□医疗器械　□医院环境　□奶制品　　□静脉用药　□口服用药

□外涂用药　□探视者　　□陪护者　　□感染源不明　□其他

续表

高危因素调查

手术名称：	急诊：　　　是□　否□
手术日期：	参与手术人员：
手术持续时间：　小时　分	手术植入物：有□　无□
手术切口类型：　清洁□　清洁 - 污染□　污染□　感染□	
麻醉（ASA）评分　Ⅰ级□　Ⅱ级□ Ⅲ级□　Ⅳ级□　Ⅴ级□	麻醉：全麻□　硬膜外麻□ 腰麻□
试管婴儿□　早产□　多胎□ 低体温□	泌尿道插管□　时间（　—　）
出生体重：<1 000g □ 　　　　　1 000~1 499g □ 　　　　　1 500~2 500g □	深静脉置管□　时间（　—　）
免疫缺陷□　免疫抑制剂□	呼吸机置管□　时间（　—　）
低蛋白血症□　WBC<1.5×10^9/L □	激素及使用方法（　　　　）
低血糖□　高血糖□ 支气管肺发育不良□	引流管部位（　　）时间（　　）
住院时间超过 30 天□ 住院期间进行 2 次以上手术□	多次进行穿刺治疗□ 其他慢性疾病□

6. 患儿既往健康史、母亲孕检情况

孕期：□妊高征　□糖尿病；羊水：□正常　□量少　□偏多；

出生史：□窒息　□胎粪污染　□胎膜早破

本次感染前是否有其他部位感染：□是　□否,感染部位：

7. 患儿发病前抗菌药物应用情况

品种 1：药物名称：天数 / 使用起止日期：

品种 2：药物名称：天数 / 使用起止日期：

品种 3：药物名称：天数 / 使用起止日期：

品种 4：药物名称：天数 / 使用起止日期：

品种 5：药物名称：天数 / 使用起止日期：

品种 6：药物名称：天数 / 使用起止日期：

品种 7：药物名称：天数 / 使用起止日期：

续表

品种 8：药物名称：天数 / 使用起止日期：

品种 9：药物名称：天数 / 使用起止日期：

8. 实验室检查

感染相关指标：血常规：　　；CRP：　　；PCT：　　；其他：

血清学和病原学检测的调查

标本类型	采样时间	检测项目	检测方法	结果
注：标本类型包括咽拭子、痰、血、尿、粪便、分泌物等与该感染相关的临床标本				

9. 转归与最终诊断情况

最终诊断：□确诊病例　□疑似病例　□临床诊断病例　□排除：

诊断单位(科室)：

转归：□痊愈,出院日期：　　月　日；□死亡,死亡日期：　　月　日,

死亡原因：

□其他

10. 其他需记载事项(可根据实际情况增加和减少个案表内容,例如：若怀疑与织物有关,应记录织物送洗频率和清洁消毒方式。)

11. 调查单位、人员和时间

调查单位(部门)：

调查者签名：

调查时间：　年 月 日　——　年 月 日

表 3-3 常见医院感染暴发的主要传播途径

疾病名称	主要传播途径
丙肝、乙肝	主要经血液传播的疾病。使用未经规范消毒的内镜、注射器、针头、血液透析机，以及医务人员在使用和处理医疗器械过程中导致的职业暴露
肠道病毒感染	主要通过粪-口传播，通过人-人之间的直接接触。通过被肠道病毒污染的医院环境、医用设施、生活用品、工作人员污染的手等间接传播。肠道病毒也可通过呼吸道传播
手术部位感染	主要经接触传播，细菌经手术人员的手、器械、纱布、冲洗液等直接进入手术野；被细菌污染的器械、敷料、消毒剂和绷带可将细菌直接传入切口。也可经空气传播，皮屑、飞沫、头发上的细菌通过流动空气和污染的媒介进入切口
新生儿感染	主要通过工作人员污染的手直接或间接接触传播。产程中可通过污染的羊水吸入获得感染，产后与母体的接触及被污染的环境、医用设备器械、生活用品等的间接传播均可感染。室内空气污染，以及室内的医疗器械和某些固定装置如导管、插管、雾化器、面罩、暖箱、蓝光箱、治疗车、婴儿床及空调机等
血液系统感染	病原体直接进入血流或间接接触传播。动静脉留置导管、血液透析，以及介入治疗等；或因血管内注射的哑无、液体、血液、血浆不洁引起
烧伤感染(包括先天性大疱性表皮松解症、葡萄球菌烫伤样皮肤综合征、先天性鱼鳞病等)	主要经接触传播。环境中一些生活设备如水龙头、床单被服以及治疗设备等，工作人员双手污染后等引起病原体的传播
呼吸道感染	主要经空气和飞沫传播，带有病原微生物的飞沫和长时间大范围悬浮在空气中导致疾病的传播或感染者在咳嗽、打喷嚏时带有病原微生物的飞沫进入易感人群的眼睛、口腔、鼻咽喉黏膜等时发生传染。也可经接触传播，病原体污染工作人员的手、医疗器械、纱布、冲洗液等传播

3. 进行标本采集和检测：包括临床标本和环境卫生学标本。

4. 协助医院感染控制管理部门综合分析临床、实验室及流行病学特征，结合相关知识与经验，采取相关研究方法，查找感染源及感染途径。

（三）感染控制和预防的应急措施

发生疑似医院感染暴发或者医院感染暴发，新生儿科应配合医院感染控制管理部门及时采取有效处理措施，控制感染源，切断传播途径，积极实施医疗救治，保障医疗安全。

1. **隔离、救治感染患儿**　立即隔离感染患儿，并积极救治，对其他可能的感染患儿要做到早发现、早诊断、早隔离、早治疗，做好消毒隔离工作。

2. **医学观察接触者**　对与感染患儿密切接触的其他患儿、医院工作人员、陪护、探视人员等进行医学观察，观察至该病的最长潜伏期或无新发感染病例出现为止。停止使用可疑污染的物品，或经严格消毒与灭菌处理及检测合格后方能使用。

3. **保护易感人群**　对免疫功能低下、有严重疾病或有多种基础疾病的患儿应采取保护性隔离措施，在需要的情况下可实施特异性预防保护措施，如接种疫苗、预防性用药等。医务人员也应按照相关要求做好个人防护。

4. **严格执行手卫生规范、环境物体表面清洁消毒和医疗废物处置**　按照医院感染控制管理部门的要求根据事件的危害程度采取相应的经验性预防控制措施并及时调整，如消毒、隔离、手卫生等。

（四）医院感染暴发控制的效果评价

1. 1周内不继续发生新发同类感染病例，或发病率恢复到医院感染暴发前的平均水平，说明已采取的控制措施有效。

2. 若医院感染新发感染病例持续发生,应分析控制措施无效的原因,评估可能导致感染暴发的其他危险因素,并调整控制措施,如暂时关闭发生暴发的部门或区域,停止接收新入院患儿;对现住院患儿应采取针对性的防控措施。情况特别严重的,应自行采取或报其主管行政部门后采取停止接诊的措施。

四、总结与报告

医院感染控制管理部门根据《医院感染暴发报告与处置管理规范》《医院感染暴发控制指南》进行总结与报告。

第七节 医务人员感染性病原体职业暴露预防、处置及上报制度

一、建立新生儿科医务人员感染性病原体职业暴露管理组织体系

1. 新生儿科医务人员感染性病原体职业暴露管理主要由科主任和护士长负责,监控医生和监控护士配合落实,共同建立感染性病原体职业暴露预防、处置及上报规范和流程,主要内容包括但不限于:明确管理主体及其职责;制订并执行适用的预防、处置和报告流程;实施监督考核等。

2. 监控医生和监控护士负责开展本科室感染性病原体职业暴露监测,指导、协助科室感染性病原体职业暴露人员伤口处理,及时进行暴露后的评估,暴露源确认和报告、登记;负责本科室工作人员感染性病原体职业暴露预防知识的培训和考核,指导各类人员正确规范使用防护用品;监控护士定期检查科室内防护用品是否齐全,有无过期。

3. 科主任和护士长应掌握本科室医务人员感染性病原体职业暴露情况,及时评估、审核每例暴露情况,每年对本科室感染性职业暴露情况进行统计、分析、总结,并提出改进措施。

4. 建立并执行预防感染性病原体职业暴露相关医务人员疫苗接种管理制度。

二、建立感染性病原体职业暴露预防、处置及上报规范和流程

(一)医务人员感染性病原体职业暴露预防

1. **标准预防原则** 医务人员应遵照标准预防原则,将所有患儿的血液、体液及被血液、体液污染的物品均视为具有传染性的感染性物质,接触这些物质时,应当采取防护措施,适当正确使用各种防护用具,并在此基础上根据病原微生物的传播途径采取相应的防护措施。同时应加强双向防护,既要防止患儿将疾病传播给医务人员,又要防止医务人员将疾病传播给患儿;完成操作或离开工作区域时应及时摘除相应防护用品。

2. **根据感染性病原体的传播途径采取相应的预防措施** 感染性病原体职业暴露按传播途径可分为血源性暴露、呼吸道暴露、胃肠道暴露和接触暴露等。

(1)血源性暴露的预防措施

1)医务人员进行有可能接触患儿血液、体液或飞溅到医务人员面部和身体的诊疗、护理操作时必须戴手套、外科口罩、防护面屏或护目镜和隔离衣,操作完毕,脱去手套和防护用品后立即洗手,必要时进行手消毒。

2)医务人员手部皮肤破损,在进行有可能接触患儿血液、体液的诊疗和护理操作时必须戴双层手套。

3）进行侵袭性操作或接触锐器时,按"锐器损伤的防护措施"执行。

（2）呼吸道暴露的预防措施

1）防护原则:标准预防＋空气或飞沫传播的预防。

2）防护用品的使用:进入确诊或疑似呼吸道传染病患儿房间时,应佩戴外科口罩或医用防护口罩;根据暴露级别选择戴帽子、手套、护目镜或防护面罩,穿隔离衣或防护服。务必确保外科口罩或医用防护口罩在安全区域最后脱卸。

3）加强口罩正确使用环节的控制:①不要在可能有病原体存在的空间戴口罩,应在进入室内空间前就戴好口罩;②使用中的口罩绝对不能用手挤压;③口罩不能悬挂于颈上或口袋内再次使用;④取下口罩后,应避免触摸口罩朝外的部分。

4）开展工作人员症状监测,必要时为高风险人群接种疫苗。

5）环境应保持良好通风,必要时使用机械通风和空气消毒设备。

6）疑似或确诊经呼吸道传播疾病患儿应单间隔离,宜安置在负压病房中。

（3）胃肠道暴露和接触暴露的预防措施

1）防护原则:标准预防＋接触传播的预防。

2）诊疗确诊或疑似肠道传染病或接触传播患儿时,防护用品的使用见"血源性暴露的防护措施",必要时穿隔离衣。

3）严格执行"手卫生规范"。

4）加强环境和物品以及奶嘴等清洁、消毒和粪便管理。

3. 锐器损伤的预防措施

（1）操作或处理所有的锐器时应保证充足的光线,并特别谨慎,防止被刺伤。

（2）熟练掌握各项操作技能,避免不必要的锐器损伤。

(3)加强环节控制：①使用后的锐器直接放入锐器盒。小心处理锐器盒，使用满 3/4 即封盖；②手术中传递锐器应使用传递容器，以免损伤医务人员；③不徒手分离锐器，禁止直接用手接触使用后的针头、刀片等锐器；④安装、拆卸手术刀片时应使用血管钳，而非徒手操作；⑤禁止回套针帽，掰安瓿时垫纱布或使用工具；⑥清理可能含有锐器的污物时，应借助刷子、垃圾铲或镊子等器械，而非徒手处置；⑦处理污物时严禁用手直接抓取污物，尤其是不能将手伸入垃圾袋中向下压挤废物，以免被锐器刺伤。

4. 消毒工作中的预防措施

(1)紫外线消毒：应避免对人体的直接照射。

(2)液体化学消毒剂：应防止过敏和可能对皮肤、黏膜的损伤。

(二)医务人员感染性病原体职业暴露处置、报告程序

1. 锐器伤的处置(视频 2 锐器伤的处置)

视频 2 锐器伤的处置

(1)保持镇静，迅速脱去手套。

(2)放低手指使其下垂，健侧手立即从近心端向远心端挤压受伤部位，使部分血液排出，相对减少污染程度。

(3)流动水、生理盐水冲洗或用肥皂、清水反复冲洗，至少20 分钟。

(4)碘酒、酒精或碘伏消毒受伤部位并视情况包扎伤口。

(5)锐器源若为乙肝患儿，应检查肝功能及二对半(伤后及时检查及 6 个月查),注射高价免疫球蛋白,如 HbsAg 阴性则接种乙肝疫苗。

(6)锐器源若为丙肝患儿,应检查肝功能及抗 -HCV(伤后及时检查及 6 个月查、12 个月查)。

(7)锐利器源若为 HIV 患儿,应检查 HIV 抗体(伤后当天、1 个月、2 个月、3 个月及 6 个月随访和咨询);预防性用药 4 小时内实施,不超过 24 小时。

2. 喷溅或浸泡所致污染的处置

(1)迅速、敏捷地脱去帽子、口罩、手术衣。

(2)用肥皂水和流动水清洗污染的皮肤,用大量生理盐水冲洗黏膜。

3. 呼吸道暴露的处置

(1)若发生了呼吸道暴露(缺乏呼吸道防护措施、呼吸道防护措施损坏时如口罩松动或脱落等、使用无效呼吸道防护措施如使用不符合规范要求的口罩与呼吸道传染性疾病确诊患儿密切接触、被呼吸道传染性病原体污染的手接触口鼻等),应立即采取措施保护呼吸道,即用规范实施手卫生后的手捂住口罩或紧急外加一层口罩等。

(2)按规定流程撤离污染区;紧急通过脱卸区,按照规范要求脱卸防护用品。

(3)根据情况选用清水、0.1% 过氧化氢溶液、碘伏等清洁消毒口腔和鼻腔,佩戴医用外科口罩后离开。

(4)高风险暴露者按密接人员管理,隔离医学观察。

4. 报告　医务人员发生感染性病原体职业暴露后应于 24 小时内报告预防保健科和医院感染控制管理部门,填写"职业暴露登记表",并由科室主任或护士长确认签字后交预防保健科和医院感染控制管理部门。

(王庭庭　戎　惠　沈　飞　薛圣凡)

参考文献

1. 胡必杰, 高晓东, 韩玲样, 等. 医院感染预防与控制标准操作规程. 2 版. 上海: 上海科学技术出版社, 2019.

2. 中国医师协会新生儿科医师分会. 中国新生儿病房分级建设与管理指南 (建议案). 发育医学电子杂志, 2015, 3 (4): 193-202.

3. 邵晓梅、叶鸿瑁、丘小汕. 实用新生儿学. 5 版. 北京: 人民卫生出版社, 2019.

第四章
新生儿病房医院感染监测规范

对新生儿病房开展医院感染监测,并将监测数据进行汇总分析,能及时和动态地了解新生儿病房医院感染的特点,提出有针对性的预防控制策略。新生儿病房医院感染监测主要包括医院感染病例监测、细菌耐药性监测、工作人员手卫生监测、环境卫生学及消毒效果监测等项目。

第一节　医院感染监测相关术语和定义

根据《WS/T 312-2009 医院感染监测规范》《WS/T 313-2019 医务人员手卫生规范》《医院感染管理质量控制指标(2015 版)》等相关规定,将关于新生儿医院感染监测的相关定义整理如下。

一、医院感染病例监测

(一) 医院感染监测
长期、系统、连续地收集、分析医院感染在一定人群中发生、分布及其影响因素,并将监测结果报送和反馈给有关部门和科室,为医院感染的预防、控制和管理提供科学依据。

（二）全院综合性监测

连续不断地对所有临床科室的全部住院患儿和医务人员进行医院感染及其有关危险因素的监测。

（三）目标监测

针对高危人群、高发感染部位等开展的医院感染及其危险因素的监测,如重症监护病房医院感染监测、新生儿病房医院感染监测、手术部位感染监测、抗菌药物临床应用与细菌耐药性监测等。

（四）医院感染现患（例次）率

确定时段或时点住院患儿中,医院感染患儿（例次）数占同期住院患儿总数的比例。公式如下:确定时段或时点住院患儿中医院感染患儿（例次）数 / 同期住院患儿总数 ×100%。

（五）患儿日医院感染发病率

是一种累计暴露时间内的发病密度,指单位住院时间内住院患儿新发医院感染的频率,单位住院时间一般情况下用 1 000 个患儿住院日表示。公式如下:观察期间内医院感染新发生病例（例次）数 / 同期住院患儿住院日总数 ×1 000‰。

（六）医院感染发病（例次）率

医院感染新发病例是指观察期间发生的医院感染病例,即观察开始时没有发生医院感染,观察开始后直至结束时发生的医院感染病例,包括观察开始时已发生医院感染,在观察期间又发生新的医院感染的病例。医院感染发病（例次）率是指住院患儿中发生医院感染新发病例（例次）的比例。公式如下:医院感染新发病例（例次）数 / 同期住院患儿总数 ×100%。

（七）医院感染病例漏报率

应当报告而未报告的医院感染病例数占同期应报告医院感染病例总数的比例。公式如下:应当报告而未报告的医院感染病例数 / 同期应报告医院感染病例总数 ×100%。

（八）多重耐药菌感染发现率

多重耐药菌主要包括耐碳青霉烯类肠杆菌科细菌（CRE）、耐甲氧西林金黄色葡萄球菌（MRSA）、耐万古霉素肠球菌（VRE）、耐碳青霉烯鲍曼不动杆菌（CRAB）、耐碳青霉烯铜绿假单胞菌（CRPA）。多重耐药菌感染发现率是指多重耐药菌感染患儿数（例次数）与同期住院患儿总数的比例。公式如下：多重耐药菌感染患儿数（例次数）/同期住院患儿总数 ×100%。

（九）多重耐药菌检出率

多重耐药菌检出菌株数与同期该病原体检出菌株总数的比例。公式如下：多重耐药菌检出菌株数/同期该病原体检出菌株总数 ×100%。

（十）血管内导管相关血液系统感染发生率

使用血管内导管住院患儿中新发血管内导管相关血液系统感染的发病频率。单位：例/千导管日。公式如下：血管内导管相关血液系统感染例次数/同期患儿使用血管内导管留置总日数 ×1 000‰。

（十一）呼吸机相关肺炎发病率

使用呼吸机住院患儿中新发呼吸机相关肺炎的发病频率。单位：例/千机械通气日。公式如下：呼吸机相关肺炎例次数/同期患儿使用呼吸机总日数 ×1 000‰。

（十二）导尿管相关尿路感染发病率

使用导尿管住院患儿中新发导尿管相关尿路感染的发病频率。单位：例/千导尿管日。公式如下：导尿管相关尿路感染例次数/患儿使用导尿管总日数 ×1 000‰。

二、抗菌药物监测相关定义

（一）住院患儿抗菌药物使用率

住院患儿中使用抗菌药物（全身给药）患儿数占同期住院

患儿总数的比例。公式如下：住院患儿中使用抗菌药物（全身给药）患儿数 / 同期住院患儿总数 × 100%。

（二）抗菌药物治疗前病原学送检率

以治疗为目的使用抗菌药物的住院患儿，使用抗菌药物前病原学检验标本送检病例数占同期使用抗菌药物治疗病例总数的比例。病原学检验标本包括：各种微生物培养、降钙素原、白介素 -6 等感染指标的血清学检验。公式如下：使用抗菌药物前病原学检验标本送检病例数 / 同期使用抗菌药物治疗病例总数 × 100%。

（三）出院患儿抗菌药物使用率

出院患儿中使用抗菌药物（全身给药）患儿数 / 同期调查患儿总数 × 100%。

（四）每千住院日某抗菌药物的 DDD 频数

抗菌药物的 DDD 频数 / 累计住院日数 × 1 000‰。

（五）治疗使用抗菌药物构成比

治疗使用抗菌药物患儿数 / 总的使用抗菌药物患儿数 × 100%。

（六）预防使用抗菌药物构成比

预防性使用抗菌药物患儿数 / 总的使用抗菌药物患儿数 × 100%。

三、工作人员手卫生监测相关定义

（一）医务人员手卫生依从率

接受调查的医务人员实际手卫生执行时机数占同期调查中应执行手卫生时机数的比例。公式如下：手卫生执行时机数 / 应执行手卫生时机数 × 100%。

（二）医务人员手卫生正确率

医务人员正确手卫生次数占实际手卫生次数的比例。公式如下：正确手卫生次数/实际手卫生次数 ×100%。

(三) 医务人员手卫生知识知晓率

接受调查的医务人员手卫生知识知晓人次数占同期调查总人次数的比例。公式如下：接受调查的医务人员手卫生知识知晓人次数/占同期调查总人次数 ×100%。

四、医疗器材相关定义

(一) 医疗器材

用于诊断、治疗、护理、支持、替代的器械、器具和物品的总称。根据使用中造成感染的危险程度，分高度危险性医疗器材、中度危险性医疗器材和低度危险性医疗器材。

(二) 高度危险性医疗器材

进入正常无菌组织、脉管系统或有无菌体液(如血液)流过，一旦被微生物污染将导致极高感染危险的器材。

(三) 中度危险性医疗器材

直接或间接接触黏膜的器材。

(四) 低度危险性医疗器材

仅与完整皮肤接触而不与黏膜接触的器材。

第二节 医院感染监测

医院感染监测包括了全院综合性监测、目标监测、现患率调查等，重点是针对住院患儿开展的医院感染情况监测。医院感染监测可以采用信息系统动态监测和主动监测，也可以是专职人员监测与临床医务人员报告相结合的方法。主动监测是指感染控制专职人员主动、持续地对调查对象的医院感染发生情况进行跟踪观察与记录。

一、监测基本要求

1. 医院建立有效的医院感染监测与通报制度,及时诊断医院感染病例,分析发生医院感染的危险因素,采取针对性的预防控制措施,并将医院感染监测控制质量纳入医疗质量管理考核体系。

2. 医院应制订切实可行的医院感染监测计划,如年计划、季计划等。

3. 根据医院的床位数以及科室成立时间及是否开展过医院感染监测等不同情况,以及《WS/T 312-2009 医院感染监测规范》中的相关规定,医院应按以下要求开展全院综合性监测和目标性监测。

(1)新建或未开展过医院感染监测的医院,应先开展全院综合性监测,监测时间不少于 2 年。

(2)已经开展 2 年以上全院综合性监测的医院应开展目标性监测,常见的目标性监测有新生儿重症监护室医院感染病例监测、手术部位感染监测、细菌耐药性监测。目标性监测持续时间应连续 6 个月以上。

(3)医院感染患病率调查应每年至少开展一次。

4. 医院应定期对医院感染监测产生的数据进行汇总分析,并与地区内其他同级医院的相关质控指标作比对,及时发现高危因素和存在问题,消除感染隐患,为制定本医院感染的预防与控制措施提供科学依据。

5. 医务人员可以通过人工监测和信息系统监测方法进行数据登记、汇总、分析。随着信息时代的到来,医院可以建立自己的信息系统监测,系统建立的目标主要是将院内相关基础系统,如 HIS、影像归档和通信系统、医院实验室(检验科)信息系统等系统内的相关数据进行收集,通过该系统能够对住院患儿相关信息进行全面、自动收集,进而实现对院内感染因素的连续性、全面性监测,对患儿的病情能够实现实时预警、自动筛查,保证了院内感染预防工作效率的提升。

二、全院综合性监测

(一) 监测对象

住院患儿(监测手术部位感染发病率时可包括出院后一定时期内的患儿)和医务人员。

(二) 监测信息

1. 基本情况　监测月份、住院号、科室、床号、姓名、性别、年龄、入院日期、出院日期、住院天数、住院费用、疾病诊断、疾病转归(治愈、好转、未愈、死亡、其他)、切口类型(清洁切口、清洁-污染切口、污染切口)。

2. 医院感染情况　感染日期、感染诊断、感染与原发疾病的关系(无影响、加重病情、直接死亡、间接死亡)、医院感染危险因素(血管内置管、泌尿道插管、使用呼吸机、气管插管、气管切开、使用肾上腺糖皮质激素、放射治疗、抗肿瘤化学治疗、免疫抑制剂)及相关性、医院感染培养标本名称、送检日期、病原体名称、药物敏感试验结果。

3. 监测月份患儿出院情况　按科室、疾病分类、高危疾病、科室和手术切口类型记录出院人数;或者同期住院患儿住院日总数。

(三) 监测方法

1. 主动监测

(1)人工监测:医院感染专职人员通过医院电子病历系统每日查阅新生儿科电子病历,对照表格逐一填写,本监测主要查阅新生儿科新生儿的病程记录、医嘱单、医技报告等,持续监测每例新生儿从入院到出院的情况。填表内容主要包括新生儿的基本情况、Apgar 评分、出生体重、侵袭性操作起始时间、医院感染情况、医院感染病原学检查情况、医院感染抗菌药物使用情况,每日准确记录和统计以上内容,填写医院感染情况和新生儿病房日志,每例新生儿出院后填齐表格剩余部分并存档,每月结合历史同期资料进行总结与分析,提出监测中发现的问题,报告医院感染管理委员会,每季度向新生儿科进行反馈,并提出整改建议。

(2)信息监测系统:医院感染专职人员通过信息系统(HIS、LIS、PACS 等)抓取数据,自动捕获住院患儿相关信息,对医院感染相关因素进行主动、连续和系统的监测分析,完成病例的自动筛查及预警。

2. 及时上报　诊疗过程中发现感染散发病例时,应进行初步诊断,及时送病原学检测,在确诊后的 24 小时内,采用人工或者医院感染信息监测系统及时上报,医院感染防控专职人员及时审核。

(四) 总结反馈

医院感染科每月对新生儿病房的医院感染发病率及日医院感染发病率进行统计,每季度对医院感染统计资料进行总结分析,同时与历史同期数据进行比较,提出监测中发现的问题及整改建议。科室根据反馈意见进行整改后,院科两级进行督查。

三、新生儿病房医院感染监测

(一) 监测对象

新生儿病房、新生儿重症监护室进行观察、诊断和治疗的新生儿。

(二) 监测方法

1. 人工监测　医院感染专职人员通过医院电子病历系统每日查阅新生儿科电子病历,对照表格逐一填写,本监测主要查阅新生儿科新生儿的病程记录、医嘱单、医技报告等,持续监测每例新生儿从入院到出院的情况。填表内容主要包括新生儿的基本情况、Apgar评分、出生体重、侵袭性操作起始时间、医院感染情况、医院感染病原学检查情况、医院感染抗菌药物使用情况及呼吸机和脐/中心静脉导管使用数,每日准确记录并统计以上内容,填写医院感染情况和新生儿病房日志,最后每例新生儿出院后填齐表格剩余部分并存档,每月结合历史同期资料进行总结与分析,提出监测中发现的问题,报告医院感染管理委员会,每季度向新生儿科进行反馈,并提出整改建议。

2. **信息系统监测**　利用信息系统(HIS、LIS、PACS等)组成医院感染实时监控系统,将新入院的新生儿按体重分为超低出生体重儿(≤1 000g)、极低体重出生儿(1 001~1 500g)、低出生体重儿(1 501~2 500g)、正常出生体重儿(>2 500g)共四组,每日自动生成"新生儿病房日志"。专职人员与临床医师结合患儿临床表现和实验室诊断,发现新生儿医院感染病例,及时通过网络报卡填写医院感染病例登记表,并汇总、统计分析。

(三)监测信息

1. **基本资料**　住院号、姓名、性别、天数、出生体重。

2. **医院感染情况**　感染日期、感染诊断、感染与侵入性操作相关性(血管内导管、使用呼吸机、尿管)、医院感染培养标本名称、送检日期、检出病原体名称、药物敏感结果。

3. **新生儿日志**　按新生儿体重每日记录新住进新生儿数,已住新生儿数,血管内导管、尿管及使用呼吸机新生儿数。

4. **监测内容**

(1)新生儿病房发生医院感染时,及时进行信息系统上报并填写医院感染病例登记表。

(2)填写新生儿病房或新生儿重症监护室日志(表4-1)和新生儿病房或新生儿重症监护室月报表(表4-2)。

表 4-1 新生儿病房或新生儿重症监护室日志

监测时间：_____年_____月

日期	BW ≤ 1 000g					BW 1 001~1 500g					BW 1 501~2 500g					BW >2 500g				
	新入院新生儿数 a	已住新生儿数 b	使用血管导管数 c	使用呼吸机数 d	使用尿管数 e	新入院新生儿数 a	已住新生儿数 b	使用血管导管数 c	使用呼吸机数 d	使用尿管数 e	新入院新生儿数 a	已住新生儿数 b	使用血管导管数 c	使用呼吸机数 d	使用尿管数 e	新入院新生儿数 a	已住新生儿数 b	使用血管导管数 c	使用呼吸机数 d	使用尿管数 e
1																				
2																				
……										……										
……																				
30																				
31																				
合计																				

a: 指当日新住进新生儿病房或新生儿重症监护室的新生儿数。

b: 指当日住在新生儿病房或新生儿重症监护室的新生儿数，包括新住进和已住进新生儿病房或新生儿重症监护室的新生儿。

c: 指当日应用血管内导管的新生儿数。若新生儿既有动脉导管又有静脉导管，只记数一次。

d: 指当日应用呼吸机的新生儿数。

e: 指当日应用尿管的新生儿数。

表 4-2　新生儿病房或新生儿重症监护室月报表

监测时间：＿＿年＿＿月

体重组别 (g)	新住进 新生儿数	已经住在 新生儿数	血管导管 使用日数	使用 呼吸机 日数	使用 尿管 日数
≤1 000					
1 001~1 500					
1 501~2 500					
>2 500					

（四）资料分析

1. **不同体重组新生儿日感染发病率**　不同出生体重组感染新生儿数 / 不同出生体重组总住院日数 ×1 000‰。

2. **器械使用率及其相关感染发病率**

（1）器械使用率

1）不同出生体重组新生儿血管导管使用率：不同出生体重组新生儿脐或中心静脉导管使用日数 / 不同出生体重组新生儿总住院日数 ×100%。

2）不同出生体重组新生儿呼吸机使用率：不同出生体重组新生儿呼吸机使用日数 / 不同出生体重组新生儿总住院日数 ×100%。

3）不同出生体重组新生儿尿管使用率：不同出生体重组新生儿尿管使用日数 / 不同出生体重组新生儿总住院日数 ×100%。

4）不同出生体重组新生儿总器械使用率：不同出生体重组新生儿器械（血管导管＋呼吸机＋尿管）使用日数 / 不同出生体重组新生儿总住院日数 ×100%。

（2）器械相关感染发病率

1）不同出生体重组新生儿血管导管相关血液系统感染发病率：不同出生体重组新生儿脐或中心静脉导管血流感染新

生儿数 / 不同出生体重组新生儿血管导管日数 ×1 000‰。

2) 不同出生体重组新生儿呼吸机相关肺炎发病率: 不同出生体重组新生儿呼吸机相关肺炎新生儿数 / 不同出生体重组新生儿使用呼吸机日数 ×1 000‰。

3) 不同出生体重组新生儿尿管感染发病率: 不同出生体重组新生儿尿管感染新生儿数 / 不同出生体重组新生儿使用尿管日数 ×1 000‰。

举例说明:

通过某院感实时监控软件,将新入院新生儿按体重分为超低出生体重儿(≤1 000g)、极低体重出生儿(1 001~1 500g)、低出生体重儿(1 501~2 500g)、正常出生体重儿(>2 500g)共四组,每日自动生成"新生儿病房日志"。专职人员与临床医师结合患儿临床表现和实验室诊断,发现新生儿医院感染病例,及时通过信息系统上报并填写医院感染病例登记表,并汇总、统计分析(表 4-3, 表 4-4)。

表 4-3 不同出生体重新生儿医院感染率及日感染率

体重组别(g)	监测病例(例)	感染病例(例)	住院总日数(d)	感染率(%)	日感染率(‰)
≤1 000	15	2	1 080	13.33	1.85
1 001~1 500	98	8	5 880	8.16	1.36
1 501~2 500	832	12	33 280	1.44	0.36
>2 500	1 132	11	65 656	0.97	0.17

(五)总结反馈

医院感染管理科每季度对资料进行总结分析,同时与历史同期数据进行比较,提出监测中发现的问题,报告医院感染管理委员会并向临床科室反馈监测结果和分析建议。科室根据反馈意见进行整改后,院科两级进行督查。

表4-4　不同出生体重新生儿器械使用率及相关感染发病率

体重组别 (g)	住院总日数 (d)	总器械使用率 (%)	血管导管使用情况				呼吸机使用情况				尿管使用情况			
			使用日数 (d)	感染新生儿数	使用率 (%)	发病率 (‰)	使用日数 (d)	感染新生儿数	使用率 (%)	发病率 (‰)	使用日数 (d)	感染新生儿数	使用率 (%)	发病率 (‰)
≤1 000	1 080	6.01	35	0	3.24	0	20	0	1.85	0	10	0	0.93	0
1 001~1 500	5 880	8.07	401	1	6.82	2.49	46	0	0.78	0	28	0	0.48	0
1 501~2 500	33 280	1.00	234	1	0.70	4.27	71	1	0.21	14.08	29	1	0.09	34.48
>2 500	65 656	0.29	25	0	0.04	0	152	0	0.23	0	15	0	0.02	0

第三节　医院感染暴发监测

（一）监测目标

最大限度地降低医院感染对新生儿的危害,保障医疗安全。

（二）监测对象

住院新生儿。

（三）监测方法

1. 主动监测

(1)感染病例资料收集:主要包括新生儿基本情况、Apgar评分、出生体重、侵袭性治疗操作项目、侵袭性治疗操作起止时间、医院感染情况、病原学分析及抗菌药物使用情况。

(2)病原学监测:进行临床标本采集。

(3)环境卫生学监测:对病房环境、物表、仪器等进行标本采集。

2. 及时报告　发现医院相关感染暴发和流行趋势时,应立即报告感染管理科,感染管理科初步调查后,应及时报告分管院长并通报相关部门。

第四节　细菌耐药性监测

细菌耐药性监测指监测临床分离细菌耐药性发生情况,包括临床上一些重要的耐药细菌的分离率。近年来,多重耐药菌(MDRO)已经成为医院感染重要的病原菌。《多重耐药菌医院感染预防与控制技术指南(试行)》中提出多重耐药菌主要是指对临床使用的三类或三类以上抗菌药物同时呈现耐药的细菌。常见多重耐药菌包括耐甲氧西林金黄色葡萄球菌（MRSA）、耐万古霉素肠球菌（VRE）、产超广谱 β- 内酰胺酶（ESBLs）细菌、耐碳青霉烯类肠杆菌科细菌（CRE）、耐碳青霉烯类鲍曼不动杆菌（CRAB）、多重耐药 / 泛耐药铜绿假单胞菌（MDR/PDR-PA）和多重耐药结核分枝杆菌等。

一、监测的目的和意义

MDRO 监测是医院感染防控措施的重要组成部分。通过对新生儿病房、新生儿重症监护室医院感染病例监测，可以及时发现 MDRO 感染、定植患儿，通过环境卫生学监测，可了解环境 MDRO 污染状态，通过细菌耐药性监测，可以掌握 MDRO 现状及变化趋势，发现新的 MDRO，评估针对新生儿病房、新生儿重症监护室 MDRO 医院感染干预措施的效果等。因此，新生儿病房、新生儿重症监护室应当重视医院感染管理部门的建设，积极开展常见多重耐药菌的监测。对多重耐药菌感染患儿或定植高危患儿要进行监测，及时采集有关标本送检，必要时开展主动筛查，以及时发现、早期诊断多重耐药菌感染患儿和定植患儿。

二、监测种类及方法

（一）监测种类

1. 患儿监测

（1）监测指征：《多重耐药菌医院感染预防与控制技术指南（试行）》的通知中指出对多重耐药菌感染患儿或定植高危患儿要进行监测，及时采集有关标本送检，必要时开展主动筛查，以及时发现、早期诊断多重耐药菌感染患儿和定植患儿。临床医师在发现感染或疑似医院感染患儿后，需采集标本进行细菌培养。根据《多重耐药菌医院感染预防与控制中国专家共识》相关要求，结合新生儿病房及新生儿重症监护室的实际情况,多耐药的感染危险因素包括:早产儿;接受中心静脉置管、机械通气、泌尿道插管等各种侵入性操作;近期接受 3 种及以上抗菌药物治疗;既往多次或长期住院;既往MDRO 定植或感染史等;免疫功能低下。

(2)监测内容:鼻拭子、咽拭子、肛拭子或大便;新生儿病房常见的病原体。

2. 环境监测

(1)监测指征:当有流行病学证据提示 MDRO 的传播可能与医疗环境污染相关时需进行环境监测。

(2)监测内容:环境标本的采集包括:患儿床单位,如温箱、设备带、监护仪、微量注射泵、输液架等;诊疗设备设施,如呼吸机、听诊器、脑功能监护仪器等;邻近的物体表面,尤其是手频繁接触的部位,如温箱门把手、病历车、病历夹、计算机键盘、鼠标、电话、电灯开关、清洁工具等设施;可能接触患儿的医护、陪护、清洁等人员的手,甚至包括鼻腔等可能储菌部位;必要时应包括地面、墙面等。

(二) 监测数据统计、分析

1. 医院感染管理专职人员主动筛查,积极追踪多重耐药菌定植或感染患儿。对细菌培养阳性的住院患儿,查看患儿病历,积极与临床管床医师讨论,明确感染诊断。对短时间内一定区域内出现患儿分离的同种同源 MDRO 及其感染情况应重点关注,做好暴发监测。

2. 利用监测信息系统软件和 LIS 系统,统计、分析新生儿病房分离的细菌和药物敏感结果,及时处理异常结果。

(1)不同病原体的构成比。

(2)主要革兰氏阳性细菌的构成比及对抗菌药物的耐药率。

(3)主要革兰氏阴性细菌的构成比及对抗菌药物的耐药率。

(4)MRSA 占金黄色葡萄球菌的构成比及分离绝对数,对抗菌药物的耐药率。

(5)泛耐药鲍曼不动杆菌(PDR-AB)和泛耐药铜绿假单胞菌(PDR-PA)的构成比及绝对分离数。

(6)VRE 占肠球菌属细菌的构成比及分离绝对数,对抗菌药物的耐药率。

(7)革兰氏阴性细菌产 ESBLs 的构成比及分离绝对数,对抗菌药物的耐药率。

(8)几种重要耐药菌的检出率。

(9)几种重要耐药菌的感染发生率。

(三) 总结反馈

1. 每 3~6 个月统计、分析不同病原菌和多重耐药菌的构成比和耐药率。

2. 每 3~6 个月统计、分析检出的前 5 位病原菌及构成比和耐药率。

3. 结合以往资料总结并公布监测结果,向临床医师和医院药事管理机构反馈。

三、监测中应注意的问题

1. 区分感染与定植、污染,通常需综合患儿有无感染临床症状与体征,标本的采集部位和采集方法是否正确,采集标本的质量评价,分离细菌种类与耐药特性,以及抗菌药物的治疗反应等信息进行全面分析。痰液、创面分泌物等是易被定植菌污染的标本,若标本采集过程操作不规范,将影响培养结果的可靠性。应高度重视血、脑脊液等无菌部位培养出的多重耐药革兰氏阴性杆菌的阳性结果,但仍应注意排除因标本采集不规范造成的污染。

2. 为避免高估 MDRO 感染或定植情况,分析时间段内,1 名患儿住院期间多次送检多种标本分离出的同种 MDRO

应视为重复菌株,只计算第 1 次的培养结果。

3. 临床标本 MDRO 监测中需注意排除影响监测结果的各种因素

(1)感染患儿标本送检率高低会影响监测结果。

(2)应用广谱抗菌药物后采集标本将影响目标 MDRO 株的检出率。

(3)血标本的采集套数和采集量会影响培养阳性率。

(4)培养基的种类、质量和培养方法也会影响目标 MDRO 株的检出率。

(5)不同药敏试验方法及判定标准也会影响细菌药敏检测结果,试验方法如纸片法、最小抑菌浓度(MIC)测定、E-test 等。

4. 主动筛查注意事项

(1)MDRO 主动筛查通常选择细菌定植率较高,且方便采样的 2 个或 2 个以上部位采集标本,以提高检出率。

(2)MRSA 主动筛查常选择鼻前庭拭子,并结合肛拭子或伤口取样结果。

(3)VRE 主动筛查常选择粪便、肛拭子样本。

(4)多重耐药革兰氏阴性菌主动筛查标本为肛拭子,并结合咽喉部、会阴部、气道内及伤口部位的标本。

(5)有条件的医院可开展对特定 MDRO 的分子生物学同源性监测,观察其流行病学特征。

第五节　抗菌药物使用和病原学送检情况调查

根据《WS/T 312-2009 医院感染监测规范》要求,应对抗菌药物使用和病原学送检情况进行管理,现结合新生儿情况将相关要求规定如下。

（一）目的

调查抗菌药物使用情况，促进抗菌药物的临床合理应用，预防耐药菌的产生。

（二）调查对象

住院新生儿。

（三）调查内容

1. **基本资料** 调查日期、住院号、科室、床号、患儿姓名、性别、年龄、疾病诊断、切口类型（清洁切口、清洁 - 污染切口、污染切口）。

2. **使用抗菌药物资料** 感染诊断（全身感染、局部感染、无感染），用药方式（全身、局部），用药目的（治疗用药、预防用药、预防加治疗用药），联合用药（单用、二联、三联、四联及以上），细菌培养结果，使用抗菌药物名称，使用日剂量，用药天数，给药途径（口服、肌内注射、静脉注射或静脉滴注、其他）。

3. **病原学送检率** 治疗前病原学送检率不低于 50%；发生医院感染相关病原学送检率不低于 90%；联合使用抗菌药物前病原学送检率达 100%。

（四）调查方法

1. 可采用普查和抽样调查方法，调查某日或某时间段住院（出院）患儿抗菌药物使用情况。

2. 宜采用专职人员与临床医生和临床药师共同调查出院病历、运行病历。

3. 通过监测信息系统软件每月调查统计住院患儿病原学送检率。

（五）资料分析

1. 出院患儿抗菌药物使用率。

2. 住院患儿抗菌药物使用率。

3. 每千住院日某抗菌药物的 DDD 频数。

4. 治疗使用抗菌药物构成比。

5. 预防使用抗菌药物构成比。

6. 病原学送检率。

(六) 总结反馈

医院感染管理科每季度对资料进行总结分析,同时与历史同期数据进行比较,提出监测中发现的问题,报告医院感染管理委员会并向临床科室反馈监测结果和分析建议。科室根据反馈意见进行整改后,院科两级进行督查。

第六节　医务人员手卫生监测

医务工作人员的手在医疗保健相关病原体的传播中起到重要作用。Pittet 等提出了微生物经手传播的循证模型,根据这一模型,医疗保健相关病原体经由医务人员的双手,实现患儿与患儿之间,患儿身体某一部位到另一部位的传播只需要五个连续的步骤:①微生物存在于患儿皮肤或无生命医疗环境中;②医务人员在诊疗活动中接触定植的对象、物体表面和患儿从而被微生物污染双手;③微生物在手中繁殖;④手卫生操作不当致双手污染,医务人员未进行手卫生,或未进行完整的手卫生操作,或使用不合适的手卫生产品;⑤医务人员污染的双手与患儿或患儿环境发生直接接触,从而造成交叉传播。这一传播途径可以通过手卫生打破,所以医务人员的手卫生及消毒效果必须受到关注。医务人员的手监测包括两个部分:①对洗手或速干手消毒效果进行监测;②对手卫生的依从性进行监测。前者是效果监测,后者是过程监测。医务人员手监测具体要求和方法如下:

一、手消毒效果监测

(一) 监测要求

1. **监测频率**　根据《WS/T 313-2019 医务人员手卫生规范》中要求应每季度进行手卫生消毒效果的监测,当怀疑医院感染暴发与医务人员手卫生有关时,应及时进行监测,并进行相应病原微生物的检测。贺芳在《NICU 医院感染风险评估模型的建立与应用》中指出可每月进行手卫生消毒效果的监测。

2. **需监测部门**　新生儿病房、新生儿重症监护室、母婴同室病房等。

(二) 采样时间

1. **日常监测**　采取手卫生后,在接触患儿、进行诊疗活动前采样。

2. **怀疑医院感染暴发时**　采样时机为工作中随机采样。

(三) 采样方法

被检人五指并拢,在双手指曲面从指根到指端往返涂擦各两次(图 4-1),一只手涂擦面积约 $30cm^2$,涂擦过程中同时转动采样棉拭子,剪去手接触部分,将棉拭子放入装有 10ml 无菌采样液试管内,及时送检。采样面积按平方厘米 (cm^2) 计算。若采样时手上有消毒剂残留,采样液应含相应中和剂。

(四) 监测方法

1. 充分振荡采样管后,取不同稀释倍数的洗脱液 1ml 接种于平皿,每皿倾注 40~45℃的熔化营养琼脂培养基 15~20ml,(36±1)℃恒温箱培养 48 小时,计数菌落数,必要时分离致病性微生物。

2. **医务人员手菌落总数 (cfu/cm^2) 计算方法**　平均每皿菌落数 × 采样液稀释倍数 /(30·2)。

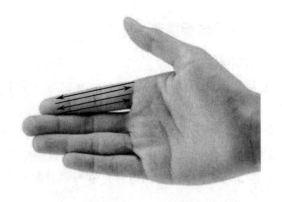

图4-1　采样方法

（五）手卫生合格的判断标准

1. **卫生手消毒监测的细菌菌落总数**　应 ≤ 10cfu/cm^2。
2. **外科手消毒监测的细菌菌落总数**　应 ≤ 5cfu/cm^2。

二、手卫生依从性监测

（一）手卫生依从性监测方法

1. **采用直接观察法**　在日常医疗护理活动中,不告知观察对象,随机选择观察对象,观察并记录医务人员手卫生时机及执行的情况,计算手卫生依从率,以评估手卫生的依从性。

（1）观察人员:由接受过专门培训的观察员进行观察。

（2）观察时间:医疗机构可根据评价手卫生依从性的需要,每年、每季度或每月对新生儿室开展有计划的手卫生依从性监测。选择具有代表性的观察区域和时间段,观察持续时间不宜超过20分钟。

（3）观察范围:医生、护士、护理员、保洁员等。

(4)监测的标准应依据世界卫生组织提出的"手卫生5时刻"。其中包括：接触患儿前、无菌/清洁操作前、可能接触患儿的体液血液和分泌物后、接触患儿后、接触患儿环境后。下列情况应洗手：当手部有血液或其他体液等肉眼可见的污染时；可能接触艰难梭菌、肠道病毒等对速干手消毒剂不敏感的病原微生物时。

(5)开始监测时，应先填写"新生儿病房手卫生依从性调查表"的表头内容，其中包括：医疗机构的名称、调查的类型、调查季、病区、科室、调查日期、观察员的姓名、调查开始的时间（表4-5）。观察员应在整个观察活动结束后，再填写观察的结束时间和总观察时间。

(6)调查表共有3竖列，观察员可以根据职业类型将工作人员进行分类，每1列代表一类工作人员类型，并填写在"工作职务"一栏，如医生、护士、保洁人员、外来人员。观察员也可以在一次调查中只关注一类工作人员，并依据其职称做更细的分类。如，只观察护士，将其分为实习护士、护士、护师、主管护师、副主任护师、主任护师。

(7)观察员根据工作人员的诊疗活动进行填写。当出现手卫生指征（如接触患儿后），此时工作人员需要进行手卫生，即成为一个手卫生机会。一位工作人员在一次完整的诊疗活动中可能出现多个手卫生机会，所以手卫生机会和观察人数并非一一对应，观察员应在每观察到一位工作人员，即在"人数"一栏中画一竖杠。实际观察的人数为所划竖杠的总数。

(8)观察员在观察工作人员诊疗活动时，应立即将具体的诊疗活动归类为某一手卫生指征。如观察到工作人员正在给患儿检查，出现的手卫生指征为"接触患儿前"，应在"洗手指征"一栏中勾取"患儿前"，此时也定义一个手卫生机会。

表 4-5 新生儿病房手卫生依从性调查表

医疗机构：			调查类型：		调查季：	
病区：			调查日期：		观察者：	
科室：			开始/结束：		时间(分钟)：	
职业类型			职业类型		职业类型	
人数			人数		人数	

机会	手卫生指征	操作	机会	手卫生指征	操作	机会	手卫生指征	操作
1	□患儿前 □无菌操作前 □暴露后 □患儿后 □患儿环境后	□手消 □水洗 ○无 ○手套 □正确	1	□患儿前 □无菌操作前 □暴露后 □患儿后 □患儿环境后	□手消 □水洗 ○无 ○手套 □正确	1	□患儿前 □无菌操作前 □暴露后 □患儿后 □患儿环境后	□手消 □水洗 ○无 ○手套 □正确
2	□患儿前 □无菌操作前 □暴露后 □患儿后 □患儿环境后	□手消 □水洗 ○无 ○手套 □正确	2	□患儿前 □无菌操作前 □暴露后 □患儿后 □患儿环境后	□手消 □水洗 ○无 ○手套 □正确	2	□患儿前 □无菌操作前 □暴露后 □患儿后 □患儿环境后	□手消 □水洗 ○无 ○手套 □正确
3	□患儿前 □无菌操作前 □暴露后 □患儿后 □患儿环境后	□手消 □水洗 ○无 ○手套 □正确	3	□患儿前 □无菌操作前 □暴露后 □患儿后 □患儿环境后	□手消 □水洗 ○无 ○手套 □正确	3	□患儿前 □无菌操作前 □暴露后 □患儿后 □患儿环境后	□手消 □水洗 ○无 ○手套 □正确
4	□患儿前 □无菌操作前 □暴露后 □患儿后 □患儿环境后	□手消 □水洗 ○无 ○手套 □正确	4	□患儿前 □无菌操作前 □暴露后 □患儿后 □患儿环境后	□手消 □水洗 ○无 ○手套 □正确	4	□患儿前 □无菌操作前 □暴露后 □患儿后 □患儿环境后	□手消 □水洗 ○无 ○手套 □正确

续表

机会	手卫生指征	操作	机会	手卫生指征	操作	机会	手卫生指征	操作
5	□患儿前 □无菌操作前 □暴露后 □患儿后 □患儿环境后	□手消 □水洗 ○无 ○手套 □正确	5	□患儿前 □无菌操作前 □暴露后 □患儿后 □患儿环境后	□手消 □水洗 ○无 ○手套 □正确	5	□患儿前 □无菌操作前 □暴露后 □患儿后 □患儿环境后	□手消 □水洗 ○无 ○手套 □正确
6	□患儿前 □无菌操作前 □暴露后 □患儿后 □患儿环境后	□手消 □水洗 ○无 ○手套 □正确	6	□患儿前 □无菌操作前 □暴露后 □患儿后 □患儿环境后	□手消 □水洗 ○无 ○手套 □正确	6	□患儿前 □无菌操作前 □暴露后 □患儿后 □患儿环境后	□手消 □水洗 ○无 ○手套 □正确
7	□患儿前 □无菌操作前 □暴露后 □患儿后 □患儿环境后	□手消 □水洗 ○无 ○手套 □正确	7	□患儿前 □无菌操作前 □暴露后 □患儿后 □患儿环境后	□手消 □水洗 ○无 ○手套 □正确	7	□患儿前 □无菌操作前 □暴露后 □患儿后 □患儿环境后	□手消 □水洗 ○无 ○手套 □正确
8	□患儿前 □无菌操作前 □暴露后 □患儿后 □患儿环境后	□手消 □水洗 ○无 ○手套 □正确	8	□患儿前 □无菌操作前 □暴露后 □患儿后 □患儿环境后	□手消 □水洗 ○无 ○手套 □正确	8	□患儿前 □无菌操作前 □暴露后 □患儿后 □患儿环境后	□手消 □水洗 ○无 ○手套 □正确

注1："患儿前"指接触患儿前；"无菌操作前"指无菌/清洁操作前；"暴露后"指可能接触体液、血液、分泌物后；"患儿后"指接触患儿后；"患儿环境后"指接触患儿环境后。

注2："手消"指手卫生采用速干手消毒剂揉搓；"水洗"指手卫生采用皂液和流动水洗手；"无"指未进行手卫生。

(9)接着观察员应观察工作人员在完成检查后是否立即进行手卫生。若工作人员立即使用了手消液、皂液或流动水进行手卫生。观察员应在"操作"一栏中勾取手消或水洗,它代表手卫生结果为阳性。

(10)若工作人员接着为另一床的患儿检查,中间未进行手卫生。观察员应在"操作"一栏中勾取"无",它代表手卫生结果为阴性。

(11)若工作人员接着为另一床的患儿检查,中间未进行手卫生,但更换了手套。观察员应在"操作"一栏中勾取"无",并勾取"手套"。因为工作人员往往存在错误的概念,认为戴手套可以代替手卫生。

(12)工作人员在进行手卫生的过程中若采用"六步洗手法"并且手部揉搓时间达到15秒,观察员应判断其手卫生正确,在"操作"一栏中勾取"正确"。

(13)若工作人员接着为另一床的患儿检查,中间采取了手卫生,那么第一个手卫生机会即出现两个指征。因为工作人员为第二位患儿检查的操作,即为"接触患儿前"。观察员应在"洗手指征"一栏中同时勾取"患儿后"和"接触患儿前"。这种情况即为多个指征对应一个机会。

(14)工作人员为第二位患儿检查结束后进行手卫生,则定义为第二个手卫生机会,其手卫生指征为"患儿后"。

(15)观察员不可以在一个洗手机会中同时勾取"接触患儿后"和"接触环境后"这两个指征。

(16)观察员可同时最多观察3名工作人员。一次观察一名工作人员不宜超过3个手卫生时机。

2. 其他方法 包括基于物联网的自动化观察、基于摄像头检测设备的后台观察、手卫生用品监测等。手卫生用品监测可间接评估手卫生依从性,手卫生用品监测包括对速干手消毒剂、洗手液、干手纸等产品消耗量的监测。其优点为省时、省力,容易实现电子化监测,可以降低直接观察法中的霍桑效应,但对手卫生正确性无法评估。另外,由于浪费或滥用等其他情况(如失效报废、患儿家属使用等)存在,故不能十分准确的评价手卫生依从性。

(二)计算手卫生依从率、正确率

1. **手卫生依从率**　手卫生执行时机数/应执行手卫生时机数×100%。

2. **手卫生正确率**　正确执行手卫生次数/实际手卫生次数×100%。

(三)总结反馈

医院感染管理科每季度对资料进行总结分析,同时与历史同期数据进行比较,提出监测中发现的问题,报告医院感染管理委员会并向临床科室反馈监测结果和分析建议。科室根据反馈意见进行整改后,院科两级进行督查。

三、手卫生知识知晓率监测

正确执行手卫生的规定,可有效地降低医院感染率。为更好地了解医务人员对手卫生知识的知晓率,提高手卫生意识,降低医院感染的发生,可定期监测手卫生知识的知晓率,根据结果制定培训计划,系统培训,从而提高手卫生的执行率。

(一)监测对象

医生、护士、护工、护理员、新入科人员。

(二)监测内容

1. **基本情况**　监测对象的岗位、性别、年龄、工龄、职称等。

2. **手卫生相关知识**　洗手指征、手卫生方式等。

(三)监测方法

1. **频率**　新生儿科医务人员、护工、护理员每个季度监测,新入科人员入科时进行监测。

2. **方法**　发放调查问卷(根据科室情况自行制定),对收集的问卷双人进行统计、分析。

(四) 手卫生知识知晓率

手卫生知识知晓率 = 接受调查的医务人员手卫生知识知晓人次数 / 占同期调查总人次数 × 100%。

四、手卫生用品统计

手卫生用品的监测包括对速干手消毒剂、洗手液、干手纸或手套等产品消耗量的统计,这是间接评估手卫生依从性的方法之一,具有省时、省力的特点,并且容易实现电子化监测,也可以降低霍桑效应。但是该方法也有很多缺点,比如对手卫生的有效性不好评估,因为仅测量了产品的消耗量,并不知道医务人员是否在正确的指征时执行了手卫生。另外,临床实际过程中,可能存在产品浪费或滥用的情况,特别是放在床旁的速干手消毒液,患儿及其家属也会使用,因此用这个指标来评估手卫生的执行情况并不十分准确。

手卫生依从性调查需要大量人力,只能作为了解基线及定期调查时用,存在一定片面性,可以结合手卫生用品日常消耗量来综合判断。应每半年对各诊疗单元实际消耗量加以统计,从另外一个方面反映实际手卫生情况。具体计算公式如下:每床日消耗量(ml) = 实际使用量(领用瓶数 × 每瓶毫升数)/ 住院床日数。

第七节　环境卫生学及消毒效果监测

环境卫生学监测主要包括空气净化效果监测及环境表面消毒效果监测。近年来,随着循证医学的发展,人们对空气净化效果监测的目的及意义有了科学的认识,其感染控制价值主要体现在了解对于空气有净化需求的感控重点部门空气净化设备运行是否正常,而环境表面消毒效果监测常用于发生医院感染暴发考虑与环境相关时进行鉴别判断。根据《GB 15982-2012 医院消毒卫生标准》《GB 50333—2013 医院洁净手术部建筑技术规范》《WS/T 367-2012 医疗机构消毒技术规范》《静脉用药调配中心建设与管理指南》《病原微生物实验室生物安全管理条例》《江苏省病原微生物实验室生物安全管理规定(试行)》《SN/T 3901-2014 生物安全柜使用和管理规范》《WS/T 512-2016 医疗机构环境表面清洁与消毒管理规范》等相关规范,环境卫生学监测的具体要求和方法如下:

一、空气净化效果监测

(一) 监测频率

1. 根据《WS/T 368-2012 医疗空气净化管理规范》规定,医院应对感染高风险部门每季度进行监测(层流环境每月一次),包括了新生儿病房、新生儿重症监护室、母婴同室病房。张玉侠主编的《实用新生儿护理学手册》中特别提到了治疗室应每月进行空气培养。

2. 遇医院感染暴发怀疑与空气污染有关时随时进行监测,并进行目标微生物的监测。

3. 新建与改建验收时及更换高效过滤器后应进行监测。

(二) 采样时间

1. 在消毒处理后或规定的通风换气后与从事医疗活动前采样。

2. 怀疑与医院感染暴发有关时采样。

(三) 监测方法

新生儿病房属于Ⅱ类环境,可采用沉降法。沉降法也称平板暴露法。用培养皿在空气中暴露采样,盖好培养皿后经过培养得出的菌落形成单位的数量,代表空气中可以沉降下来的细菌数(cfu/皿)。

(四)采样方法

1. **布点高度** 为距地面 0.8~1.5m 的高度,若有固定设备、仪器,可放置在设备上。

2. **布点数量** 室内面积 ≤30m², 设内、中、外对角线 3 点,内、外点布点部位距墙壁 1m 处;室内面积>30m², 设 4 角及中央 5 点,4 角的布点部位距墙壁 1m 处。

3. **放置时间** 将普通营养琼脂平皿(直径为 9cm)放在室内各采样点处,采样时将平皿盖打开,平行移动扣放于平皿旁,暴露规定时间(Ⅱ类环境暴露 15 分钟,Ⅲ、Ⅳ类环境暴露 5 分钟)后盖上平皿盖立即送检。

(五)注意事项

采样前关闭门窗,静态下 10 分钟后采样。

(六)结果判断

细菌菌落总数 ≤4cfu/(15min·直径 9cm 平皿)。

(七)结果反馈

医院感染管理科每季度对资料进行总结分析,同时与历史同期数据进行比较,提出监测中发现的问题,报告医院感染管理委员会并向临床科室反馈监测结果和分析建议。科室根据反馈意见进行整改后,院科两级进行督查。

NICU 空气培养操作流程见视频 3。

视频 3 NICU 空气培养操作流程

二、环境表面清洁与消毒效果监测

(一) 目测法

采用格式化的现场检查表格,培训考核人员,统一考核评判方法与标准,以目测检查环境是否干净、干燥、无尘、无污垢、无碎屑、无异味等。

(二) 化学法

1. **荧光标记法**　将荧光标记在邻近新生儿诊疗区域内高频接触的环境表面。在环境清洁服务人员实施清洁工作前预先标记,清洁后借助紫外线灯检查荧光标记是否被有效清除,计算有效的荧光标记清除率,考核环境清洁工作质量。

2. **荧光粉迹法**　将荧光粉撒在邻近新生儿诊疗区域内高频接触的环境表面。在环境清洁服务人员实施清洁工作前预先标记,清洁后借助紫外线灯检查荧光标记是否被扩散,统计荧光粉扩散的处数,考核环境清洁工作"清洁单元"的依从性。

3. **三磷酸腺苷检测法(ATP 法)**　按照 ATP 监测产品的使用说明书执行。记录监测表面的相对光单位值(RLU),考核环境表面清洁工作质量。

(三) 微生物法

1. **监测要求**

(1)采样时间选择在清洁消毒处理后。

(2)采样后送检时间不应超过 4 小时。

2. **监测频率**

(1)每季度开展环境表面消毒效果监测,根据需要可适当增加频次。

(2)怀疑与医院感染暴发有关时进行目标微生物的检测。

(3)张玉侠主编的《实用新生儿护理学手册》中指出新生

儿病房物品的物表应每月进行消毒效果的监测,如电话机、桌面、病历车、电子体温计、配奶间的冰箱和台面以及奶具、各种仪器的表面等。其中温箱数量较多的情况下,应该进行编号,每台温箱每季度至少要做一次微生物细菌学监测,并有记录(保留化验单),需要做微生物细菌学监测的重点部位有:温箱内壁、水槽、水槽观察口、操作窗口、过滤网。对于呼吸机应每月抽查呼吸机表面、呼吸盒、管道、过滤网。

3. **采样方法**

(1)用 5cm×5cm 灭菌规格板放在被检物体表面,用浸有无菌 0.03mol/L 磷酸盐缓冲液(PBS)或生理盐水采样液的棉拭子 1 支,在规格板内横竖往返各涂抹 5 次,并随之转动棉拭子,连续采样 1~4 个规格板面积,被采面积 <100cm^2,取全部表面;被采面积 ≥100cm^2,取 100cm^2。剪去手接触部分,将棉拭子放入装有 10ml 无菌检验用洗脱液的试管中送检。

(2)门把手等小型物体则采用棉拭子直接涂抹物体表面采样。

(3)采样物体表面有消毒剂残留时,采样液应含相应中和剂。

4. **检测方法**　充分振荡采样管后,取不同稀释倍数的洗脱液 1.0ml 接种于平皿,每皿倾注 40~45℃的熔化营养琼脂培养基 15~20ml,(36±1)℃恒温箱培养 48 小时,计数菌落数,必要时分离致病性微生物。

5. **结果计算**

(1)规则物体表面:环境表面菌落总数(cfu/cm^2)= 平均每皿菌落数×稀释倍数 / 采样面积(cm^2)

(2)小型物体表面:用 cfu/ 件表示。

6. **结果判定**　新生儿室、新生儿重症监护病房等,环境表面菌落总数 ≤5cfu/cm^2。

(四) 总结反馈

医院感染管理科每季度对资料进行总结分析,同时与历史同期数据进行比较,提出监测中发现的问题,报告医院感染管理委员会并向临床科室反馈监测结果和分析建议。科室根据反馈意见进行整改后,院科两级进行督查。

NICU 物表采样操作流程见视频 4。

视频 4 NICU 物表采样操作流程

第八节 器械及物品清洗与 消毒灭菌效果监测

一、器械及物品清洗与消毒灭菌效果监测

(一) 监测要求

1. 采样时间选择在清洁消毒或灭菌处理后,在规定的储存时间内。

2. 采样后送检时间不应超过 4 小时。

(二) 监测频率

1. 新生儿病房拖把严格按配奶室、隔离室、治疗室、污洗室区分使用,做好标识。张玉侠主编的《实用新生儿护理学手册》中提出可每天随机抽查采样做细菌培养。

2. 新生儿病房内电话机、床头卡、病历车、病历夹、治疗车、护理车、小床、床垫、暖箱每季度随机检查采样做细菌培养。暖箱数量较多的情况下,应该进行编号,每季度随机抽样

做一次微生物细菌学监测,并有记录(保留化验单),需要做微生物细菌学监测的重点部位有温箱内壁、水槽、水槽观察口、操作窗口、过滤网。

3. 新生儿病房监护仪、CRRT、输液泵、吸引器、光疗仪、体温表、氧气湿化瓶、头罩、球囊、面罩、雾化器、喉镜、持管钳,每季度随机抽查采样做细菌培养。

4. 配奶室奶嘴、奶瓶、母乳冰箱定期做微生物细菌学监测。

5. 每季度做好布类物品微生物细菌学监测,如新生儿包被、床单、小衣服等。

6. 呼吸机每季度随机抽查呼吸机表面、呼吸盒、管道、滤网的细菌培养。

7. 每季度对内镜消毒质量进行微生物学检测。采用轮换抽检方式,每次按照 25% 的比例抽检。内镜数量 ≤ 5 条,每次全部检测;内镜数量 ≥ 5 条,每次检测数量不低于 5 条。

(三) 检测方法

1. **目测法**　采用格式化的现场检查表格,培训考核人员,统一考核评判方法与标准,以目测检查物体是否干净、干燥、无尘、无污垢、无碎屑、无异味等。

2. **微生物法**

(1)采样时间:在消毒处理后或怀疑与医院感染暴发有关时进行采样。

(2)采样方法:①微小器具、物品整件放入无菌试管内,用定量洗脱液浸没器具、物品、吸样前应震荡 30 秒以上;②采用破坏性采样方法,在百级超净工作台称取 1~10g 样品,放入装有 10ml 采样液的试管内进行洗脱,样品应浸没在采样液中;③不能用上述采样方法采样的医疗器材,参照第七节第二点环境表面的消毒效果监测采样方法。

(3)检测方法:参照第七节第二点环境表面的消毒效果检

测方法。

(四) 评价方法与标准

1. **评价方法**

(1) 微小型器具、物品监测评价按每件计数: cfu/ 件。

(2) 破坏性采样物品监测按重量单位计数: cfu/g。

(3) 物体表面采样的医疗器材监测按面积单位计数: cfu/100cm^2。计算公式如下: 菌落总数(cfu/g 或 cfu/100cm^2)=平均每皿菌落数 × 稀释倍数 / 克数(g) 或采样面积(100cm^2)。

2. **卫生学评价标准**

(1) 高度危险性医疗器材应无菌。

(2) 中度危险性医疗器材的菌落总数应 ≤ 20cfu/ 件(cfu/g 或 cfu/100cm^2),不得检出致病性微生物。

(3) 低度危险性医疗器材的菌落总数应 ≤ 200cfu/ 件(cfu/g 或 cfu/100cm^2),不得检出致病性微生物。

二、医用织物洗涤消毒效果监测

(一) 监测要求

1. 采样时间选择在洗涤消毒后、规定的储存时间内。

2. 采样后送检时间不应超过 4 小时。

(二) 监测频率

1. 保洁用具必要时监测。

2. 如遇医院感染怀疑与物品有关或特殊需要时可随时监测。

3. 针对新生儿的特殊性,张玉侠主编的《实用新生儿护理学手册》明确指出每月应做好布类物品微生物细菌学监测。

(三) 采样方法

1. 随机抽取衣物等清洁织物,将衣物等内侧面对折并使内侧面和外侧面同时暴露,用 5cm × 5cm 灭菌规格板放在其两面暴露部位的中央或上下两部 25cm^2 的面积范围内,用 1 个浸湿无菌采样液(0.03mol/L 磷酸盐缓冲液或生理盐水)的棉拭子在规格板内横竖往返各涂擦 5 次,涂擦过程中同时转动棉拭子,连续采样 4 个规格板面积(各采样点不应重复采取),共采集 100cm^2,用灭菌剪刀剪去或折断棉签上手接触的部分,将棉拭子放入 10ml 采样液管内送检。

2. 对清洁消毒后的布巾、地巾等物品可选择破坏性采样方法,用无菌的方法剪取 1cm × 3cm 织物,直接投入 5ml 含相应中和剂的无菌生理盐水中,及时送检。

(四) 效果评价

1. **感官指标**　清洁织物外观应整洁、干燥,无异味、异物、破损。

2. **物理指标**　清洁织物表面的 pH 值应达到 6.5~7.5。

3. **微生物指标**

(1)《WS/T 367-2012 医疗机构消毒技术规范》中提出保洁用具不得检出致病菌。

(2)姜亦虹主编的《医院感染相关监测实用手册》中提出普通的医用织物微生物检测菌落总数 ≤200cfu/100cm^2,不得检出大肠菌群及金黄色葡萄球菌等致病微生物。

(3)张玉侠主编的《实用新生儿护理学手册》中提出出生体重<1 000g 的早产儿或者大疱性表皮松解症、先天性鱼鳞病的患儿以及免疫性缺陷患儿使用的布类物品应送供应室高温高压灭菌。

第九节　其他监测

医院感染监测除了医院感染病例监测、环境卫生学、清洗消毒灭菌监测外,还包括了消毒剂、紫外线灯的监测,尤其是近两年肠道病毒、新型冠状病毒的蔓延,更加肯定了紫外线灯的作用。不管是消毒剂还是紫外线灯都需要一定的浓度和强度才能保证它们的消毒作用,所以需要我们在工作中做好监测工作。

一、消毒剂的监测

(一) 常用消毒剂有效成分含量或浓度的快速测定

1. **监测频率**　使用不稳定的消毒剂如含氯消毒剂、过氧乙酸等,应现配现用,并在每次配制后进行浓度监测,符合要求后方可使用。

2. **试纸半定量测定法**

(1)适用范围:适用于含氯、含溴、含碘消毒剂,戊二醛,过氧乙酸,酸性氧化电位水,邻苯二甲醛消毒剂及其有效成分含量或浓度的快速测定。

(2)操作方法:①在室温下,取适量待测消毒剂作为样品。取一片对应的消毒剂浓度测试纸,将其部分浸入样品中,达到消毒剂浓度测试纸使用说明书的规定时间后取出;②在自然光线下,与标准比色卡进行比对,判断消毒液的浓度是否符合要求;③若被测消毒剂样品的有效成分含量或浓度高于所用试纸所能测试的最高限量值,可将样品用消毒剂厂家规定的稀释用水稀释后再按上述方法测试,读出消毒剂浓度值乘以稀释倍数,即为原消毒剂样品的有效成分含量或浓度值。

(3)结果判定:若被检测消毒剂样品的有效成分含量或浓度符合规定范围,则认为该消毒剂样品有效成分含量或浓度符合要求;若不在范围内则初步判定该消毒剂样品不符合产品质量要求,应进一步按《WS/T 367-2012 医疗机构消毒技术规范》的方法对库存消毒剂的有效成分含量进行检测。

3. 仪器测定法

(1) 酸性氧化电位水：检测前，应在酸性氧化电位水出水口处采取水样，并在现场分别测定 pH 值、氧化还原电位（ORP）值和有效氯浓度。结果判定：每次使用前在酸性氧化电位水出水口处现场测定的 pH 值应为 2.0~3.0，有效氯浓度应为 50~70mg/L，氧化还原电位（ORP）≥ 1 100mV 为合格。

(2) 乙醇（比重法）：测定记录室内温度，倒出适量乙醇样品溶液装入量筒中，倒入的量以酒精比重计放入后能充分浮起为准。将比重计下按后，缓缓松手，当其上浮静止、不与量筒壁接触且溶液无气泡时，液体水平线形成的弯月面下缘刻度即为该温度下乙醇样品溶液体积分数，根据对照表，校正为 20℃该乙醇样品溶液体积分数。结果判定：20℃乙醇溶液体积分数为 70%~80% 为合格。

（二）使用中消毒剂、灭菌剂染菌量监测

1. 监测频率　使用中消毒剂应每季度进行监测，灭菌剂每月监测一次。

2. 采样方法　用无菌吸管按无菌操作方法吸取 1ml 被检消毒液，加入 9ml 中和剂中混匀。醇类与酚类消毒剂用普通营养肉汤中和，含氯消毒剂、含碘消毒剂和过氧化物消毒剂用含 0.1% 硫代硫酸钠中和剂，氯己定、季铵盐类消毒剂用含 0.3% 吐温 80 和 0.3% 卵磷脂中和剂，醛类消毒剂用含 0.3% 甘氨酸中和剂，含有表面活性剂的各种复方消毒剂可在中和剂中加入吐温 80 至 3%，也可使用该消毒剂消毒效果检测的中和剂鉴定试验确定的中和剂。

3. 检测方法　用无菌吸管吸取一定稀释比例的中和后混合液 1ml 接种平皿，将冷至 40~45℃的熔化营养琼脂培养基每皿倾注 15~20ml，(36 ± 1)℃恒温箱培养 72 小时，计数菌落数。怀疑与医院感染暴发有关时，进行目标微生物的检测。

标本应在采样后 4 小时内检测。

4. 结果计算　消毒液染菌量(cfu/ml)＝平均每皿菌落数×10×稀释倍数。

5. 判断标准

(1)使用中灭菌用消毒液:无菌生长。

(2)使用中皮肤黏膜消毒液染菌量: ≤ 10cfu/ml。

(3)其他使用中消毒液染菌量: ≤ 100cfu/ml。

二、紫外线消毒效果监测

(一) 监测方法

1. 日常监测　科室每次使用时应记录灯管使用时间、累计照射时间和使用人签名。

2. 辐射照监测　每半年对紫外线灯辐射照度进行一次监测,并将监测结果反馈给科室。

(1)紫外线灯辐照计测定法:开启紫外线灯 5 分钟后,将测定波长为 253.7nm 的紫外线辐照计探头置于被检紫外线灯下垂直距离 1m 的中央处,特殊紫外线灯在推荐使用的距离处测定,待仪表稳定后,所示数据即为该紫外线灯的辐照度值。

(2)紫外线强度照射指示卡监测法:开启紫外线灯 5 分钟后,将指示卡置于紫外灯下垂直距离 1m 处,有图案一面朝上;照射 1 分钟,紫外线照射后,观察指示卡色块的颜色,将其与标准色块比较,读出照射强度。

(3)结果判定:普通 30W 直管型紫外线灯,《医院感染管理规范(试行)》中指出新灯管的辐射照度要求 ≥ $100\mu W/cm^2$,姜亦虹主编的《医院感染相关监测实用手册》中指出新灯管的辐射照度要求 ≥ $90\mu W/cm^2$,临床使用建议参考产品说明书。使用中紫外线灯辐照强度 ≥ $70\mu W/cm^2$ 为合格,30W 高强度紫外线新灯的辐照强度 ≥ $180\mu W/cm^2$。累计照射时间超

过 1 000 小时,必须进行灯管更换。更换后应在紫外线消毒
登记本上注明更换日期。

(二) 注意事项

1. 紫外线灯在投放市场之前应按照相关规定进行产品
卫生安全评价。

2. 测定时电压(220±5)V,温度 20~25℃,相对湿度<60%,
紫外线辐照计应在计量部门检定的有效期内使用。

3. 指示卡应获得消毒产品卫生许可批件,并在有效期内
使用。

(薛 梅　朱兰兰　房京丽)

参考文献

1. 朱熠, 赵霞, 庄建文, 等. 重症监护病房连续 11 年器械相关医院感染
目标性监测. 中国感染控制杂志, 2021, 20 (9): 807-812.

2. 蒋美娜, 郎毅平, 吴静, 等. 基于信息化的手卫生监测系统在 ICU 医院
感染防控中的应用效果分析. 浙江临床医学, 2022, 24 (3): 393-395.

3. 李小琼, 谢健, 吴敏, 等. 院感管理软件在院感病例监测管理中的应用.
医疗装备, 2021, 34 (23): 75-76.

4. 方丽韩, 扶春金. 医院感染实时监测系统在医院感染管理中的应用.
中国卫生管理标准, 2021, 12 (18): 116-119.

5. 黄勋, 邓子德, 倪语星, 等. 多重耐药菌医院感染预防与控制中国专家
共识. 中国感染控制杂志, 2015, 14 (01): 1-9.

6. 李六亿, 吴安华, 胡必杰. 如何提升医院感染预防与控制能力. 北京:
北京大学出版社, 2015.

7. 姜亦虹. 医院感染相关监测实用手册. 北京: 人民卫生出版社, 2019.

8. 贺芳, 杨哲, 张琳. NICU 医院感染风险评估模型的建立与应用. 临床
医学研究与实践, 2021, 6 (34): 173-175.

9. 张玉侠. 实用新生儿护理学手册. 北京: 人民卫生出版社, 2019.

10. 王晓燕. 目标性感染监测护理对新生儿重症监护室医院感染的预防
作用. 河南医学研究, 2020, 29 (36): 6908-6910.

第五章
手卫生

新生儿免疫力低抵抗力差,感染是造成新生儿致残或致死的重要原因。医务人员接触患儿多,手是新生儿病房医院感染的直接途径。加强手卫生是预防医院感染最有效、最简便、最重要的措施。为了保障医疗安全和加强手卫生工作,根据2006年卫生部《医院感染管理办法》及2019年卫生健康委员会《医务人员手卫生规范》的需要,制定手卫生管理制度。

第一节　手卫生相关定义

一、手卫生

是针对医务人员在工作中存在交叉感染的风险而采取的主要措施,为医务人员在从事职业活动过程中的洗手、卫生手消毒和外科手消毒的总称。

1. **洗手**　医务人员用流动水和洗手液(肥皂)揉搓冲洗双手,去除手部皮肤污垢、碎屑和部分微生物的过程。

2. **卫生手消毒**　医务人员用手消毒剂揉搓双手,从而减少手部暂居菌的过程。

3. **外科手消毒**　医护人员在外科手术前用流动水和洗

手液揉搓冲洗双手、前臂至上臂下 1/3,再用手消毒剂清除或者杀灭手部、前臂至上臂下 1/3 暂居菌和减少常居菌的过程。

二、手部细菌

1. **常居菌**　能从大部分人体皮肤上分离出来的微生物,是皮肤上持久的固有的寄居者,不易被机械的摩擦清除。如凝固酶阴性葡萄球菌、棒状杆菌属、不动杆菌属、丙酸菌属等。此类细菌一般情况下不致病,而且还可以对抗外来微生物。在一定条件下能够引起导管相关感染和手术部位感染等。

2. **暂居菌**　指寄居在皮肤表层,常规洗手容易被清除的微生物。此类细菌在直接接触患儿或被污染的物体表面时可获得,可随时通过手接触传播,与医院感染密切相关。

三、手消毒剂

应用于手部皮肤消毒的化学制剂,如乙醇、异丙醇、氯己定、碘伏等。

1. **速干手消毒剂**　含有醇类和护肤成分的手消毒剂,包括水剂、凝胶和泡沫型。

2. **免冲洗手消毒剂**　主要用于外科手消毒,消毒后不需用水冲洗的手消毒剂,包括水剂、凝胶和泡沫型。

四、手卫生设施

用于手消毒与洗手的设施设备,包括洗手池、水龙头、流动水、洗手液(或肥皂)、干手用品、手消毒剂等。

第二节　手卫生管理要求

1. 医疗机构应当明确医院感染管理、医疗管理、护理管理和后勤保障等部门在手卫生管理工作中的职责,加强对手卫生行为的指导和管理,将手卫生纳入医疗质量考核,提高医务人员手卫生的依从性。

2. 医疗机构应当落实手卫生管理制度,配备有效、便捷的手卫生设施。

3. 医疗机构应当定期开展手卫生的全员培训,医务人员应该掌握手卫生知识和正确的手卫生方法。

4. 手消毒剂应当符合国家有关规定和 GB 27950《手消毒剂卫生要求》的要求,在有效期内使用。

5. 手卫生消毒效果应达到如下要求

(1)卫生手消毒:手卫生后监测的细菌菌落总数应当 $\leqslant 10\text{cfu/cm}^2$。

(2)外科手消毒:手卫生后监测的细菌菌落总数应当 $\leqslant 5\text{cfu/cm}^2$。

6. 新生儿病区工作人员进入病区前应当穿工作服,选用短袖工作服为宜。当工作人员的手需要伸入暖箱时,工作人员宜穿短袖衣,长袖衣服的袖子不应进入暖箱。

7. 禁止工作人员在新生儿病区戴假指甲、涂指甲,以及戴戒指、手表和手镯。提倡工作人员上班前洗澡、常剪指甲。

第三节　手卫生设施

一、洗手与卫生手消毒设施

1. 医疗机构应当设置和诊疗工作相匹配的卫生手消毒和流动水洗手设施,并且应当方便医务人员使用。

2. 建议在每个新生儿病区的入口处设置一个洗手区域。新生儿病区每个房间内至少设置 1 套非手接触式洗手设施、干手设施或干手物品。最好每个床单位 6m 内有一个洗手设施。新生儿病区的洗手池设计应当保证洗手时不溅水、不积水。洗手池与废液倾倒池分开。洗手池与治疗物品准备台面、清洁物品放置台面距离宜>1m。每个洗手池离最近的床单位应当>0.9m,洗手池的体积应不低于 61cm×41cm×25cm,保证洗手时不溅水、不积水,洗手池上应贴有洗手说明的指示图。水龙头旁不能有通风设备,与洗手装置相连的墙壁不得疏松多孔,还应有放置洗手液、纸巾和垃圾回收桶的空间。

3. 新生儿病区、母婴同室等感染高风险部门和治疗室、换药室、注射室应当配备非手触式水龙头。电子水龙头比肘碰式、脚踩式水龙头更容易污染,从而可引起水源性感染。

4. 有条件的医疗机构在所有诊疗区域内均配备非手触式水龙头。

5. 应配备洗手液(或肥皂),并符合以下要求:

(1)盛放洗手液的容器宜为一次性使用容器。

(2)重复使用的洗手液容器应当定期清洁与消毒。

(3)洗手液发生浑浊或变色等情况时应该及时更换,并清洁和消毒容器。

(4)使用的肥皂应保持清洁与干燥。不推荐使用固体肥皂,因为固体肥皂很难保持干燥,而且很容易被污染。

6. 应配备干手用品或设施。干手用品首选干手纸。有条件可设置自动纸巾分发设备,以保证纸巾只在洗手过程中才与使用者接触。

7. 医务人员对选用的手消毒剂有良好的接受性。

8. 手消毒剂宜使用一次性包装。

9. 新生儿重症监护病房宜每床配备速干手消毒剂。其他病房至少每间病房配备速干手消毒剂,建议每床配备速干手消毒剂。

二、外科手消毒设施

1. 应当配置专用洗手池。洗手池设置在手术间附近,水池大小、高度适宜,能防止冲洗水溅出,池面光滑无死角,易于清洁。洗手池应每日清洁与消毒。

2. 洗手池和水龙头数量应当根据手术间的数量来进行合理设置,每2~4间手术间宜独立设置1个洗手池,水龙头数量应不少于手术间的数量,水龙头开关应为非手触式。

3. 应当配备符合要求的洗手液。

4. 应当配备清洁指甲的用品。

5. 可配备手卫生的揉搓用品。如配备手刷,手刷的刷毛需柔软。

6. 手消毒剂的出液器应当采用非手触式。

7. 手消毒剂宜采用一次性包装。

8. 重复使用的消毒剂容器应至少每周清洁与消毒一次。

9. 冲洗手消毒法应配备干手用品,并符合以下要求:

(1)手消毒后应使用灭菌的布巾干手,布巾应一人一用。

(2)重复使用的布巾,使用后应清洗、灭菌并按照相应要求储存。

(3)盛装布巾的包装物可为一次性使用,如使用可重复用容器应每次均清洗、灭菌,包装开启后使用不得超过24小时。

10. 应当配备计时装置、外科手卫生流程图。

第四节　洗手与卫生手消毒

一、洗手与卫生手消毒指征

1. 医务人员在下列五个重要时刻(二前三后)下应当洗

手和／或使用手消毒剂进行卫生手消毒：

(1)时刻一：接触患儿前。

(2)时刻二：清洁、无菌操作前，包括侵入性操作前。

(3)时刻三：暴露于患儿的体液风险后，包括接触患儿黏膜、破损皮肤或伤口、血液、体液、分泌物、排泄物、伤口敷料等之后。

(4)时刻四：接触患儿后。

(5)时刻五：接触患儿周围环境后，包括接触患儿周围的暖箱、医疗器械及其他用具等物体表面后。

2. 下列情况应当洗手，而不是使用手消毒剂进行卫生手消毒：

(1)当手部有血液或其他体液等肉眼可见的污染时。

(2)当手部可能接触对速干手消毒剂不敏感的艰难梭菌、肠道病毒等病原微生物的时候。

3. 手部没有肉眼可见污染时，宜使用手消毒剂进行卫生手消毒。

4. 医务人员在下列情况下应先洗手，然后进行卫生手消毒：

(1)接触传染病患儿的血液、体液和分泌物后或者被传染性病原微生物污染的物品后。

(2)直接为传染病患儿进行检查、治疗、护理后或者处理传染患儿污物之后。

5. 探视者进入新生儿病区前后应洗手或用速干手消毒剂消毒双手。

二、洗手与卫生手消毒方法

(一)洗手方法

1. 在流动水下，淋湿医务人员双手及腕部。

2. 用手背按压洗手液出液阀,取适量洗手液(或肥皂),均匀涂抹至整个手掌、手背、手指、指缝和手腕部。

3. 认真揉搓双手至少 15~20 秒,注意清洗双手所有皮肤,包括指背、指尖、指缝和双手腕部的清洗。具体的揉搓步骤共七步,又称为医务人员七步洗手法(图 5-1),步骤不分先后:

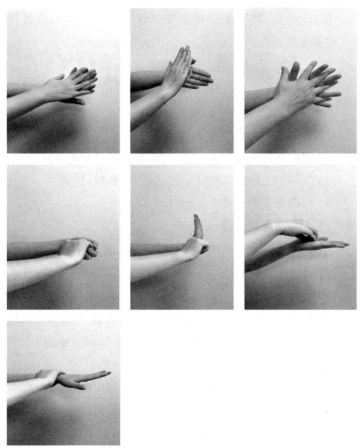

图 5-1　医务人员七步洗手法

(1)掌心相对,手指并拢并相互揉搓。

(2)洗背侧指缝,手心对手背沿指缝相互揉搓,双手交换进行。

(3)洗掌侧指缝,掌心相对,双手交叉沿指缝相互揉搓。

(4)洗指背,弯曲手指使关节在另一手掌心旋转揉搓,双手交换进行。

(5)洗拇指,右手握住左手大拇指旋转揉搓,双手交换进行。

(6)洗指尖,将五个手指尖并拢放在另一手掌心旋转揉搓,双手交换进行。

(7)洗手腕,右手握住左手腕旋转揉搓,双手交换进行。

4. 在流动水下彻底冲净双手,擦干,取适量护手液护肤。

5. 擦干宜使用纸巾。

(二)卫生手消毒方法

1. 取适量的手消毒剂于掌心,均匀涂抹双手及腕部。

2. 按照以上医务人员洗手方法的步骤进行揉搓。

3. 揉搓至手部干燥。

(三)手消毒剂选择

卫生手消毒时首选速干手消毒剂,过敏人群可选用其他手消毒剂;针对某些对乙醇不敏感的肠道病毒感染时,应选择含其他有效成分的手消毒剂如含有效碘、氯的手消毒剂,但必须查看该产品的卫生安全评价报告,查阅中国计量认证(CMA)认可实验室出具的脊髓灰质炎病毒灭活检测报告。

(四)注意事项

戴手套不能代替手卫生。

1. 医用手套选择与使用标准操作规程(图 5-2)

2. 手套使用中的注意事项

(1)戴无菌手套前应当进行手卫生并确保手部已经彻底干燥。

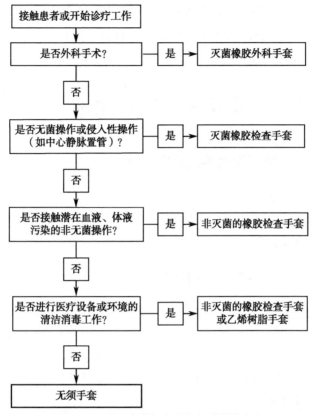

图 5-2 医用手套选择与使用标准操作规程

（2）尽量选择无粉手套，如为有粉手套，应使用无菌方法去除手套表面的粉末。

（3）一次性医用手套应该一次性使用，使用后按照感染性医疗废物处置。

（4）手套破损或怀疑手套破损时应及时摘除。

（5）实施接触预防措施戴手套时，医用手套应该最后佩戴，最早摘下。

（6）不管手套是否有污染，摘除手套后都应该实施手卫生，戴手套不能代替手卫生。

113

(7)如果医护人员手部皮肤发生破溃,在进行可能接触患儿血液、体液的诊疗操作时应该佩戴双层手套。

(8)诊疗护理不同患儿之间应该更换手套。

第五节　外科手消毒

一、外科手消毒应遵循原则

1. 先洗手,后消毒。

2. 不同患儿手术之间、手套破损或手被污染时,应重新进行外科手消毒。

二、外科洗手应遵循的方法和要求

1. 洗手之前应先摘除手部饰物,修剪好指甲,指甲长度不超过指尖。

2. 取适量的洗手液清洗双手、前臂和上臂下 1/3,并认真揉搓。清洁双手时,可使用清洁指甲用品清洁指甲下的污垢和使用揉搓用品清洁手部皮肤的皱褶处。

3. 流动水冲洗双手、前臂和上臂下 1/3。

4. 使用干手用品擦干双手、前臂和上臂下 1/3。

三、外科冲洗手消毒方法

1. 按照外科洗手的方法与要求完成外科洗手。

2. 取适量的手消毒剂涂抹至双手的每个部位、前臂和上臂下 1/3,并认真揉搓 3~5 分钟。

3. 在流动水下沿着从指尖向手肘单一方向地冲净双手、前臂和上臂下 1/3,用经灭菌的布巾彻底擦干。

4. 冲洗水应符合 GB 5749《生活饮用水卫生标准》的规

定。微生物指标：总大肠菌群/(cfu/100ml)不得检出；大肠埃希菌/(cfu/100ml)不得检出；菌群总数限值100cfu/ml。冲洗水水质达不到要求时，手术人员在戴手套前，应用速干手消毒剂消毒双手。

5. 手消毒剂的取液量、揉搓时间及使用方法遵循产品的使用说明。

四、外科免冲洗手消毒方法

1. 按照外科洗手的方法与要求完成外科洗手。

2. 取适量的手消毒剂放置在左手掌上。

3. 将右手手指尖浸泡在手消毒剂中（≥5秒）。

4. 将手消毒剂涂抹在右手、前臂直至上臂下1/3，确保通过环形运动环绕前臂至上臂下1/3，将手消毒剂完全覆盖皮肤区域，持续揉搓10~15秒，直至消毒剂干燥。

5. 取适量的手消毒剂放置在右手掌上。

6. 在左手及左手臂上重复"3-4"过程。

7. 取适量的手消毒剂放置在手掌上。

8. 揉搓双手直至手腕，揉搓方法按照医务人员洗手方法揉搓的步骤进行，揉搓至手部干燥。

9. 手消毒剂的取液量、揉搓时间及使用方法遵循产品的使用说明（图5-3）。

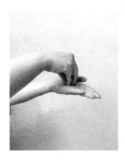 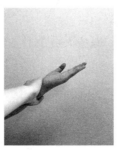 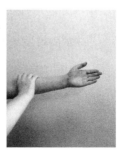

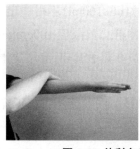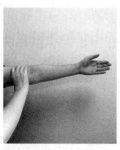

图 5-3 外科免冲洗手消毒法

五、注意事项

1. 不得戴假指甲、不得装饰指甲,保持指甲和指甲周围组织的清洁。

2. 在外科手消毒过程中,应当保持双手位于胸前并高于肘部,使水由手部流向肘部。

3. 洗手与消毒可使用海绵、其他揉搓用品或双手进行相互揉搓。

4. 术后摘除手套后,应再次用洗手液清洁双手。

5. 使用后的清洁指甲用品、揉搓用品如海绵、手刷等,放到指定的容器中;揉搓用品、清洁指甲用品应一人一用一消毒或者一次性使用。

第六节 手卫生监测

见第四章第六节"医务人员手卫生监测"。

(姜善雨)

参考文献

1. 胡必杰, 高晓东, 韩玲样, 等. 医院感染预防与控制标准操作规程. 2 版. 上海: 上海科学技术出版社, 2019.

2. 中国医师协会新生儿科医师分会. 中国新生儿病房分级建设与管理指南 (建议案). 发育医学电子杂志, 2015, 3 (4): 193-202.

3. 邵晓梅、叶鸿瑁、丘小汕. 实用新生儿学. 5 版. 北京: 人民卫生出版社, 2019.

第六章
新生儿病房建筑布局和环境清洁消毒

第一节　建筑布局

一、新生儿病房规模

根据《新生儿病室建设与管理指南(试行)》(2009)、《中国新生儿病房分级建设与管理指南(建议案)》(2015)和《危重新生儿救治中心建设与管理指南》(2017)的要求,新生儿病房应至少配置床位5~8张;不同等级的危重新生儿救治中心按照服务区域的层级、服务对象的多少、服务范围的大小设置适宜的病房床位;承担区域内高危新生儿转运诊疗服务的,应当以服务辖区内的各医疗机构每年出生新生儿总数,以及危重新生儿转诊人数等因素进行规划床位配置。新生儿病区可以是综合的新生儿病房,也可以新生儿重症监护病房(neonate intensive care unit,NICU)、普通新生儿病房、家庭化病房单独成立病区,独立管理,统一协调。新生儿病区应建立完善的通讯、监控、网络与临床信息管理系统。

二、位置

新生儿病房对环境要求十分严格,要求无噪声干扰、无污染,又便于消毒隔离,一般设在住院楼比较清洁、安静的区域,远离人流量大的通道,有自己独立出入的门户和可以控制的环境。在有分娩的医院需要尽可能同时要接近产房、产科病房、手术室;在没有分娩的医院(如儿童医院等)应考虑院外转诊高危新生儿的便捷性,需要尽可能接近门急诊、手术室;新生儿病房还需要考虑与医学影像科、化验室和血库等科室的联系,尽可能接近。如果无法实现横向接近时,应当考虑楼上楼下的纵向接近。从产房、手术室等到新生儿病房最好有专用通道,如果是纵向接近最好是有人值守的专用电梯。

三、病房的环境要求

(一) 温度和湿度要求

一般新生儿病区的室内温度相对恒定,保持在 22~26℃,足月儿室保持在 22~24℃,早产儿和监护室内温度可以稍微增高,控制在 24~26℃,湿度保持在 55%~65%。每个房间的空气调节系统应单独控制。

(二) 噪声

病区要设置远离医院的噪声区,同时采取有效的措施(地面覆盖物、墙壁和天花板应当符合环保要求,有条件的可以采用高吸音建筑材料等)来降低噪声水平。新生儿病区噪声强度白天不超过 45db,夜间不超过 20db。在有机械通气和较多抢救设备运行的病房,瞬间最大声音不应超过 70db。

(三) 空气质量

新生儿病房应保持室内空气清新,除经常换气外,空气压力应稍高于室外,以防污染空气进入室内,但应避免穿堂风。

根据情况可采用空气净化系统清洁空气,中央式空气净化系统每小时至少有六次换气,其中至少两次是室外新风。通风方式应防止颗粒物在房间内随意移动,进排气口应尽量减少婴儿床上或附近的空气扰动。隔离病房常设计为负压病房,防止污染和交叉感染。

(四) 供电

新生儿病房医疗用电和生活照明用电线路分开,应当采用双路供电或备用的不间断电力系统,保证应急情况下的供电。每个床位的电源是独立的反馈电路供应。

四、功能分区

新生儿病房以新生儿重症监护病房为中心,兼顾医护人员、患儿、家属探视以及清洁、污染、人流、物流等关系组成系统性功能部分和医疗工艺流程(图 6-1)。新生儿病房整体布局包括工作区域和辅助区域。工作区域可分为医疗区、接待区、配奶区、新生儿洗澡区等,医疗区包括新生儿重症监护病房、早产儿病房、普通病房、家庭化病房和隔离病房。辅助区域包括污物处理区域、医疗辅助用房区域和医务人员生活辅助用房区域等。医疗辅助用房区包括库房、设备间、放射检查室、听力筛查室、眼底检查室、B 超间、检验室、采奶室等。整体布局应以洁污分开为原则,医疗区域、医疗辅助用房区域、污物处理区域等应相对独立。

1. **医疗区**　主要是新生儿监护病房、普通病房、家庭化病房、隔离病房。普通病房可根据胎龄和是否家长陪护,进一步划分为早产儿区、足月儿区、家庭化病房区等区域。

2. **医疗辅助用房区**　包括护士站(监护中心)、医生办公室、配药间、婴儿洗浴室、配奶间、奶具消毒间、母奶库、治疗室、仪器室、库房、放射检查室、听力检查室、超声室、眼底检查室等。

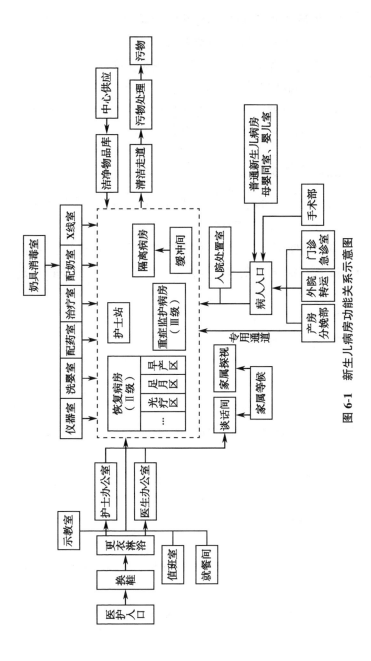

图 6-1 新生儿病房功能关系示意图

3. **生活辅助用房区**　分为医护人员入口卫生通过区、男女更衣室、值班室、就餐间及会议示教室等。

4. **入口接待区**　包括患儿入口通过间、入院处置室、家属谈话间、等候区及探视区域等。

5. **污物处理区**　包括污物处理室、污洗间、污物存储间等,由清洁通道连接到污梯。

五、洁污分区

新生儿病房要符合环境卫生学、医院感染预防与控制的原则,做到布局合理,遵循洁污分区明确,功能流程合理,标识正确清晰的原则。一般应采用三通道形式,严格患儿、医护以及物流的流线,最大限度减少各种干扰和交叉感染,同时满足医护人员便于随时观察和接触患儿的要求。医疗区及医疗辅助区按清洁度分区如下:

1. **隔离区域**　包括隔离病房、隔离区(过渡隔离区)、隔离床。

2. **污染区**　包括 NICU 室、早产儿室、足月儿室、沐浴室、仪器清洗间、污物处置间等。

3. **潜在污染区**　包括医务人员办公室、护士站、家长等候区、接待室等。

4. **清洁区**　奶库、配奶室、配药室、无菌物品存放室等。

六、流线组织

新生儿病区,特别是在 NICU 的救治监护过程中,强调无菌化,防止交叉感染。医护人员、患儿的流动性都较大,容易影响新生儿病房的环境,进而影响危重新生儿抢救、治疗和康复。组织好流线不仅能够控制病区环境,还能提高医护人员的工作效率。

在新生儿病房中流线主要包括两大类：人员流线和物品流线。其中人员流线又分为医护流线、患儿流线、家属探视流线；物品流线分为洁物流线和污物流线，各种流线要求尽量避免交叉，保障新生儿病房医患分流、洁污分流。

(一) 患儿流线

1. **患儿进入流线** 患儿一般分为从手术室或产房转入、从产科病房转入、从门急诊转入，以及从外院转入。手术室和产房的洁净度比新生儿病房要求高，可以在手术室(产房)和NICU之间设置专用通道。而其他来源的患儿需在缓冲区进行洁净处理后进入监护病房或普通病房；有传染性的患儿直接进入隔离病房。

2. **患儿转出流线** 患儿在经过一段时间的治疗之后，根据恢复情况会有不同的去向：病情平稳转入普通新生儿病房或家庭式病房；病情好转可以出院；病情加重转入上一级NICU；没有存活的经过污梯进入太平间(图6-2)。

(二) 医护人员流线

医护人员在新生儿病区内的流线指的是在病房区、医疗辅助区、办公生活区进行活动形成的路线。进入新生儿病房的医护人员主要是新生儿病房的医师和护士，还包括会诊的相关科室医生、实习进修医生和护士、医技科室和后勤部门相关人员等。进入新生儿病房的工作人员都需要从专用入口进入，经过换鞋、更衣、洗手等卫生工作，才能进入办公室和病房。新生儿病房的医师以医生办公室为中心形成医生的流线(图6-3)，护士以护士站为中心形成护士的流线(图6-4)。

(三) 家属探视流线

1. **非开放式探视** 家属一般经等候空间进入探视室或者探视走廊，进行非开放式探视，探视通道不能直视到的区域应设置视频监控系统保证家长可观察到患儿。

123

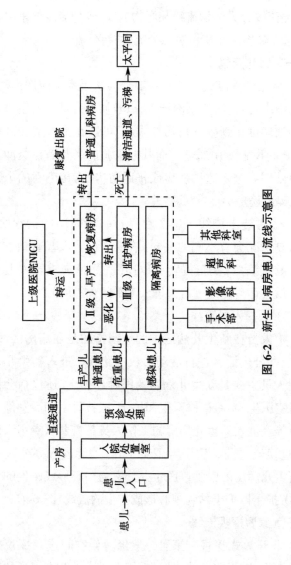

图 6-2 新生儿病房患儿流线示意图

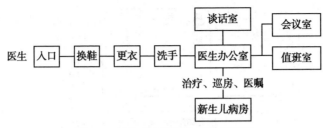

图 6-3　新生儿病房医生流线示意图

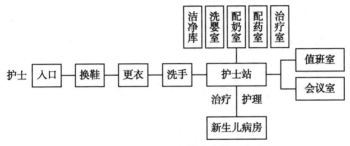

图 6-4　新生儿病房护士流线示意图

2. **开放式探视**　也可以根据家属要求及病情需要定时安排家属到床边进行开放式探视。

3. **监控视频探视**　也可以在新生儿暖箱以及走廊等公共区域设有多个监控摄像头,家长能够从监视器上看到患儿实时画面,进行监控视频探视。

(四) 物品流线

1. **洁净物品流线**　新生儿病房内的洁净物品一般是通过消毒供应中心由专人运送的,经专用洁净电梯或无菌车进入洁净物品库。

2. **污物流线**　新生儿病房与生活办公区内产生的医疗废物和生活污物会由专门的工作人员收集处理后从污物电梯送出(图 6-5),污物流线不能和洁净物品流线交叉。

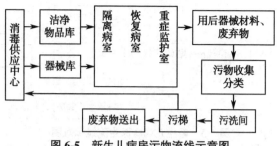

图 6-5　新生儿病房污物流线示意图

七、各功能区的布局

(一) NICU

1. NICU 配置

(1)基本配置:NICU 每个床位单元由一个新生儿保暖温箱(或辐射保暖台)、一个生命岛、一套监护治疗仪器(包括生命信息监测系统和生命支持系统)等组成,提供连续的生理功能监测和生命支持等。

(2)面积:每个床位平均使用面积 $\geqslant 6m^2$,床间距 $\geqslant 1m$,推床宽度 $\geqslant 1.2m$。

(3)气源电源:每个床位单元需要配置 3 个氧气接口、3 个压缩空气接口、3 个负压接口、20 个插座(能提供不中断电源,或双路电源供电)。每个床位的电源是独立的反馈电路供应。

(4)洗手池:按照患儿数量配置一定的非接触式洗手池,使每张病床到洗手池的距离不超过 6m,洗手台距离婴儿床、清洁用品储藏柜台及医护工作台面的距离不小于 0.9m。洗手池应足够大,以控制飞溅,并避免积水。从水池底部到顶部,洗手池的最小尺寸为 61cm×41cm×25cm。洗手池上方张贴洗手流程,并提供符合规范的洗手液和干手装置和有盖的垃圾桶。同时应有热水供应系统。洗手池附近的墙壁应由无孔材料制成。

2. NICU 床位布局

(1)集中式:将所有抢救床位集中在一个大间的病房内,病房中央部分设置中心监护台,既便于临床观察,又仅需较少的医护人员;缺点是噪声干扰影响大,工作人员步行活动过多,易于引起交叉感染。

(2)分散式:将所有抢救单元分散于多个房间内,每个小间安排 1 个或多个抢救单元,各小间用玻璃或其他材料分隔,可以减少噪声影响和工作人员步行活动,有利于观察和护理患儿,也可以减少交叉感染的机会。

(3)家庭式单间病房:为更好地建立亲子关系、满足新生儿长期的发展需求及家长的需求,NICU 可提供部分单人病房满足越来越多的个人化、家庭式的空间以适应以家庭为中心的护理模式需求。家庭式的新生儿重症监护床位面积不低于 $14m^2$,房间外走廊的宽度应满足消防要求。家庭化病房除了提供足够的空间供婴儿的床和设备使用外,需提供与医务人员的通信工具、父母亲至少一方的睡眠设施、卫生间等。每一个家庭化病房需配置非接触式洗手池。家庭式的 NICU 病房可以最大限度地减少交叉感染的机会。

(4)隔离病房:新生儿重症监护病房需要设置隔离病房,用于收治传染病和疑似患儿使用。隔离病房设缓冲间,房间入口附件需要有洗手池和洗婴池,以及存放清洁和污染材料的区域。除去洗手、储存和缓冲区域,每间房间面积不低于 $14m^2$,位置上靠近污物处理区域及走廊。如果收治呼吸道传播的感染患儿,隔离病房通风系统应设置为负压,病房内部空气能 100% 排出室外。隔离室的墙壁、天花板和地板应密封,使空气不会渗入其他病房或走廊。空气传播感染隔离病房的所有房间出口门应有自动关闭装置,其内应具备应急通信系统和远程患儿监护和监控能力。收治经空气传播传染病患儿时,需连续监测房间的压力和气流的方向。当没有隔离患儿时,隔离房间可用于治疗和护理患非传染性疾病的新生儿。

(二)普通新生儿病房(恢复期病房)

收治从新生儿重症监护病房转出来处于康复过程中新生儿继续进行观察和治疗,或有各种疾病而又无循环或呼吸系统支持、监护的婴儿。可以和 NICU 统一部署,形成一个综合性的新生儿病区,也可以建成独立病区。普通新生儿病房床位应与监护床位相等或更多。可以根据收治患儿胎龄及服务需求分为早产儿病房、足月儿病房和家庭式有陪护恢复期病房。

1. **早产儿病房**　收治胎龄 32 周以上或出生体重 1 500g 以上,病情相对稳定不需重症监护治疗早产新生儿。无陪护病室每床净使用面积不少于 $3m^2$,床间距不小于 0.8m。每一个床单元至少配置 1 个氧气装置、1 个压缩空气装置、1 个负压吸引装置和 4 个电源接口。

2. **足月儿病房**　收治胎龄 37 周以上或出生体重 2 500g 以上,病情相对稳定不需重症监护治疗新生儿。无陪护病室每床净使用面积不少于 $3m^2$,床间距不小于 0.8m。每一个床单元至少配置 1 个氧气装置、1 个压缩空气装置、1 个负压吸引装置和 4 个电源接口。

3. **家庭式有陪护恢复期病房**　对一些病情复杂、并发症多的新生儿或极早早产儿的家庭,出院前父母亲要接受如复苏、喂养、家庭氧疗等多方面的培训。可以转移至家庭式有陪护恢复期病房,每一个床单元至少配置 1 个氧气装置、1 个压缩空气装置、1 个负压吸引装置和 4 个电源接口。有陪护病室应当一患一房,除去卫生间、水池等装置,净使用面积不低于 $12m^2$。家庭式恢复期病房也可以根据需要独立成病区,隶属新生儿科统一管理。

(三) 治疗辅助用房

治疗辅助区配备护士站、治疗室、仪器室、库房、奶库、配奶室、奶具消毒室、婴儿洗浴室设置。根据医院的条件,部分用房可以不配置,如配奶间可由营养科集中配置;内镜清洗可与内镜中心联系,不设置在单元内;在物流系统配备完善、医院物品管理体系完善的情况下,库房面积可相应减少。

(四) 入口接待区

入口接待区功能用房包括患儿通过间、入院处置室、家属谈话室、家属探视室、探视走廊。新生儿病房入口接待区应标识清晰显著,家属到达入口接待区时,可立即直接联系到医护人员。入口接待区应配备非接触式洗手池。

(五) 生活区

生活区区域可配备工作人员休息室、更衣室、值班室、用餐室、示教室、卫生用房等辅助用房。办公生活区一般独立成区,并且距离病房较近。

(六) 污物处理区

污物处理区一般紧邻主体医疗区、污梯布置,通过缓冲间、缓冲通道与其他区域隔离,形成独立污物处理区域。污物处理区必须配备的用房包括处置间、奶具清洗间、污洗间、污物打包、暂存等用房,成片区设置。

(潘兆军)

第二节　环境清洁消毒规范

新生儿病区的医院感染管理向来是新生儿科工作的重中之重。新生儿医院感染的危险因素除了患儿自身外,医源性因素包括医疗器械的消毒管理、环境清洁消毒等越来越被重视。综合近年来国内外针对新生儿科医院感染暴发事件调查报告,多例在医院环境物体表面检出与感染具有同源性病原体。世界卫生组织的指南亦强调:清洁和卫生的环境,是有效的院内感染防控核心组成部分。因此,制定可行的改善新生儿病区环境卫生质量的清洁、消毒方法,有目的、有对比地进行清洁质量监测,改善监测部位和清洁效果的评价方法,建立科学的环境清洁程序和消毒规范,能够有效降低新生儿病区院内感染发生率,保障新生儿安全。

一、定义

(一) 环境表面

指医疗机构建筑物内部表面和医疗器械设备表面,前者如墙面、地面、玻璃窗、门、卫生间台面等,后者如监护仪、呼吸机、新生儿暖箱表面等。

(二) 高频接触表面

患儿和医护人员手频繁接触的物品表面,包括床护栏、床旁桌、静脉注射泵、呼叫器按钮、电源开关、水龙头、门把手、计算机等。

(三) 污点清洁与消毒

对被患儿的少量体液、血液、排泄物、分泌物等感染性物质小范围污染的环境表面进行的清洁与消毒处理。

(四) 低度风险区域

基本没有患儿或患儿只作短暂停留的区域,如行政管理部门、图书馆、会议室、病案室等。

(五) 中度风险区域

有普通患儿居住,患儿体液、血液、排泄物、分泌物对环境表面存在潜在污染可能性区域,如普通住院病房、门诊科室、功能检查室等。

（六）高度风险区域

有感染或病原体定植患儿居住的区域以及对高度易感患儿采取保护性隔离措施的区域,如感染科、手术室、重症监护室、早产儿室、产房、移植病房等。

二、不洁环境是医院感染传播的主要途径

（一）高频接触表面

越来越多的研究提示新生儿病区诊疗区域的高频接触的环境物体表面,包括暖箱表面、治疗车表面、医疗设备表面、医疗器械表面、计算机及其他台面,可能充当着医院内病原体的储藏库,并通过医务人员的手直接或间接地实现医院内传播。

（二）环境因素

新生儿病区内温湿度有利于微生物生长繁殖,特别是洗手的水槽、暖箱的水槽、空调通风系统进出风口等。如日常维护清洁不到位,非常容易形成感染源。研究表明,改善环境卫生质量可以减少耐药菌如耐甲氧西林金黄色葡萄球菌、耐万古霉素肠球菌以及耐碳青霉烯类抗菌药物肺炎克雷伯菌等在医院内传播,减少医院感染暴发。新冠疫情以来,阻断病原体通过气溶胶传播的空气消毒手段也越来越受到关注。

三、环境清洁消毒现状

目前,我国新生儿病区传统的环境清洁消毒方案是每天地面采用湿式清扫,每日用清水或清洁剂拖地 1~2 次,清除地面的污秽和部分病原菌。当地面被含病原菌的污秽物明显污染时,可采用含氯消毒剂消毒。暖箱表面、治疗车表面等各类用品一般情况下只进行日常的清洁卫生处理,每日用清洁的湿抹布擦拭各种用品的表面 1~2 次。当室内各种用品的表面受到含病原菌的污物明显污染时再用含氯消毒剂擦拭。其

他物体表面（包括病历夹、门把手、洗手池等）通常情况下，每天用清水擦拭。床单位（包括床垫、婴包等）采用床单位臭氧消毒器进行终末消毒。传统使用的紫外线空气消毒和化学消毒容易造成环境的二次污染。用于评价病区的环境清洁效果的方法多为直接观察，即采用肉眼查看清洁质量，观察病区的清洁是否达到了感官要求，直观简便但有失科学准确，亟须改进。

大部分医院清洁工作均由普通保洁人员承担，因此他们对阻断病原体传播有重要作用。但是保洁人员的知识水平和态度信念影响工作效果，他们文化水平普遍较低，几乎无医学知识，根本未意识到工作的重要性。由于缺乏系统培训和严格监管，他们更喜欢按自己的方式清洁物体表面。

四、微生物对抗微生物剂的敏感性

微生物对抗微生物剂的敏感性是指微生物对杀菌因子的敏感水平。目前已知，微生物对杀菌因子的敏感性从大到小的顺序为：

1. **亲脂病毒（有脂质膜的病毒）**　如乙型肝炎病毒、流感病毒、新冠病毒等。

2. **细菌繁殖体**

3. **真菌**

4. **亲水病毒（没有脂质包膜的病毒）**　如甲型肝炎病毒、脊髓灰质炎病毒、肠道病毒等。

5. **分枝杆菌（结核分枝杆菌、龟分枝杆菌等）**

6. **细菌芽孢**　如炭疽杆菌芽孢、枯草杆菌芽孢等。

7. **朊毒（感染性蛋白质）**　如疯牛病朊毒等。

被致病菌芽孢、真菌孢子、分枝杆菌和经血传播病原体（乙型肝炎病毒、丙型肝炎病毒、艾滋病病毒等）污染的物品，应采用高水平消毒或灭菌。被真菌、亲水病毒、螺旋体、支原体、衣原体等病原微生物污染的物品,应采用中水平以上的消毒方法。被一般细菌和亲脂病毒等污染的物品,应采用达到中水平或低水平的消毒方法。杀灭被有机物保护的微生物时,应加大消毒药剂的使用剂量和 / 或延长消毒时间。消毒物品上微生物污染特别严重时,应加大消毒药剂的使用剂量和 / 或延长消毒时间。

五、推荐采用的医院环境清洁消毒方法

《医疗机构环境表面清洁与消毒管理规范》及《医院空气净化管理规范》是目前我国本领域专门介绍环境感染控制的权威指南。指南对比国内和国际对医院内环境清洁要求及差距的现况,引入国际领先的清洁单元(cleaning unit)概念:即终末清洁与随时清洁时,以邻近患儿区域内的所有环境物表作为一个独立统一的区域进行清洁。清洁单元的提出和运用可以预防医院感染发生,未雨绸缪。同时针对风险因素进行控制,增加医院感染防控效率。

(一) 环境消毒、清洁方法

1. 清洁剂和消毒剂现配现用。

2. 清洁用具按清洁单元更换,即以同一高频接触表面为一个清洁单元。拖把、擦拭布巾和消毒湿巾应单元化使用,一用一更换。

3. 可拆卸式拖把头和超细纤维抹布等清洁用具,及时清洁、消毒,预防交叉污染。推荐采用热力型清洗 - 消毒洗衣机,机械清洗、热力消毒和烘干备用一次成功。

4. 医疗设备使用后立即清洁擦拭与消毒,推荐使用一次性消毒湿纸巾(以无纺布等一次性使用的吸湿清洁材料为载体,含有消毒剂和清洁剂,对环境表面具有清洁消毒作用的

产品)。

5. 对于高频接触物体表面增加清洁消毒次数。尤其是对诊疗患儿区域手高频接触的物表,开展清洁质量监测,确保环境控制持续有效。

6. 低危险表面与设备采用低水平消毒。

7. 屏障保护性覆盖。

8. 血液、体液喷溅污染环境表面要及时清除溅出血液和其他有潜在感染性的物质,若溅出物中含大量血液或体液,先用一次性吸湿材料去除可见污染,再进行含氯消毒剂消毒等。

9. 可选用的空气净化方法:①通风;②安装空气净化消毒装置的集中空调通风系统;③空气洁净技术;④循环风紫外线空气消毒器、等离子空气消毒器、静电吸附式空气消毒器或其他获得卫生部消毒产品卫生许可的空气消毒器;⑤紫外线灯照射消毒;⑥能使消毒后空气中的细菌总数<4CFU/(15分钟·直径9cm平皿)、获得卫生部消毒产品卫生许可的其他空气消毒产品。

(二) 新生儿病区的清洁消毒原则

1. 手术、操作使用的医疗器械、器具及物品必须达到灭菌标准。

2. 一次性使用的医疗器械、器具应当符合国家有关规定,不得重复使用。

3. 可重复使用的呼吸机湿化瓶、氧气湿化瓶、吸痰瓶应当每日更换清洗消毒,每日更换无菌液体,一次性的呼吸机湿化瓶可以根据厂家说明书进行更换;复用或一次性的呼吸机管路消毒和更换按照厂家说明书执行。

4. 蓝光箱和暖箱应当每日清洁并更换湿化液,一人用后一消毒。同一患儿长期连续使用暖箱和蓝光箱时,应当每周进行终末消毒。

5. 接触患儿皮肤、黏膜的器械、器具及物品应当一人一用一消毒。如面罩、氧气管、体温表、浴巾、浴垫等。

6. 患儿使用后的奶嘴用清水清洗干净,高温或微波消毒;奶瓶由配奶室统一回收清洗、高温或高压消毒;盛放奶瓶的容器每日必须清洁消毒;保存奶制品的冰箱要每日清洁与消毒。

7. 新生儿使用的被服、衣物等应当保持清洁,每日至少更换一次,污染后及时更换。对于早产儿、低体重高危新生儿被服可先灭菌后再使用。患儿出院后床单元要进行终末消毒。

8. 采取正确的空气消毒方法,每季度进行空气净化和消毒效果检测。

六、环境表面清洁与消毒标准操作规程

1. 基本原则

(1)应遵循先清洁再消毒的原则,采取湿式卫生的清洁方式。

(2)清洁病房或诊疗区域时,应有序进行,由上而下,由里到外,由轻度污染到重度污染;有多名患儿共同居住的病房,应遵循清洁单元化操作,不得在两个清洁单元之间连续使用同一块抹布或卫生湿巾(表 6-1)。

表 6-1　床单元终末清洁与消毒标准操作规程

处置对象	干预措施	关键控制点
物体表面	1. 床头柜、床头、床尾等可拆卸部分均要拆卸并彻底清洁消毒,病床可摇起部分需摇起清洁消毒。 2. 避免重复往返擦拭,宜采用"S"形顺序擦拭	1. 清洁消毒顺序:由上到下、由内到外、由轻度污染到重度污染。 2. 包括病床、床头柜、床边治疗带、使用后的医疗设备和设施等

续表

处置对象	干预措施	关键控制点
地面	1. 湿式清洁。 2. 从相对清洁区域到污染区域的顺序拖地,采用"S"形方式顺序拖地	
空气	通风或使用合适的空气消毒设施进行空气净化	1. 推荐通风,机械通风或自然通风均可。 2. 特殊感染患儿出院后应根据病原体特点选择合适的空气净化方式
织物	1. 床单、被套、枕套等直接接触患儿的床上用品,应一人一更换。 2. 被芯、枕芯、褥子、床垫等间接接触患儿的床上用品,应定期清洗与消毒;被污染时应及时更换、清洗与消毒	
清洁工具处理	使用后及时清洁与消毒,干燥保存	1. 抹布:一床一用一清洗。 2. 拖布:分区使用,使用颜色标记
其他管理要求	1. 应遵循先清洁后消毒的原则,采取湿式卫生的清洁方法。实施清洁与消毒时应做好个人防护。 2. 甲类及按甲类管理的乙类传染病患儿、不明原因病原体感染的患儿使用后的床上用品应按照 GB 19193 相关要求处理。 3. 消毒方法应合法有效,其使用方法与注意事项等应遵循产品使用说明	

(3)实施清洁与消毒时应穿戴好个人防护装备,工作结束时应做好手卫生与人员卫生处理。

(4)清洁工具应分区使用,实行颜色标记。清洁工具的数量应满足科室规模的需要(表6-2)。

表6-2 清洁工具管理标准操作规程

干预措施	关键控制点	说明
设立清洁工具复用处理房间	1. 房间宜按病区或科室的规模设立。 2. 房间应具备相应的清洁工具处理设施和储存条件。 3. 确保房间内环境干燥、通风良好	
配备足量的清洁工具和适宜的复用处理设施	清洁工具数量应满足病区或科室规模需要	
使用后的清洁工具规范处置	1. 使用后应及时清洁与消毒,干燥保存。 2. 复用处理方式包括手工清洗和机械清洗。 3. 消毒可采用化学消毒,也可采用热力消毒。 4. 禁止使用被污染的漂洗用水、消毒剂重复漂洗或浸泡使用后或污染的抹布或拖布。严禁抹布、拖布现场复用。 5. 使用后或污染的抹布与拖布应分开清洗。 6. 来自感染性疾病科等重点区域的清洁工具在机械清洗的过程中可适当加入化学消毒剂,辅助提高消毒效果	1. 推荐机械清洗、热力消毒、机械干燥、装箱备用的处理流程。 2. 热力消毒要求 A_0 值达到600及以上,相当于75 ℃ 30分钟、80 ℃ 10分钟、90 ℃ 1分钟、93℃ 30秒。 3. 化学消毒时,常规可使用含有效氯 500mg/L 消毒液浸泡,作用30分钟。明确被病原体污染时,根据病原体特点选择合适的浓度和作用时间

续表

干预措施	关键控制点	说明
清洁工具应分区使用	清洁不同区域应更换清洁工具,推荐清洁工具实行颜色标记	清洁用具的颜色编码既可参照国家发布的指南或规范,也可根据本单位的实际情况制订
清洁工具材质适宜	1. 推荐使用微细纤维材料的抹布和拖布。 2. 强烈推荐拖布头为可拆卸式,便于清洁和干燥	
洁具车每日工作结束后,应清洁消毒		
清洁消毒清洁工具时,应做好个人防护	戴医用外科口罩、手套,必要时戴护目镜及防水围裙等,防止喷溅引发的职业暴露	
减少使用后的清洁工具运送和洗涤中的污染	1. 密闭运送。 2. 来自感染性病房的抹布和拖布可采用水溶性的包装袋包装	

(5)不应将使用后或污染后的擦拭布巾或地巾重复浸泡至清洁用水、使用中清洁剂和消毒剂内。

2. **不同风险区域的日常清洁与消毒**　不同风险区域的环境表面清洁,有不同的消毒标准,具体的频次和方式参照表 6-3。凡开展侵入性操作、吸痰等高度危险诊疗活动结束后,应立即对环境表面进行清洁与消毒。

表 6-3 不同风险区域的环境清洁等级与消毒标准

风险等级	环境清洁等级分类	方式	频率（次/天）	标准
低度风险区域（医护办公、学习、休息区域）	清洁级	湿式卫生	1~2	要求达到区域内环境干净、干燥、无尘、无污垢、无碎屑、无异味等
中度风险区域（普通新生儿病房、门诊、功能检查室）	卫生级	湿式卫生+清洁剂辅助清洁	2	要求达到区域内环境表面菌落总数 <10cfu/cm^2，或自然菌减少1个对数值以上
高度风险区域（重症监护室、早产儿室、隔离病房）	消毒级	湿式卫生+清洁剂辅助清洁	≥2	要求达到区域内环境表面菌落总数符合 GB 15982 要求
		高频接触的环境表面，实施中、低水平消毒	≥2	

注：高频接触表面可适当增加清洁消毒频率

3. 污点清洁与消毒

（1）先用吸湿材料去除可见污染物，再对污染区域实施清洁和消毒。

（2）有明确病原体污染时，应根据病原体选择适当的消毒剂，同时做好个人防护。

（3）被患儿体液、血液、排泄物、分泌物等污染时，应立即实施污点清洁与消毒。

4. 强化清洁与消毒

(1)下列情况应强化清洁与消毒

1)发生医院感染暴发时,如不动杆菌属、艰难梭菌、肠道病毒等感染暴发。

2)环境表面检出多重耐药菌,如耐甲氧西林金黄色葡萄球菌、耐碳青霉烯类肠杆菌科细菌等耐药菌。

(2)增加清洁与消毒频率,比常规频率增加 1 倍甚至更多。

(3)更换消毒剂时,针对性选择高水平消毒剂;也可选用其他技术来辅助强化消毒,如过氧化氢气雾发生器。

(4)根据病原体类型选择消毒剂。

(5)落实接触传播、飞沫传播和空气传播的隔离措施。

(6)对感染朊病毒、气性坏疽、不明原因病原体的患儿周围环境的清洁与消毒措施应参照 WS/T 367 执行。

5. 屏障保护

(1)适用于高频接触、易污染、难清洁与消毒的表面,如电脑键盘等。

(2)使用塑料薄膜、铝箔等材料覆盖物体表面。

(3)屏障物一用一更换。

6. 终末消毒

(1)适用于患儿出院、转院或死亡后。

(2)采用湿式卫生 + 清洁剂辅助 + 消毒剂。

(3)实施清洁消毒时,应设有醒目的警示标志。

7. 其他管理要求

(1)复用清洁工具规范处理。

(2)定期对清洁与消毒质量进行审核,促进质量持续改进。

8. 不推荐的措施

(1)采用高水平消毒剂进行日常消毒。

(2)对使用中的新生儿床或暖箱内表面日常使用含氯消

毒剂进行消毒。日常清洁应以清水为主。

七、常用液体消毒剂

有研究结果显示,虽然在没有明显血液、体液污染时,物体表面可以用清水擦拭替代消毒剂擦拭,清洁可以去除80%~90%的滋生菌,但如果环境物体表面被血液、体液污染时,此时仅靠清洁已不能够杀灭病原菌,应遵循"先清洁后消毒"的原则来进行环境消毒。参照《医疗机构消毒技术规范》中相关内容,并列出以下常见液体消毒剂种类及使用方法。

（一）常用液体消毒剂及使用方法

1. **含氯消毒剂**　属高效消毒剂,具有广谱、速效、低毒或无毒等优点,其适用于物品、物体表面、分泌物、排泄物、疫源地等的消毒。当对物品进行消毒时,可将待消毒物品浸没于装有含氯消毒剂溶液的容器中,加盖消毒;如大件物品或不能浸泡的物品则使用擦拭法进行消毒。对细菌繁殖体污染物品的消毒则采用有效氯 500mg/L 的消毒液浸泡大于 10 分钟,对经血传播病原体、分枝杆菌和细菌芽孢污染物品的消毒,则用有效氯 2 000~5 000mg/L 消毒液,浸泡大于 30 分钟。含氯消毒剂溶液因易挥发,所以应现配现用,使用时限不超过 24 小时。消毒时,若存在大量有机物时,应提高使用浓度或延长作用时间。含氯消毒剂的缺点是对人体皮肤黏膜、呼吸道有刺激性,其刺激性也可对新生儿造成伤害;此外,含氯消毒液还具有较强的腐蚀性,会造成金属腐蚀,或织物造成褪色或者漂白现象等,用含氯消毒液擦拭后应当再使用清水擦拭,但也未必能把余氯完全除净。在配制消毒液的过程中应当佩戴口罩和手套,使用时也应当使用手套,防止对皮肤造成损害。

2. **二氧化氯消毒剂**　属高效消毒剂,具有广谱、高效、速效杀菌作用,适用于物品、环境、物体表面及空气的消毒。对细菌繁殖体污染物品的消毒用 100~250mg/L 的二氧化氯溶液浸泡 30 分钟,对肝炎病毒和结核分枝杆菌污染物品的消毒,用 500mg/L 的二氧化氯溶液浸泡 30 分钟,对细菌芽孢污染物品的消毒,则用有效氯 1 000mg/L 二氧化氯浸泡 30 分钟。

3. **醇类消毒剂**　有效成分为乙醇、异丙醇和复合醇消毒剂。乙醇属中效消毒剂,具有速效、无毒,对皮肤黏膜有刺激性、对金属无腐蚀性,受有机物影响很大,易挥发、不稳定等特点,可运用在卫生手和外科手消毒、普通物体表面及医疗器械的消毒等,不应用于被血、脓、粪便等有机物污染表面的消毒。物体表面消毒时可使用 75% 乙醇溶液擦拭物体表面 2 遍,作用 3 分钟。在给诊疗器具的消毒时,可将待消毒的物品浸没于装有 75% 的乙醇溶液中消毒 ≥ 30 分钟,加盖;或进行表面擦拭消毒。

4. **季铵盐类消毒剂**　本类消毒剂包括单链季铵盐和双长链季铵盐两类,前者只能杀灭某些细菌繁殖体和亲脂病毒,属低效消毒剂,例如新洁尔灭;后者可杀灭多种微生物,包括细菌繁殖体,某些真菌和病毒。季铵盐类可与乙醇或异丙醇配成复方制剂,其杀菌效果明显增加。季铵盐类消毒剂的特点是对皮肤黏膜无刺激、毒性小、稳定性好、对消毒物品无损害等。根据污染微生物的种类选择用双链还是用单链季铵盐消毒剂,一般用 1 000~2 000mg/L 浸泡、擦拭或喷洒消毒,作用时间 30 分钟。一次性季铵盐类消毒湿巾因具有使用方便、见效快、消毒作用显著等特点,在临床中得到广泛使用。无须配制消毒液,避免了在配制过程中造成二次污染的可能,避免因手卫生执行不到位或重复使用擦拭布巾造成交叉污染。但是季铵盐类消毒剂或消毒湿巾不能与肥皂、洗衣粉合用,对其消毒效果有影响,大量有机物污染时应加大使用剂量或延长作用时间。

5. **酸性氧化电位水** 其主要有效成分指标的要求为有效氯含量 60mg/L±10mg/L,pH 值范围 2.0~3.0,氧化还原电位(ORP)≥1 100mV,残留氯离子<1 000mg/L。当对物体表面消毒时,应先彻底清除待消毒物品上的有机物,再用酸性氧化电位水流动冲洗浸泡消毒,作用 3~5 分钟;或反复擦洗消毒 5 分钟。酸性氧化电位水对光敏感,有效氯浓度会随着时间的延长而下降,生成后应尽早使用,最好现配现用,室温下贮存不超过 3 天。每次使用前,应分别检测 pH 值、氧化还原电位和有效氯浓度。

每一类消毒剂都有各自的优点及缺点,很难找到所谓的"完美无缺"消毒剂,临床工作中需要综合考量和评估后选择更适用于具体环境的消毒剂,表 6-4 为新生儿病房常用环境物体表面、医疗器械消毒剂使用与管理的推荐。

(二) 注意事项

1. 化学消毒剂因本身具有一定的化学毒性,会对医务人员、患儿和环境造成一定的安全隐患,有使用者发生接触性皮炎及过敏的报道。

2. 清洁是任何消毒或灭菌措施的必要的第一步。

3. 在减少环境表面微生物数量方面,过氧乙酸/过氧化氢等复合制剂消毒剂、过氧化氢气雾及喷雾等消毒系统更有效;过氧化氢气雾、喷雾消毒系统消除艰难梭菌芽孢效果优于含氯消毒剂;乙醇、季铵盐等消毒剂杀灭诸如病毒的有效性证据不足。

4. 任何消毒剂的使用范围、使用方法、浓度、作用时间等应遵循产品说明书,不应用于说明书以外的范围。重视医疗器械厂家对该器械保养和维护的说明,考虑器械与化学消毒剂的兼容性。

表 6-4 常用环境物体表面、医疗器械消毒剂使用与管理

消毒剂	适用范围		使用方法	浓度	作用时间	说明
	微生物	常用环境、器械				
戊二醛(GA)	细菌繁殖体、细菌芽孢、肝炎病毒、分枝杆菌等病原微生物	支气管镜	浸泡	≥2%(碱性)	≥20分钟	1. 不应用于环境表面、室内空气、手和皮肤黏膜的消毒。 2. 用于医疗器械灭菌时，浸泡器械灭菌前的容器应灭菌处理。灭菌后器械应使用无菌水彻底冲净器械。灭菌后器械无法保存，该方法不推荐作为常规灭菌方法。 3. 用于软式内镜消毒时，应确保所有管道注满消毒液。 4. 有效期：20~25℃环境中，加入pH值调节剂和亚硝酸钠后，连续使用≤14天，动态监测浓度低于1.8%时应停止使用。 5. 使用时注意通风，操作人员应做好个人防护
		除支气管镜外的其他软式内镜	浸泡	≥2%(碱性)	≥10分钟	
		分枝杆菌感染患儿使用后的软式内镜	浸泡	≥2%(碱性)	≥45分钟	
		需达到灭菌水平的可重复使用医疗器械	浸泡	≥2%(碱性)	≥10小时	

续表

消毒剂	适用范围		使用方法	浓度	作用时间	说明
	微生物	常用环境、器械				
过氧乙酸 (PAA)	细菌繁殖体、细菌芽孢、病毒、霉菌	普通物体表面	擦拭、浸泡	0.1%~0.2%	30分钟	1. 使用前应测定有效含量,原液浓度低于12%时不应使用。 2. 稀释液应现用现配,使用时限≤24小时。 3. 对多种金属和织物有很强的腐蚀和漂白作用,环境喷洒消毒时室内不应有人
		耐腐蚀医疗器械	擦拭、浸泡	0.5%	10分钟	
		软式内镜	内镜清洗消毒机自动清洗消毒	0.2%~0.35%(体积分数)	消毒≥5分钟,灭菌≥10分钟	
		环境	喷洒	0.2%~0.4%	30~60分钟	
邻苯二甲醛 (OPA)	肠道致病菌和化脓性球菌、枯草杆菌、黑色变种芽孢	软式内镜	清洗消毒机或手工浸泡	0.55%	≥5分钟	1. 易使衣服、皮肤、器械等染色。 2. 配制时应采用专用塑料容器。 3. 有效期:连续使用≤14天

续表

消毒剂	适用范围		使用方法	浓度	作用时间	说明
	微生物	常用环境、器械				
含氯消毒剂	细菌繁殖体、结核杆菌、真菌、亲脂类病毒	环境、物品表面、地面(细菌繁殖体污染)	浸泡、擦拭、拖地	400~700mg/L	>10分钟	1. 对人体有刺激作用。 2. 对金属有腐蚀作用,对织物、皮革类有漂白作用。 3. 有机物污染对其杀菌效果影响很大。 4. 使用液应现用现配,使用时限≤24小时。 5. 用于艰难梭菌芽孢污染的区域建议浓度提高至5 000mg/L。 6. 不推荐用于环境表面日常消毒,特别是浓度>500mg/L时
	所有细菌(含芽孢)真菌、病毒	环境、物品表面(经血传播病原体、分枝杆菌、细菌芽孢污染)	浸泡、擦拭、拖地	2 000~5 000mg/L	>30分钟	
		分泌物、排泄物	干粉加入污染物中搅拌	10 000mg/L	>2小时	

续表

消毒剂	适用范围		使用方法	浓度	作用时间	说明
	微生物	常用环境、器械				
二氧化氯	细菌繁殖体、芽孢、结核杆菌、真菌、病毒	环境、物品表面、地面（细菌繁殖体污染）	浸泡、擦拭、拖地	100~250mg/L	30分钟	1. 对金属有腐蚀作用。2. 有机物污染对其杀菌效果影响很大，消毒前应确保物体表面、诊疗器械彻底清洁。3. 稀释液应现用现配，使用时限≤24小时。4. 活化率低时产生较大刺激性气味，宜在内镜清洗消毒机中使用
		环境、物品表面、地面（结核杆菌污染）	浸泡、擦拭、拖地	500~1 000mg/L	30分钟	
		软式内镜	清洗消毒机或手工浸泡	100~500mg/L	3~5分钟	
		空气	气溶胶喷雾器	500mg/L，20~30ml/m³	30~60分钟	
过氧化氢	所有细菌（含芽孢）、真菌、病毒	物体表面	擦拭	3%	30分钟	1. 对金属制品有腐蚀性，对织物有漂白作用。2. 对人体有刺激作用，喷雾时应做好个人防护
		空气	气溶胶喷雾器	3%，20~30ml/m³	60分钟或遵照产品说明书	

消毒剂	适用范围		使用方法	浓度	作用时间	说明
	微生物	常用环境、器械				
乙醇	细菌繁殖体、结核杆菌、真菌、亲脂类病毒	诊疗器具	浸泡、擦拭	70%~80%	3分钟	1. 易燃，不宜大面积使用，常用于体温计、听诊器。 2. 不应用于被血、脓、粪便等有机物严重污染表面的消毒。 3. 对细菌芽孢和亲水类病毒杀灭效果较差。
酸性氧化电位水(AEOW)	细菌繁殖体、结核杆菌、真菌、亲脂类病毒	消毒供应中心手工清洗后的器具和物品灭菌前的消毒	流动冲洗、浸泡	有效氯 60±10mg/L，pH值2.0~3.0，氧化还原电位≥1100mV	2分钟	1. 在存在有机物的情况下，消毒效果会急剧下降，消毒前应彻底清洗器械。如污染严重，应增加冲洗次数，延长清洗消毒时间。 2. 生成后尽早使用，尽量现制备现用，室温下保存不超过3天。 3. 长时间排放可造成排水管路的腐蚀，故应每次排放后再排放少量自来水。 4. 每次使用前，应在使用现场酸性氧化电位水出水口处检测pH值、氧化还原电位和有效氯浓度，检测数值应符合指标要求
		物体表面、软式内镜	擦拭，流动冲洗浸泡、内镜清洗消毒机、洗手、拖地		3~5分钟	

续表

消毒剂	适用范围		使用方法	浓度	作用时间	说明
	微生物	常用环境、器械				
季铵盐类	细菌繁殖体、真菌、亲脂类病毒	环境、物体表面、地面	浸泡、擦拭、拖地	1 000~2 000mg/L	15~30 分钟	1. 不宜与阴离子表面活性剂如肥皂、洗衣粉等合用,也不宜与碘、过氧化物同用。2. 低温时可出现浑浊或沉淀,可加温。3. 对细菌芽孢、亲水类病毒无效,季铵盐类对结核杆菌无效。4. 属于中、低水平消毒剂,适用于环境表面、地面消毒,不应用于中、高度危险性诊疗器械消毒

八、清洁效果评价

(一) 环境表面清洁效果的评价方法

通常有以下几种,综合使用形成标准操作规程(表6-5)。

1. **直接观察**　采用视觉、嗅觉感官及擦抹来审查清洁质量。

2. **无菌拭子培养**　目前环境表面棉拭子培养已广泛用于许多医疗机构病原体的环境流行病学调查研究,尤其是特殊病原体引起的感染暴发。但日常很少有研究将表面监测结果及时反馈给环境清洁人员,因为在分离、鉴定菌株需要耗时,会出现延迟报告监测结果的现象。为了开展对比评价,还需要建立基线值。但无论如何,微生物监测是环境清洁评估的"金标准"。

表 6-5　环境表面清洁效果的评价标准操作规程

评价方法	评价标准	关键控制点	说明
目测法	环境是否干净、干燥、无尘、无污垢、无碎屑等	1. 制订统一的现场评价表格。 2. 考核人员应经过培训,统一考核评判方法与标准	适用于所有的区域
嗅觉法	是否有异味		适用于一些特殊区域,如公共厕所内是否可嗅到氨气等异味
擦抹法	是否有积尘		1. 适用于所有的环境区域。 2. 检查者可戴白色手套或用清洁纱布等对环境表面进行擦抹检查

续表

评价方法	评价标准	关键控制点	说明
化学法	荧光标记法：借助紫外线灯检查荧光痕迹是否清除	1. 在实施清洁工作前预先标记。 2. 将荧光标记在邻近患儿诊疗区域内高频接触的表面	1. 适用于中度风险区域质量抽查、高度风险区域定期质量抽查。 2. 只能用于光滑的环境表面。 3. 可通过计算荧光标记清除率来评价清洁质量
	荧光粉迹法：借助紫外线灯检查荧光粉是否扩散	1. 在实施清洁工作前预先标记。 2. 将荧光粉撒在邻近患儿诊疗区域内高频接触的环境表面	1. 适用于中度风险区域质量抽查、高度风险区域定期质量抽查。 2. 只能用于光滑的环境表面。 3. 可通过计算荧光扩散处数目来评价清洁质量
	ATP 法：记录监测表面的相对光单位值（RLU），合格标准遵照产品说明书		能快速测定物体表面及工作人员手等表面洁净度
微生物法	参考 GB 15982 的相关规定		1. 适用于对环境表面消毒效果的评价。 2. 可参照"物体表面微生物污染检测标准操作规程"

3. **荧光标记** 是有计划地将荧光制剂标记在尚未清洁的高频接触的物品、环境表面,待保洁人员完成清洁工作后,用于指示是否被清洁人员有效清除,是评价清洁效果较为简单、快捷、经济的方法。另外在一个清洁单元地面或物表撒上荧光粉,如果在另一清洁单元检查发现有荧光,说明清洁工具未做到独立单元专用,而是多床公用,应做的隔离措施缺失。荧光标记更多代表的是物理清洁的质量,而不是微生物角度上的真正清洁。

4. **ATP 生物荧光** 是利用荧光酶(素)测定与发光测量计相组合,检测表面有机体中的 ATP。该方法采用专用拭子,在指定的表面涂抹采样后,插入手持式发光测量计中分析读数。

(二)其他管理要求

医院各临床医技科室及相关职能部门应对环境清洁质量进行日常监督,并将结果及时反馈给相关科室与人员,对环境清洁服务机构的人员开展业务指导,促进清洁质量的持续改进。

(李征瀛 沈 波)

第三节 新生儿病房
各单元管理规范

合理布局新生儿病房各工作单元,规范新生儿病房各单元工作流程,可以减少住院新生儿的医院感染发生。

一、新生儿无陪病房医院感染管理

新生儿无陪病房包括 NICU 和无陪新生儿普通病房,尽管病情轻重不一样,诊治处理不一样,但医院感染管理要求一样。

(一) 新生儿无陪病房的环境管理

1. 新生儿病房应相对独立,布局、流程合理,环境安静、整洁。

2. 应具备良好的通风、采光条件。保持空气清新与流通,每日通风不少于 2 次,每次不少于 30 分钟。如果通风条件受限,也可以采用空气净化;在条件允许的单位,可以采用层流洁净技术。

3. 室内温度相对恒定,足月儿室保持在 22~24℃,早产儿室保持在 24~26℃,湿度保持在 55%~65%。

4. 应将感染、疑似感染与非感染患儿分区安置。无陪护病室每床净使用面积应 ≥3m^2,床间距 ≥0.8m;抢救单元净使用面积应 ≥6m^2,床间距 ≥1m。

5. 应配备足量、合格的非手触式水龙头、干手设施及速干手消毒剂,有醒目、正确的手卫生标识,包括洗手流程图或洗手图示等。每个暖箱或婴儿床旁均需配备速干手消毒剂。

6. 新生儿病房装饰应遵循不产尘、不积尘、耐腐蚀、防潮防霉、防静电、容易清洁和消毒的原则。

7. 新生儿病房应尽可能减少物品摆放;不在新生儿病室内摆放干花、鲜花或盆栽植物。

(二) 人员管理

1. 医务人员包括辅助人员上岗前应接受医院感染相关预防与控制基本知识培训,并掌握医院感染预防与控制知识和技能。

2. 医务人员患有皮疹、腹泻、流感、皮肤化脓性疾病等感染性疾病时,应暂停与新生儿接触。

3. 非本科室工作人员未经许可不得入内,所有人员入室前应穿清洁的工作服并严格执行手卫生。保持工作服清洁,有污染时及时更换。

4. 新生儿室不设陪护,定期探视间探视。确因病情特殊需要家属进入探视者应严格按要求穿专用探视服、戴帽子、口罩,执行手卫生,必要时穿鞋套。患流行性感冒或皮肤化脓性疾病者谢绝探视。

(三) 消毒管理

1. 病室地面应保持清洁,每天湿式打扫 2 次。被患儿血液、体液、排泄物、分泌物等污染时,应随时清洁并消毒。

2. 医疗区域的物体表面应每天清洁消毒 2 次。如有多重耐药菌感染或定植及其他感染性疾病患儿时需增加消毒频次(具体参见第三章第五节多重耐药菌医院感染预防与控制制度)。

3. 中央空调装置每年清洗维护二次。每月对空调、新风系统出风、进风口及滤网清洁。空气消毒机每年 2 次维护与保养,并及时记录。

4. 每天对病房内的水池清洗消毒,每周对水池下水用 500mg/L 含氯消毒剂冲刷消毒,作用 30 分钟后用清水冲洗。

5. 保持空气新鲜,每日开窗通风 2 次,每次 30 分钟或使用动态空气消毒机空气消毒。

6. 擦拭物体表面的布巾、地巾在不同病房及区域之间应更换,用后集中清洗、消毒、干燥保存。不同区域布巾、地巾颜色标识清楚。

7. 特殊或不明原因感染新生儿,应按照传染病管理有关规定实施单间隔离,专人护理,并采取相应的消毒隔离措施。所用物品优先选择一次性物品,非一次性物品须专人专用,不得交叉混用。对患有传播可能的感染性疾病,多重耐药菌感染的新生儿采取隔离措施并标识醒目。根据传播途径,做好消毒隔离,新生儿出院后严格进行终末消毒。

二、有陪病房医院感染管理

母婴同室有利于促进母乳喂养,增进母子感情,改善新生儿预后。新生儿病区的母婴同室有别于产科母婴同室,新生儿病区母婴同室的新生儿为需要特别医护照护的病患新生儿,产科病房母婴同室的新生儿为不需要特别医护照护的正常新生儿。产科病房母婴同室要求按照产科专科规范。本节只涉及新生儿病区的母婴同室。

(一) 母婴同室(有陪新生儿)环境管理

1. 母婴室内每张产妇床位的使用面积不应少于 $5.5~6.5m^2$,每名新生儿应有一张床位,占地面积不应少于 $0.5~1m^2$。

2. 室内设有流动水洗手设施或速干手消毒剂。

3. 新生儿使用的一次性医疗器械、器具及物品必须符合国家规定,不得重复使用。

(二) 人员管理

1. 包括辅助人员在内的医务人员,上岗前皆应接受医院感染相关预防与控制基本知识培训。

2. 医务人员执行各项诊疗、护理操作时,严格执行无菌技术操作规程。

3. 医务人员在接触新生儿前后、诊疗和护理操作应严格执行手卫生制度。接触血液、体液、分泌物、排泄物等操作时应当戴手套,操作结束后应当立即脱掉手套并洗手。

4. 指导产妇哺乳前洗手、清洁乳头,接触新生儿前后执行手卫生。

5. 严格探视制度,控制探视人员。探视者接触新生儿前应洗手。有感染者禁止探视。

(三) 消毒管理

1. 室内物体表面应每日湿式清洁,并保持清洁干燥。遇到污染时及时清洁消毒。

2. 室内地面每日湿式清扫2次,遇到污染时及时清洁消毒。

3. 禁止在病房、走廊清点更换下来的衣物、被服,应使用衣被收集袋分类收集。

4. 保持室内空气新鲜,每日开窗通风2次,每次30分钟或使用动态空气消毒机空气消毒。

5. 接触新生儿皮肤、黏膜的器械、器具及物品应当一人一用一消毒。如体温表、浴垫等。

6. 新生儿使用的衣服、包被、浴巾等物品必须一人一用一消毒。必须专用洗衣机洗涤,经消毒或灭菌处理后方可使用。

7. 新生儿使用的眼药水、药扑、油膏、沐浴液,应当一人一用。

8. 擦拭物体表面的布巾,在不同床单元之间和洁污区域之间应更换,擦拭地面的地巾在不同病房及区域之间应更换,用后集中清洗、消毒、干燥保存。不同区域布巾、地巾颜色标识清楚。

9. 母婴出院后床单位终末消毒处理。

10. 新生儿暖箱消毒管理(参见第八章第四节暖箱管理);新生儿沐浴护理(参见本节新生儿沐浴间管理规范);新生儿配奶管理参见本节新生儿配奶间管理规范。

三、隔离间医院感染管理

(一) 新生儿隔离间环境管理

1. 科室依据空气、飞沫及接触传播途径设置隔离间。有条件可设置感染隔离间和保护性隔离间。缓冲区面积≥3m^2。

2. 隔离病室配置独立沐浴池。沐浴物品专人专用。

3. 室内天棚、墙壁应光滑,饰面应采用不宜积灰、耐腐蚀、防潮防霉、易消毒的材料;具备良好的通风、采光条件。应设置净化空调、保持适宜的温湿度。

4. 应配备足够的非手触式水龙头、干手设施及速干手消毒剂。每床应配备速干手消毒剂。

5. 病历牌、医嘱本等不得带入病室,医生查房完毕后,要洗净双手,脱去隔离衣,然后再翻阅病历,开立医嘱。

6. 新生儿隔离间的布巾、地巾专室专用。用后集中清洗、消毒、干燥保存。

(二) 人员管理

1. 医务人员进入隔离病室应穿隔离衣,接触不同病种时,应更换隔离衣、洗手。离开时脱去隔离衣、洗手。

2. 医务人员在标准预防的基础上,应根据疾病的传播途径(接触传播、飞沫传播、空气传播),采取相应的隔离与预防措施。

3. 应配备足量的、方便取用的个人防护用品,如医用外科口罩、帽子、手套、护目镜/防护面罩、隔离衣、防护服等。医务人员应掌握防护用品的正确使用方法。

4. 严格执行手卫生管理规范。医务人员在接触患儿前后均应当认真实施手卫生。接触血液、体液、分泌物、排泄物等操作时应当戴手套,操作结束后应当立即脱掉手套并洗手。

5. 医务人员应熟悉职业暴露及利器伤后紧急处理与报告制度。

(三) 患儿管理

1. 发现新生儿特殊或不明原因感染、疑似或确诊传染病新生儿应依据空气、飞沫及接触传播途径分区安置至隔离病室,尽量做到专人护理。

2. 根据传播途径不同采取接触隔离、飞沫隔离、空气隔离措施,标识正确,醒目。

3. 多重耐药菌感染或定植患儿,应单间隔离。如隔离房间不足,可将同类耐药菌感染或定植患儿集中安置,并设醒目的标识。

(四) 消毒管理

1. 一般性诊疗器械(如听诊器、体温计、叩诊锤、手电筒、软尺等)应专床专用,每天擦拭消毒,使用后一人一消毒。

2. 患儿交叉使用的医疗设备(如超声诊断仪、除颤仪、心电图机、X 线放射机等)表面,直接接触患儿的部分应每位患儿使用后立即清洁消毒。

3. 所用物品优先选择一次性物品,一次性使用的医疗器械、器具应当符合国家的有关规定,不得重复使用。

4. 接触患儿皮肤、黏膜的器械、器具及物品应当一人一用一消毒。

5. 被患儿血液、体液、排泄物、分泌物等污染时,应及时清洁并消毒。

四、静脉配制间医院感染管理

合理安全静脉用药原则和静脉用药配制中严格的无菌原则对于预防和控制新生儿院内感染具有重要意义,直接影响到住院新生儿安全。医院成立静脉配制中心以及静脉配制中心安全管理制度的建立,有利于降低新生儿院内感染的发生;未建立静脉配制中心的医院,可以参照《静脉用药集中调配质量管理规范》(2021 版)及《静脉用药调配中心建设与管理指南(试行)》(2022 版)建立静脉配制间管理规范。

(一) 静脉配制间环境管理

1. 静脉用药采用集中调配和供应模式的,应当设置静脉配制中心或单独静脉配制间。

2. 肠外营养液和危害药品静脉用药应当按规定实行集中调配与供应。

3. 静脉配制中心选址应远离污染源,仪器、设备及空间能耐受清洗和消毒;水池位置应当适宜,不得对静脉用药调配造成污染,不设地漏。

(二) 人员管理

1. 对患有传染病或者其他可能污染药品疾病的人员应当调离工作岗位;与静脉用药调配工作相关的人员,每年至少进行一次健康检查,建立健康档案。

2. 重视个人清洁卫生,进入洁净区的操作人员不应化妆和佩戴饰物,按手卫生要求洗手,穿好工作鞋及指定服装,并戴好发帽、口罩。

(三) 静脉用药集中调配工作流程

药师接收医师开具静脉用药医嘱信息;药师对用药医嘱进行适宜性审核;打印输液标签→摆药贴签核对;加药混合调配→成品输液核对与包装;发放运送;病区签收。

(四) 消毒基本要求

1. 静脉用药调配中心(室)各功能室内存放的物品应当与其工作性质相符合。

2. 洁净区应当每天清洁消毒,其清洁卫生工具不得与其他功能室混用。

3. 每月应当定时检测洁净区空气中的菌落数,并有记录。进入洁净区域的人员数应当严格控制。

4. 洁净区应当定期更换空气过滤器。进行有可能影响空气洁净度的各项维修后,应当经检测验证达到符合洁净级别标准后方可再次投入使用。

5. 设置有良好的供排水系统,水池应当干净无异味,其周边环境应当干净、整洁。

6. 根据《医疗废弃物管理条例》制定废弃物处理管理制度,按废弃物性质分类收集,统一处理。

（五）静脉用药调配中心（室）消毒管理规定

1. 每日工作结束后,用专用拖把擦洗地面,用清水擦拭工作台、凳椅、门框及门把手、塑料筐等。

2. 每周消毒一次地面和污物桶:先用常水清洁,待干后,再用消毒液擦洗地面及污物桶内外,15 分钟以后再用清水擦去消毒液。

3. 每周一次用 75% 乙醇擦拭消毒工作台、成品输送密闭容器、药车、不锈钢设备、凳椅、门框及门把手。

（六）水平层流洁净台清洁与消毒

1. 每天在操作开始前,有 1~2 位调配人员提前启动水平层流台循环风机和紫外线灯,30 分钟后关闭紫外灯,再用 75% 乙醇擦拭层流洁净台顶部、两侧及台面,顺序为从上到下,从里向外进行消毒;然后打开照明灯后方可进行调配。

2. 在调配过程中,每完成一份成品输液调配后,应当清理操作台上废弃物,并用常水清洁,必要时再用 75% 的乙醇消毒台面。

3. 每天调配结束后,应当彻底清场,先用常水清洁,再用 75% 乙醇擦拭消毒。

4. 每周应当做一次动态浮游菌监测,方法:将培养皿打开,放置在操作台上半小时,封盖后进行细菌培养,菌落计数。

（七）至少每 3 个月通过取样对不同洁净级别区域进行空气监测、物体表面监测

1. **空气监测** 每 3 个月通过取样对不同洁净级别区域进行空气监测;空气中微生物监测主要采用沉降菌监测法;采样高度为距地面 0.8~1.5m 位置;培养基平皿静态暴露时间

为 30 分钟以上。两次检测结果都合格时,才能评定为符合。

2. **物体表面**　每 3 个月对水平层流洁净台、生物安全柜等物体表面进行一次微生物检测;一般采用静态检测,在当日工作结束,清洁消毒后进行;擦拭或拭子采样法细菌总数 ≤5cfu/cm^2,未检出致病菌者为合格。

五、新生儿库房医院感染管理

(一) 新生儿库房环境管理

1. 保持库房墙壁、地面清洁干燥,定期打扫。

2. 库房内的所有物品均为医院统一采购、质量验收合格的物品。

3. 库房物品存放架或柜应距地面高度 20~25cm,离墙5~10cm,距天花板 50cm。

4. 库房内各区域的物品整齐有序,尽可能把同类物品归置一区,区域间要有明显的距离,各区相对独立。

(二) 人员管理

护士长总负责,日常由当天值班主管护士才可进入库房。

(三) 消毒管理

1. 库房内的无菌物品定期检查,按有效期的先后顺序存放,保证所有物品均在有效期内。

2. 一次性使用物品,科室使用前检查小包装有无破损、过期、不洁等情况,小包装破损、过期、不洁产品不得使用。

3. 一次性医疗物品、器械等应一次性使用,不得重复使用。

六、沐浴间院感管理

(一) 新生儿沐浴间环境管理

1. 新生儿沐浴区与被服储存区应分区明确,独立设置。

沐浴区应设流动水沐浴池。储存柜保持清洁干燥,柜门有良好的密封性。

2. 墙壁、天花板、地面无裂隙,表面光滑,清洁无尘无霉斑。有良好的排水系统。

3. 应有空调等保温设施,保持室温 26~30℃,沐浴流动水温 38~40℃,辐射台温度 30~32℃。

4. 应配备必要的沐浴用品,如毛巾、浴液、护臀霜、眼药水、沐浴垫等,沐浴物品专人专用。

5. 禁止在病房、走廊清点更换下来的衣物、被服。

6. 感染性医用织物用双层黄色垃圾袋包扎密闭转运。

7. 每 3 个月对沐浴间空气、物体表面及工作人员手进行微生物监测。

(二) 人员管理

1. 皮肤疾病及其他传染性疾病的工作人员,不得接触新生儿。

2. 工作人员应严格执行手卫生,指甲不超过指尖,不得佩戴首饰、手表等物品。

3. 按照新生儿沐浴流程实施新生儿沐浴,感染与非感染新生儿应分开沐浴,特殊感染新生儿应在隔离沐浴池沐浴,如无隔离沐浴池则应与其他正常新生儿分时段沐浴,分时沐浴应先为早产儿、足月儿、最后感染性或隔离新生儿。

4. 关注新生儿颈部、腋窝处、腹沟处等皮肤皱褶处,保证每一皱褶处清洁。

(三) 消毒管理

1. 新生儿沐浴时拆褓和包褓应严格分台。

2. 评估新生儿病情选择沐浴方式,沐浴应严格执行一人一巾(包裹新生儿一条大浴巾)一膜(沐浴池一次性塑料薄膜)。

3. 沐浴用品专人专用,无法执行专人专用时,开启时间后 1 周内使用。

4. 沐浴后对沐浴用品进行清洁消毒。

5. 沐浴液瓶口不要接触新生儿皮肤和工作人员手,应避免污染。

6. 被服、衣物等应当保持清洁,每日至少更换一次,污染后及时更换。

7. 沐浴间应保持清洁、定期消毒,保持室内空气清新、干燥,每日沐浴前、后沐浴间(区)应开窗通风 30 分钟或空气消毒机空气消毒 30 分钟并记录。

8. 沐浴间地面每天湿式清扫,有污染时及时消毒。每天通风 2 次,每次 30 分钟。

9. 每日沐浴结束后应用含氯消毒剂 500mg/L 消毒沐浴池,更换拆褓台与打褓台上的各种物品,并清洁擦拭台面、体重秤等。

七、配奶间医院感染管理

规范新生儿配奶间制度,提高新生儿配奶间人员医院感染控制的自律性,有利于保障住院新生儿喂养的安全性。

(一) 配奶间环境管理

1. 独立配奶间,配奶间与奶具清洗消毒间不应与护理单元合并。

2. 奶具存放柜、地面、墙面、天花板等清洁干燥、无裂隙霉斑。

3. 每日应开窗通风 2 次,每次 30 分钟或动态空气消毒器空气消毒并有记录。

4. 保持室内空气清新、干燥,配奶前半小时停止清扫地面。

5. 每次配奶前后,清洁配奶操作台,保持台面清洁、宽敞、干燥。

6. 每日应清洁冰箱内外部,有污染随时清洁消毒。

7. 监测记录冰箱温度,冰箱温度控制在 0~4℃。

8. 配奶间清洁抹布专用,使用后消毒干燥备用。

(二) 喂养选择

1. 允许新鲜母乳直接喂养。

2. 如亲母没有母乳,出生胎龄小于 32 周和 / 或出生体重小于 1 500g 的婴儿可给予经巴氏消毒的捐赠母乳,该母乳喂养至矫正年龄为 34 周。捐赠母乳政策不会影响婴儿食用自己母亲母乳的比例,且会导致更早开始肠内喂养。

3. 捐赠的乳汁在接受前应进行培养并证明不含致病菌,金黄色葡萄球菌的含量小于 10 000cfu/ml,肠杆菌科的含量小于 100cfu/ml,来自捐赠者的母乳在使用前应进行巴氏消毒。

4. 人类母乳营养成分的差异,营养分析母乳,进行个体化蛋白质和能量强化以改善早产儿的营养。

5. 如果没有亲母母乳或经巴氏消毒的捐赠母乳,则在证明对配方奶粉具有耐受性后,小于 36 周的婴儿喂养早产配方奶粉。

(三) 母乳的运输及储存

挤出的母乳(expressed breast milk,EBM)在带有冰的隔热容器中运输,并在到达医院时放入母乳冰箱(如果母乳是冷冻的,继续冷冻)。

(四) 母乳的储存

1. EBM 做好标签存放(母亲姓名及采集时间)。

2. 如果冷冻柜中有冷冻奶,护士将在冷冻柜上做好明确标识“可用冷冻 EBM”。

3. 母乳储存方法(表 6-6)。

表 6-6　母乳储存方法

	室温	冰箱 < 4℃	–20℃
新鲜母乳	4 小时	72 小时 （早产儿母乳 48 小时）	3 个月（深低温 12 个月）
冰箱化冻	4 小时	24 小时	不再冷冻保存
<37℃水中化冻	一次吃完	24 小时	不再冷冻保存
已经开始食用	一次吃完	不再保存	不再冷冻保存

（五）人工喂养

1. **集中制备配方奶**　床边制备的配方奶比在集中制备配方奶出现污染可能性高 24 倍。

2. **优先即食配方奶**　由于使用粉状配方奶会显著增加污染风险,因此应尽可能考虑使用无菌液体配方奶,以尽量减少 NICU 人群中微生物暴露的风险。粉状配方奶粉被污染的可能性是即食配方奶的 14 倍。

3. 加热过的样品和牛奶或酪蛋白水解的奶粉更容易受到污染。

4. 集中喂养准备导致微生物生长的流行率显著降低。

（六）人员管理

1. 配奶间工作人员应经过新生儿配奶、消毒技术等相关知识培训。

2. **母亲的培训**　个人卫生(每天淋浴)、挤奶前清洁乳房和手卫生。收集和储存设备的良好卫生可能是确保 EBM 微生物质量的最重要方式:如果在家中吸出母乳,则将奶瓶存放在 4℃的家用冰箱;48 小时内,将母乳运至医院或在家中 –18℃冷冻;带有冷冻块的冷却袋可确保样品在运输过程中充分冷却;在医院挤出的母乳用冷藏袋运送到医院新生儿病区的奶库,并在 +4℃或 –18℃的冰箱中储存。

　　3. 以下人员不得作为母乳捐赠者　过去 12 个月内接受器官或组织输血；吸烟、过量饮酒或滥用药物；有静脉吸毒史的女性和来自人类免疫缺陷病毒（HIV）、人类 T 淋巴细胞病毒（HTLV）、乙型肝炎病毒（HBV）和丙型肝炎病毒（HCV）高危流行地区的移民；捐献前 3 个月内对 HIV、HTLV 和 HCV 抗体以及乙型肝炎表面抗原进行检测呈阳性者；母乳捐赠者的胸部 X 线检查显示活动性持续性结核病者。性伴侣患性传播感染性疾病或有性传播感染性疾病的风险。

　　4. 工作人员患有感染性疾病者在未治愈前不得参与配奶工作。

　　5. 科室与医务人员不得私自接受厂家奶粉，使用奶粉必须通过国家食品、药品检测合格产品，由医院统一采购。

　　（七）配奶间管理规范

　　1. 母乳集中处理和条形码扫描提高安全性并减少母乳管理错误。

　　2. 灭菌后奶具及配奶容器打开后应记录开启时间，保存时间不应超过 24 小时，未使用的奶具应重新灭菌。

　　3. 温奶器每日清洁消毒，若为水浴箱，灭菌用水每班更换，干燥备用，每周彻底清洁消毒一次。

　　4. 使用的一次性奶具必须由医院有关部门统一集中采购，科室不得自行购入。

　　5. 奶具使用后应统一回收，在流动水下清洗，必要时使用专用洗涤剂清洗。将清洗干净的配奶用具放入消毒柜烘干后送供应室压力蒸汽灭菌。

　　6. 一次性奶具毁型放入指定收集箱统一回收处理。

　　7. 每日清洁治疗车、温奶箱、恒温水浴箱，并保持干燥。

　　8. 每 3 个月对配奶间空气、物体表面及工作人员手进行微生物监测。

八、清洗消毒间(含器械处置室)管理

(一) 新生儿清洗消毒间(含器械处置室)环境管理

1. 依据科室患儿收治人数及医疗设备数量规划器械清洗消毒间面积。

2. 尽量洁污通道分开,污进洁出。

3. 器具与器械存放间与清洗消毒间相通。

(二) 人员管理

1. 科室安排专人负责新生儿清洗消毒间的管理。

2. 负责新生儿清洗消毒工作的人员必须为医务人员或经过新生儿感染管理知识培训并合格的工勤人员。

3. 新生儿清洗消毒间减少人员流动,患有感染性疾病者在未治愈前不得参与清洗消毒间的工作。

(三) 消毒管理

1. 保持清洗消毒间环境清洁、干燥。

2. 根据室外的风力大小和气温的高低,每天上、下午各开窗通风 1~2 次,每次 30 分钟。

3. 及时正确处理污染的医疗器具等,防止其成为传染源的传播媒介。

4. 按规范配制消毒液,每日监测消毒液浓度,并记录。

九、新生儿仪器室管理

(一) 新生儿仪器室环境管理

1. **环境设置**　参照本章第一节。

2. **科室建立资料档案,内容包括**　原始的使用说明书及有关资料;原始操作方法的依据;操作程序;记录使用重要仪器情况;记录维修维护情况。

(二) 人员管理

1. 使用者必须了解仪器的性能,严格按操作程序进行操作。

2. 科室设仪器员,每周负责检查仪器设备的性能、数量、定点位置、使用维护、清洁消毒等情况,并记录。

3. 护士长每月检查 1 次,并记录。

(三) 日常管理

1. 设备仪器应执行"四定"制度,即定数量、定位放置、定人负责、定期检查。

2. 重要仪器设备做到班班清点,保持清洁、干燥、性能良好,需要维修的仪器有标识并及时维修。

3. 连续使用中的仪器设备应按照规范进行必要的清洁和维护,仪器使用完毕严格执行本仪器的清洁消毒规范。

4. 使用后的仪器需经过清洁消毒后,方可放回仪器室。

5. 所有仪器设备定期除尘和检查维护。

十、治疗室医院感染管理

(一) 新生儿治疗室环境管理

1. 新生儿治疗室需要严格区分并明确标记有菌区、无菌区,清洁区及污染区。

2. 各种物品、药品分类放置,标识醒目,字迹清楚。

3. 医用毒性药品、精神药品、麻醉药品、贵重药品及特殊药品应加锁保管,严格交接班。

(二) 人员管理

1. 进入新生儿治疗室必须穿工作服、戴工作帽及口罩。

2. 非工作人员严禁入内,配制药液过程中应关门,尽量较少人员流动。

（三）消毒管理制度

1. 严格执行无菌技术操作原则。无菌物品开启后记录开启时间,保持无菌物品的有效期内,定时更换。

2. 保存的无菌物品、消毒物品必须注明有效期,超过有效期应重新消毒灭菌。无菌棉签、棉球、纱布等开启时注明开启时间,使用时间不得超过 24 小时。

3. 一次性物品一人一用一处理,不得重复使用

4. 抽出的药液、开启的静脉输入液注明时间,超过 2 小时不得使用,启封抽吸的各种溶媒超过 24 小时不得使用。

5. 治疗前,要严格检查对制度和护理操作规程,严防差错事故发生。

6. 各班操作前后用含有效氯 500mg/L 消毒液擦拭工作台及物体表面。

7. 无菌持物钳干式存放,使用时记录打开时间,每 4 小时更换一次。

8. 消毒用的碘伏及 75% 乙醇等皮肤消毒液使用时注明开启时间,开启后的有效期遵循该产品的使用说明,无明确规定使用期限的应根据使用频次、环境温湿度等因素确定使用期限,确保微生物污染指标低于 100cfu/ml,连续使用最长时间不应超过 7 天;对于性能不稳定的消毒剂如含氯消毒剂,配制后使用时间不应超过 24 小时。

9. 指定专人对室内物品、药品、器械做好清点、消毒、保养工作。每日必须检测各消毒液浓度并登记。

10. 新生儿治疗室地面实施湿式清扫,每日 2 次。

11. 医疗物品,按照《医用废物分类目录》(2021 版)正确分类收集,医疗废物放黄色袋,生活垃圾放黑色塑料袋,正确使用锐器盒。

十一、新生儿转运医院感染管理

随着新生儿医学的发展,急救转运系统不断完善,越来越多危重新生儿可以通过转运系统从基层医院或不具备救治条件的医院转运到具备救治条件的医院进行诊断和治疗。转运过程中的新生儿相当于进入新生儿救治单元,需要执行严格的医院感染控制措施。

(一) 人员管理

1. 转运过程中,医护人员严格执行手卫生制度,严格执行各项操作规范。

2. 参与转运的医生及护士转运前后需要洗手及更换口罩、帽子及隔离衣。

3. 感染、疑似感染及多重耐药菌患儿转运,患儿直接进入隔离间。

(二) 消毒及日常管理

1. 新生儿转运用品、仪器设备每日检查,处于完好备用状态。

2. 无菌物品在有效期内,无破损、无污染。

3. 新生儿转运车(包括车内座椅、车载仪器、地面)、转运暖箱、呼吸机及移动式监护仪等仪器设备转运后及时用含有效氯 500mg/L 消毒剂擦拭消毒。

4. 所有医疗器械应一人一用一消毒,喉镜使用后,彻底清洁、消毒(包括镜片及镜柄)。

5. 抢救仪器及车内物品表面每次使用后清洁消毒;转运感染病患儿后根据病原体传播特点进行适宜的终末消毒。

6. 车内宜配备血液(体液)溅污处理箱,便于及时进行污点清洁与消毒。

7. 备用状态下的新生儿转运车、转运暖箱、呼吸机等发生污染应重新清洁消毒。

8. 转运过程中所涉器械的消毒管理参见第七章第三节。

9. 管道选用一次性管道,并与病房做好交接并记录。

10. 多重耐药菌管理参见第三章第三节多重耐药菌防控制度。

11. 转运过程中的医疗废物按《医疗废物管理制度》(2022)执行。

(任义梅　崔曙东)

参考文献

1. 中国医师协会新生儿专业委员会. 中国新生儿病房分级建设与管理指南 (建议案). 中华实用儿科临床杂志, 2013, 8 (3): 231-237.

2. 国家卫生和计划生育委员会. 危重新生儿救治中心建设与管理指南. 发育医学电子杂志, 2018, 6 (1): 7-14.

3. WHITE RD. Consensus Committee on Recommended Design Standards for Advanced Neonatal Care. Recommended standards for newborn ICU design. 9th ed. J Perinatol, 2020, 40 (Suppl 1): 2-4.

4. 邵肖梅, 叶鸿瑁, 丘小汕. 实用新生儿学. 5 版. 北京: 人民卫生出版社, 2019.

5. ZEMOURI C, DE SOET H, CRIELAARD W, et al. A scoping review on bio-aerosols in healthcare and the dental environment. PLoS One, 2017, 12 (5): e0178007.

6. 国家卫生计生合理用药专家委员会, 全国细菌耐药监测网. 2018 年全国细菌耐药监测报告. 中国合理用药探索, 2020, 1 (17): 1-10.

7. WHO Guidelines Approved by the Guidelines Review Comnittep Guidelines for the prevention and control of carbapenem-resistant Enterobacteriaceae, Acinetobacter baumannii and Pseudomonas aeruginosa in health care facilities. Geneva: World　Health Organization, 2017.

8. 冯小芳, 钱施, 钱笑蓉, 等. 目标性感染监测对新生儿医院感染干预效果研究. 中国妇幼保健. 2019, 34 (20): 4778-4781.

9. 胡必杰, 刘荣辉, 陈文森, 等. SIFIC 医院感染预防与控制临床实践指引 (2013 年). 上海: 上海科学技术出版社, 2013.

10. 李连红, 陆烨, 胡国庆. ATP 生物荧光技术在医院感染预防与控制中的应用进展. 中国消毒学杂志. 2014, 31 (4): 386-388.

11. 司徒雪飞, 阮玲红, 陈小燕, 等. 新生儿科住院患儿医院感染病原学特点、危险因素及预防对策分析. 中华医院感染学杂志, 2017, 27 (18): 4228-4231.

12. 李静, 许健, 冉莎莎, 等. 使用中暖箱日常清洁消毒效果评价及对策. 中国感染控制杂志, 2016, 15 (1): 56-58.

13. 石继巧, 彭旭华, 刘跃进, 等. 酸性氧化电位水对暖箱贮水槽消毒效果的观察. 中华医院感染学杂志, 2010, 20 (6): 821-822.

14. DEAMOWSKI A, AUCAMP M, BEKKER A, et al. NeoCLEAN: a multimodal strategy to enhance environmental cleaning in a resource-limited nonatal unit. Antimicrobial resistance and infection control, 2021, 10 (1): 35.

15. 胡必杰, 高晓东, 韩玲样, 等. 医院感染预防与控制标准操作规程. 上海: 上海科学技术出版社, 2019.

16. WEAVER G, BERTINO E, GEBAUER C, et al. Recommendations for the Establishment and Operation of Human Milk Banks in Europe: A Consensus Statement From the European Milk Bank Association (EMBA). Front Pediatr, 2019, 7: 53.

17. Government of Western Australia Child and Adolescent Health Service. Clinical Guideline (Breastfeeding). Neonatal Coordinating Group, 2019.

18. 中华人民共和国国家卫生健康委员会. 静脉用药集中调配质量管理规范. 北京: 人民卫生出版社, 2010.

第七章
新生儿病房人员管理

第一节　患儿分类管理

新生儿器官功能尚未发育成熟,加之免疫力低、抵抗力差,容易交叉感染,甚至造成新生儿病房的院内感染暴发流行。为了降低新生儿院内感染发生率,医护人员应主动做好新生儿的分类管理,通常根据是否存在感染将住院新生儿分为三类:医院感染、疑似医院感染及非医院感染新生儿,也可直接分为感染患儿、非感染患儿,分别收治在不同的病房。

一、定义

对于感染患儿,根据感染的来源,把住院新生儿的感染分为医院感染和社区感染。

1. **医院感染**　即医院获得性感染,是指新生儿在住院期间获得的感染(入院时感染不存在或不在潜伏期)。临床上将入院 48 小时后发生的感染,包括在住院期间发生的感染和在医院内获得且出院后 48 小时内发生的感染,均称为医院感染,其中新生儿在分娩过程中和产后获得的感染都属于医院感染,但除外垂直传播(如梅毒、弓形体、风疹病毒、巨细胞病毒、乙型肝炎病毒、单纯疱疹病毒、HIV 病毒等)所致的感染。

2. 社区感染 新生儿入院前已开始或入院时已存在的感染在住院期间所有扩展或发生并发症者。

二、感染和非感染新生儿识别与筛查

(一) 感染患儿的识别与筛查

1. 高危因素的识别 每例住院的新生儿均需明确是否存在感染的高危因素。

(1)高危因素包括:产时母亲发热(体温 ≥ 38℃)、孕母存在绒毛膜羊膜炎、产道有 GBS 定植、胎膜早破时间 ≥ 18 小时、早产儿和低出生体重儿、新生儿存在先天性疾病(如先天性心脏病、消化道畸形)等。

(2)住院过程中给予气管插管机械通气、留置脐静脉导管或 PICC,以及肠道外营养的情况等。

2. 感染患儿临床表现的识别

(1)全身表现:体温不稳定(发热或体温不升),一般情况差(精神反应差、面色苍白或灰暗、少吃、少哭、少动),黄疸加重,灌注不良,甚至低血压等休克表现。

(2)各系统表现:包括局部皮肤、脐周感染,硬肿症,呼吸急促、呼吸暂停、呼吸困难、发绀、双肺湿啰音,心动过速、腹胀、呕吐、肠鸣音减弱、腹泻、腹胀、嗜睡、易激惹、惊厥、出血倾向、关节红肿、四肢肌张力低下等。新生儿尤其是早产儿临床表现常缺乏特异性,局部症状体征也不甚明显。

3. 感染患儿的筛查

(1)新入院患儿,临床可疑感染,存在高危因素的患儿,需根据患儿临床情况尽早选择咽拭子、直肠拭子、血液培养、尿液培养、炎症指标等相关检查;有明确感染灶的,行相应感染部位分泌物的培养或涂片检查,如脐部分泌物、眼部分泌物等。

(2)外院／本院有侵入性操作的患儿,呼吸机辅助通气患儿使用大于 3 天的患儿即使无感染也需要完善痰培养,拔管时根据患儿感染情况,有需要者完善痰培养;怀疑导管感染拔除深静脉置管前完善血培养、导管血培养和导管尖端培养。

(3)住院患儿临床出现可疑感染,疑似医院感染时,积极寻找可能的原发感染灶,完善病原学检查(细菌培养、病原体抗原检测,必要时行病原基因检测),可疑真菌感染的患儿需要完善真菌培养,(1,3)-β-D 葡聚糖检测和半乳甘露聚糖检测等。同时行血常规 + 白细胞分类 +C 反应蛋白(C reactive protein,CRP)、血沉、血清降钙素原(procalcitonin,PCT)或白介素 -6 等检查。必要时完善腰椎穿刺脑脊液检查以明确是否存在中枢神经系统感染。

4. 筛查的解读

(1)有临床异常表现,同时满足下列条件中任何一项,可明确诊断感染:①血培养、脑脊液(或其他无菌腔液)培养阳性,或者宏基因检出致病病原体。②中段尿培养出细菌,并且菌落数>10^5/ml。③血液非特异性检查≥2 项阳性(白细胞计数:6 小时龄~3 日龄 ≥30×10^9/L,大于 3 日龄为 ≥20×10^9/L,或任何日龄<5×10^9/L;不成熟中性粒细胞／总中性粒细胞(I/T):出生至 3 日龄 ≥0.16,大于 3 日龄 ≥0.12;CRP:6 小时龄内 CRP ≥3mg/L,6~24 小时龄 ≥5mg/L,大于 24 小时龄 ≥10mg/L;PCT ≥0.5ng/ml)。

(2)有感染高危因素,但临床异常表现不明显,非特异性炎症指标<2 项阳性,不符合明确诊断感染标准者,考虑为疑似感染,需进一步观察病情,监测炎性指标。

(二)非感染患儿的识别

不伴有高危因素,无感染相关的临床表现,并且感染指标无异常的新生儿。

三、感染、疑似感染患儿的管理

1. 发现感染、疑似感染患儿时,应当严格按照《医院隔离技术规范》等有关规定,感染、疑似感染患儿与非感染患儿应分室或分区安置。在标准预防的基础上,应根据疾病的传播途径(接触传播、飞沫传播、空气传播)采取相应的隔离与预防措施。

(1)隔离的新生儿离室后,应对原先室内所用物品、器械、新生儿床、地面、空气等进行严格终末消毒。

(2)感染、疑似感染患儿,实行护理单元隔离,保持负压或者良好的通气状态;所用物品优先选择一次性物品,非一次性物品必须专人专用专消毒,不得交叉使用。

(3)特殊或不明原因感染患儿,宜实施单间隔离,专人护理,并采取针对性的消毒措施。

(4)疑似感染患儿确诊前尽可能单间或专门区域床边隔离安置,如病原学阴性,并且间隔 24 小时连续两次血液非特异性检查<2 项阳性,可排除感染,转出隔离间。

(5)医学观察密切接触患儿,必要时进行同室所有患儿的筛查,并关闭该病室,患儿只出不进。

2. 对于传播性强的感染性疾病、或存在多重耐药菌、泛耐药菌感染或定植的患儿应设有醒目标识,应严格执行传染病病原、多重耐药菌感染预防与控制核心措施,宜单间隔离;如隔离房间不足,可将同类病原体感染或定植患儿集中安置、管理。

3. 积极开展目标性监测,对感染患儿周围的人群、环境、物品进行病原学检查,密切观察有无感染的征象,监测非特异性指标。发现有感染聚集性趋势时,尽早采取切实可行的隔离控制措施,必要时病区停止收治新患儿,将在院无感染患儿尽快转出,以避免医院感染的暴发流行。

四、住院新生儿的常规处置原则

1. 所有患儿入院前接诊医师应做好病史问诊,如患儿及其家人(特别是母亲)近期有无发热、腹泻、咳嗽等感染病史,是否存在麻疹、水痘等传染病接触史,根据问诊结果决定是否安置于(过渡)隔离区域观察治疗,并及时进行相关病原学送检。在流行季节,应注意相关病原体如肠道病毒等的筛查。

2. 新生儿病房严格实施分区管理,进行分区诊疗和护理,护理人员各区域不交叉。病房条件有限时,诊疗和护理操作应当遵守以先早产儿后足月儿、先非感染性患儿后感染性患儿的原则进行,严格工作人员手消毒、患儿物品及病房环境的消毒,防止传染病病原体、耐药菌、条件致病菌及其他病原微生物的传播。伴有皮肤感染及其他感染性疾病的工作人员,应停止与婴儿接触,必要时暂停新生儿病区的工作。所在地域如感染性疾病流行,禁止探视。遇有医院感染流行时,应严格执行分组护理的隔离制度。

3. 母婴同室新生儿,当母婴一方有感染性疾病时,应与其他正常母婴隔离,产妇哺乳前应洗手、清洁乳头;哺乳用具一婴一用一消毒。隔离婴儿用具应单独使用并双消毒,被服等物品应消毒或灭菌处理,婴儿生活及治疗用品等应一婴一用,避免交叉使用。严格探视制度,控制探视人数,探视者应着清洁服装,洗手后方可接触婴儿。各项操作,包括预防接种、抽血检验、新生儿筛查等,均应严格执行无菌操作和手卫生制度。

4. 患儿母亲患有感染性或传染性疾病时,视所患疾病类型决定是否进行母婴接触及母乳喂养。

5. 新生儿沐浴,隔离条件有限时,也应按照"先早产儿,后足月儿,先非感染患儿,后感染患儿"的原则进行。按照从头到脚,从清洁部位到污染部位的顺序依次进行。

五、医院感染报告

1. 当出现医院感染散发病例时,若为多重耐药菌,管床医生应立即开具"接触传播隔离 MDRO"医嘱,同时报告科主任,通知本科室医生、护士长或责任护士;科主任、护士长应在早会上告知全科医护人员。管床医生在医院感染监测系统中进行感染诊断,及时报告;无信息化管理的医院,可以填写纸质版《医院感染病例报告卡》,报送医院感染管理科。

2. 建立新生儿科医院感染暴发的早期预警机制:科室短时间内(短时间可参考各传染病的平均潜伏期)出现 2 例或 2 例以上临床症状相同或相近的感染病例,尤其是病例间可能存在具有流行病学意义的共同暴露因素或者共同感染来源时,无论有无病原体同种同源检测的结果或检测结果汇报如何,经治医生应立即向本科室医院感染管理组小组长报告,同时汇报科主任,科主任应立即电话和书面报告医院感染管理科。

3. 短时间出现 3 例及以上相似临床症状或相同病原学诊断,或高度怀疑发生医院感染的危重新生儿,应当于第一时间上报医院感染管理科,确诊为感染暴发立即向分管院长汇报,医院组织调查,确诊为医院感染暴发,应于 12 小时内报告所在地卫生行政部门,并同时向疾病预防控制机构报告。

六、重点关注对象

1. 早产及低出生体重儿(胎龄小于 32 周或出生体重小于 1 500g)。

2. 中心静脉置管或长期有创机械通气者。

3. 长时间静脉输注脂肪乳剂者。

4. 长期抗生素治疗、应用广谱抗生素者。

5. 支气管肺发育不良应用激素者。

6. 住院时间长者。

七、医院感染监测

见第四章第二节医院感染病例监测。

第二节　新生儿清洁

新生儿尤其是早产儿皮肤薄、屏障作用差,极易受损而导致局部或全身感染。新生儿体表面积相对儿童和成人较大,易发生经皮肤水分丢失增多、皮肤用药吸收量大且快、药物的不良反应相对明显等,从而导致死亡风险增加。断脐后的早期,脐部残端存在血运,容易被细菌入侵而感染,因此保护新生儿皮肤完整性、预防皮肤损伤,保持脐部的清洁,是护理常规,可以避免细菌的入侵,防止感染,从而有效预防医院感染。

一、沐浴

皮肤清洁主要措施为沐浴,沐浴方式主要包括襁褓式沐浴、淋浴和擦浴(视频 5　新生儿沐浴)。

视频 5　新生儿沐浴

(一)襁褓式沐浴

襁褓式沐浴更能维持早产儿和足月儿沐浴后体温的

稳定。

1. 按照"先非感染患儿,后感染患儿"的原则进行。采取隔离措施的患儿最后进行。

2. 调节水温为 38~40℃,将新生儿用柔软的毯子包裹后,清洗面部及头部,然后将肩部及以下部位浸泡在水中,依次清洗上肢、下肢、颈部、胸腹部、背部、会阴部,清洗过程中仅暴露清洗部位,洗完后立即将新生儿包裹入干燥预热的毛巾中,完成沐浴,总时间不超过 5 分钟。

(二) 淋浴

新生儿沐浴一般采用淋浴的方式。

1. 按照"先非感染患儿,后感染患儿"的原则进行。采取隔离措施的患儿最后进行。

2. **沐浴顺序**　按照从头到脚,从清洁部位到污染部位的顺序依次进行。

1)头部沐浴顺序:用拇指和中指捏住新生儿双耳,按眼睛(由内眦至外眦)→脸部→头发的顺序。

2)身体沐浴顺序:颈部→胸部→腹部→腋窝→上肢→腹股沟及外生殖器,翻身,下肢→后颈→背部→臀部。

(三) 擦浴

部分住院患儿因病情需要使用各种医疗器械,如机械通气患儿,擦浴可作为一种选择性的沐浴方法。擦浴顺序同淋浴。

(四) 沐浴注意事项

1. 浴巾、浴垫、体重秤垫等应一人一用一更换。

2. 每日工作结束后,对体重秤、沐浴池、沐浴喷头等进行消毒,干燥保存。

3. 拆褓台和打包台应分开。

4. 沐浴用水若来自二次供水水箱,应做好水箱及管道的定期清洁消毒,必要时定时放空水箱或安装过滤装置,避免水源性感染。

5. 清洁外生殖器时应注意:女婴应将大小阴唇分开,自上而下,从前向后洗;男婴应将包皮往后推,洗后轻轻复位。

二、脐部护理

断脐后,脐带残端对新生儿来说是一个很大的创面,如果护理不当,病原菌将通过脐部侵入机体导致新生儿破伤风、新生儿败血症等严重感染性疾病,对新生儿健康和生命造成极大威胁,因此,宝宝出生后必须做好新生儿脐部的护理,防止感染(视频6　新生儿脐部护理)。

视频6　新生儿脐部护理

(一) 脐部护理的三大原则

1. **保持干燥**　在宝宝脐带脱落前应注意保持干燥,尤其洗澡时如果不慎将脐带根部弄湿,应先以清洁小棉棒擦拭干净。在脐带脱落之前,给宝宝洗澡的时候千万注意不要让脐带沾水。如果在新生儿阶段给宝宝游泳,一定要带上防水贴。

2. **避免摩擦**　纸尿裤大小要适当,千万不要使尿裤的腰际刚好在脐带根部,这样在宝宝活动时不易摩擦到脐带根部,否则容易导致破皮发红,甚至出血。宝宝大小便后,应及时更换纸尿裤,避免尿液或粪便污染脐部创面。

3. **避免闷热**　脐带创面不能用面霜、乳液及油类涂抹脐带根部,以免脐带不易干燥甚至有可能导致感染。

（二）脐部护理要点

1. 保持脐带残端清洁干燥,尽量暴露脐部,避免大小便污染。

2. 每日彻底清洁脐部 1~2 次,直至脱落,不常规使用消毒剂,仅在脐部有感染征象时使用消毒剂。

3. 宝宝每天沐浴后,及时擦干脐部,如大小便不慎污染脐部,应及时清洁和消毒。

4. 更换尿不湿或清洁脐部时,评估脐部有无发红、脐带有无潮湿、渗液或脓性分泌物。

（三）脐炎护理要点

1. **轻症**　局部可用 75% 乙醇或 0.5% 碘伏消毒,每日 2~3 次。碘伏功能和医用酒精基本一样,但不作为首选,是因为碘伏会将皮肤染色,干扰观察脐部,且含碘制剂有抑制甲状腺功能的风险。

2. **重症**　除局部消毒处理外,可根据医嘱予以抗生素对症治疗。

三、臀部护理

（一）臀部护理要点

1. 勤换尿布,尿布要透气、柔软、吸水性好,一次性的尿不湿是目前常用的尿布,建议 4~6 小时更换尿不湿,每次大便后及时更换。

2. 每次换尿布用温水清洗臀部,可以采用婴儿专用一次性湿巾替代棉布清洗臀部,但要避免使用含乙醇的湿巾,等待臀部皮肤干燥后穿上尿布。

3. 更换尿布前后清洗双手,避免交叉感染。

（二）红臀的护理要点

1. **局部氧疗**　中至重度的红臀使用未经湿化的氧气,流速为 5~10 L/min,当患儿清洁臀部更换尿布后,在尿布上剪洞,插入氧气管,氧气管距臀部 3~5cm,对着患儿臀部吹,每次 10~15 分钟,每天 3~6 次(以上方法适用于足月儿,早产儿可以使用加温加湿的氧气)。

2. 暴露臀部皮肤可以避免尿布的摩擦,同时保持臀部皮肤干燥,促进红臀的愈合。

3. 外用药膏

(1)推荐使用鞣酸软膏防治尿布皮炎。

(2)推荐使用含凡士林或氧化锌的护臀膏。

(3)不推荐常规使用抗生素药膏预防和治疗尿布皮炎,仅在局部感染时使用。

四、医源性皮肤破损护理和预防

(一) 新生儿常见医源性皮肤破损

医源性皮肤破损是指治疗过程中的操作不当造成的与疾病无关的皮肤损伤。因为新生儿皮肤薄嫩,更容易引起,处理不当的话,容易合并感染。常见的医源性皮肤损伤有药物外渗、胶布粘贴伤、压疮、摩擦伤、烫伤等。加强防范意识和措施,是降低医源性皮肤损伤的最主要环节。

(二) 护理要点

1. **停止医源性损伤**　如果是压疮,应避免局部继续受压,勤翻身;如果是药物外渗,应立即拔针,选择其他静脉通路输入药物,抬高损伤部位的肢体,避免湿热敷。

2. **局部药物**

(1)透明质酸酶:静脉外渗 1 小时内,推荐以 15U/ml 的浓度,在肿胀部位的四个象限皮下注射,采用 1ml 的注射器,每次注射更换针头。

(2)甲磺酸酚妥拉明:肾上腺素外渗引起局部皮肤发白,

以 1mg/ml 浓度的甲磺酸酚妥拉明皮下注射,余液外用湿敷。

3. **清创** 推荐使用 0.9% 氯化钠溶液清洗压力性损伤创面;推荐对压力性损伤创面的失活组织进行清创;不推荐清创损伤创面的结痂,除非创面出现感染。

(三) 预防

1. **医用黏胶相关皮肤损伤**

(1)推荐使用医用黏胶前,采用液体敷料、硅酮敷料、水胶体敷料等皮肤保护屏障。

(2)推荐采用无张力性粘贴和水平撕脱的方法移除医用黏胶。

(3)推荐使用油剂或医用除胶剂辅助移除医用黏胶。

2. **医疗器械相关压力性损伤**

(1)床单元干燥平整无杂物,各类导管或导线勿压于患儿身下。

(2)推荐皮肤受压部位使用皮肤保护屏障敷料。

(3)推荐固定医疗器械时,采用避免移位且对皮肤不增加额外压力的固定方法。

(4)推荐每天两次以上评估医疗器械接触部位和周围的皮肤。

(5)推荐无创辅助通气时交替使用鼻罩和鼻塞,用润肤油保护鼻腔黏膜,用皮肤保护屏障敷料保护受压部位。

(舒桂华)

第三节 新生儿病房手术及术后患儿管理

新生儿病房床旁手术因病房条件所限,很难做到与手术室一样的环境洁净程度,因此床旁手术及术后患儿的感染管理要求更加严格。条件允许的情况下尽量安排患儿至手术室手术,如果患儿病情危重又不宜搬动需在床旁实行手术,要进行术前讨论与评估,报备医务处,并与家属进行充分的知情同意告知取得家属的同意。术前尽可能减少新生儿病房的患儿数量,提供足够大的房间与空间,术前进行地面与空气的消毒,做好应急预案。

一、新生儿病房床旁手术管理

1. 新生儿病房床旁手术需要进行术前讨论,并汇报医务处(科)同意。

2. 充分与家属做详细的知情同意沟通,取得患儿家属的同意,告知(包括但不限于)手术的目的、必要性紧迫性,手术方式、麻醉方式、手术可能的并发症、后遗症等,以及费用。

3. 床旁手术时应参照手术室的手术间应严格空气消毒、清洁,空气紫外线照射。床旁手术操作区地面、操作台等术前、术后用清水拖、抹处理,自然干燥后备用。操作区内禁止带有挥发性气味的试剂或物品存在,必须使用的应在无手术操作和手术切口暴露等情况下慎重进行,同时应有详细记录。

4. 进入床旁手术的专业人员必须更换专用的经灭菌、清洁的鞋、衣和裤,戴口罩和帽子,除去手表、首饰,严禁化妆及使用刺激性气味的护肤品和香水。用皂液、清水仔细冲洗手臂暴露的皮肤,清洁纱布擦干,再用75%酒精擦拭,吹干。

5. 非专业人员(除检修、清洁和维护人员外)未经许可严禁进入床旁手术操作区。操作和实验人员非工作需要严禁随意进出;只有在手术操作停止,患儿手术切口无暴露的情况下,检修、清洁和维护人员才能进入。

6. 床旁手术操作结束后,立即将术中切除的组织送检病理,术中的纱布、巾单和一次性耗材等生物污染物清理出操作区,按医疗废弃物专门规程处理。

二、术后新生儿管理

1. 进行床旁手术的新生儿原则上继续留在新生儿重症监护病房治疗。

2. 术后新生儿由专业新生儿医师与施行手术的外科医师共同管理,对手术后患儿生命体征及手术效果进行评估,包括切口愈合情况、感染状况、体温变化、术后合并症等的评估,是否需要再次手术;密切观察患儿是否存在感染表现以及监测感染指标。

3. 重症监护病房的护士对手术的新生儿进行特级护理,对生命体征、出入量、手术切口等进行重点监护。

4. 如果内科疾病已经治愈或处于恢复期,外科疾病需要进一步治疗,纠正日龄已经超过新生儿期的患儿,可以转入外科病房继续治疗,直到评估可以出院为止。

三、手术室医院感染控制管理

室内布局合理,清洁区、污染区分区明确,标志清楚。无菌物品与非无菌物品分开存放,物品定位放置。灭菌物品包外标识清楚、准确,按灭菌日期依次放入专柜,过期重新清洗、灭菌。

1. 医护人员进入室内,应衣帽整洁,严格执行无菌技术操作规程。

2. 一次性使用无菌物品存放时应去除外包装,分类码放在防尘良好的柜内,使用前应检查小包装有无破损、失效,产品有无不洁等,使用后按规定分类处置,不得重复使用。

3. 使用中消毒液保持有效浓度,根据其性能定期监测并有记录(如戊二醛、含氯消毒剂等每日监测);定期对消毒灭菌效果进行监测。

4. 碘伏、酒精等应注明开瓶日期或失效日期,连续使用不得超过 7 天,常用无菌敷料罐应每天更换并灭菌;棉球、纱布等灭菌物品应注明开启时间,一经打开,使用时间最长不得超过 24 小时,提倡使用小包装;使用无菌干燥持物钳及容器每 4 小时更换。

5. 抽出的药液、开启的静脉输入无菌液体超过 2 小时后不得使用,启封抽吸的瓶装各种溶媒超过 24 小时不得使用。提倡使用小包装。

6. 凡侵入性诊疗用物必须一人一用一灭菌;与患儿皮肤黏膜直接接触物品必须一人一用一消毒,干燥保存。

7. 治疗车上物品应摆放有序,上层为清洁区,下层为污染区,进入病室的治疗车、换药车应配有速干手消毒剂。

8. 各种诊疗、护理及换药操作应按清洁伤口、感染伤口、隔离伤口依次进行,操作前操作者必须洗手,戴口罩、帽子;特殊感染患儿如朊毒体、气性坏疽、突发原因不明的传染病病原体污染的器械按照《医院消毒供应中心操作技术规范》要求,应双层封闭包装并标明感染性疾病名称,由消毒供应中心单独回收处理。污染敷料置入双层黄色医疗废物袋密封运送。

9. 配备流动水洗手设施和速干手消毒剂。医务人员每治疗、处置一个患儿,接触污染物品后,应及时洗手或手消毒。

10. 严格执行《医疗废物管理条例》,认真做好医疗废物的分类、收集、转运,交接、登记等工作。

11. 坚持每日清洁、消毒制度(含空气、地面、物体表面等),地面湿式清扫,遇污染时及时消毒。

第四节　工作人员管理

新生儿病区医院感染管理的落实,最为重要是加强新生儿病区工作和出入人员的管控,本节主要是对新生儿病区的医生、护士、护理员和保洁员的管理,建立并落实医院感染预防与控制相关规章制度和工作规范,并按照工作任务及功能定位加强医院感染督查,严格执行新生儿病房医院感控制管理制度及工作流程,建立新生儿病房医院感染监控和报告制度,定期对空气、物体表面、工作人员手、使用中的消毒剂进行细菌学监测。监测结果不合格时,应分析原因并进行整改。

一、医务人员管理

(一) 人员配备

各级新生儿病房应当根据其功能任务,配备临床资历、技术能力和医护数量适宜的医务人员,规培、进修生等非固定人员不得超过同类人员总数的 40%。条件较好的新生儿病房,可以根据临床需要配备一定数量的呼吸治疗师、心理咨询师、临床药师、营养师、辅助诊断技师和设备维护工程师等相关人员。

新生儿病房应当根据服务患病新生儿的床位数配备足够数量的医师和护士,依据《新生儿病室建设与管理指南》及《中国新生儿病房分级建设与管理指南(建议案)》医师与床位的比例不低于 0.2:1。护士与床位的比例不低于 0.5:1,所有医护人员均要求熟悉新生儿急救操作技术和 NICU 医院感染控制技术。不同级别新生儿病房人员配备见表 7-1。

表 7-1　不同级别新生儿病房人员配备

序号	级别等次	Ⅰ级新生儿病房	Ⅱ级新生儿病房		Ⅲ级新生儿病房		
			a 等	b 等	a 等	b 等	c 等
1	学科带头人(具有新生儿专科资质)	中级技术职称以上	中级技术职称以上	副高级技术职称以上	副高级技术职称以上	正高级技术职称,硕士生导师	正高级技术职称,博士生导师
2	学科骨干(具有新生儿专科资质)	不要求	初级技术职称以上	副高级技术职称以上≥1人(比学科带头人年龄小5岁以上1人)	副高级技术职称以上≥2人(比学科带头人年龄小5岁以上≥1人)	副高级技术职称以上≥4人(比学科带头人年龄小5岁以上≥2人)	副高级技术职称以上≥6人(比学科带头人年龄小5岁以上≥3人)
3	护士长(具有新生儿专科资质)	护师职称以上	中级技术职称以上	中级技术职称以上	中级技术职称以上	中级技术职称以上	中级技术职称以上
4	医师专科资质比例	具有新生儿专科资质≥50%	具有新生儿专科资质≥50%	具有新生儿专科资质≥60%	具有新生儿专科资质≥60%	具有新生儿专科资质≥67%	具有新生儿专科资质≥67%

续表

序号	级别等次	I级新生儿病房	II级新生儿病房		III级新生儿病房		
			a等	b等	a等	b等	c等
5	护士专科资质比例	具有新生儿专科资质≥50%	具有新生儿专科资质≥50%	具有新生儿专科资质≥60%	具有新生儿专科资质≥60%	具有新生儿专科资质≥67%	具有新生儿专科资质≥67%
6	医师床位比	≥0.2	≥0.2	≥0.2	抢救单元≥0.5，其他床位≥0.2	抢救单元≥0.5，其他床位≥0.2	抢救单元≥0.5，其他床位≥0.2
7	护士患儿比	≥0.5	≥0.5	≥0.5	抢救单元≥1.5	抢救单元≥1.5	抢救单元≥1.5
8	医师学位构成比	学士及其以上学历≥50%	学士及其以上学历≥70%	硕士及其以上学历≥40%	硕士及其以上学历≥50%	硕士及其以上学历≥60%	硕士及其以上学历≥70%
9	医师职称构成比	中高级职称≥20%	中高级职称≥30%	中高级职称≥30%	中高级职称≥40%	中高级职称≥40%	中高级职称≥40%

（二）新生儿病房医务人员基本要求

新生儿病房负责人应当具有符合新生儿病房等级标准要求的专业技术职务任职资格和临床工作经历等资历。新生儿病房的护士长也应当具有相对应的临床护理专业技术职务任职资格和一定管理能力。

所有医务人员均应积极参加医院感染管理相关知识和技能的培训。遵守标准预防的原则，落实标准预防的具体措施，手卫生应遵循 WS/T 313 的要求；隔离工作应遵循 WS/T 311 的要求；消毒灭菌工作应遵循 WS/T 367 的要求。遵循医院及新生儿病区医院感染相关制度。积极开展医院感染的监测，按照医院的要求进行报告。需要了解新生儿病区、新生儿专业相关医院感染特点，包括感染率、感染部位、感染病原体及多重耐药菌感染情况。在从事无菌技术诊疗操作如注射、治疗、换药等时，应遵守无菌技术操作规程。遵循国家抗菌药物合理使用的管理原则，合理使用抗菌药物。

1. 医师基本要求

（1）新生儿病区医师落实医院感染防控知识培训及考核：根据省医院感染管理质控中心的培训大纲，医院感染管理科制订培训及考核计划，新生儿病区感染防控小组负责培训与考核，培训至少每季度 1 次，考核至少每年 2 次，培训考核结果作为个人年度考核标准之一。

（2）遵守标准预防的原则，落实标准预防的具体措施，掌握手卫生、清洁与消毒原则，对医院感染病例监测，按照医院要求报告医院感染病例，对监测发现的感染危险因素进行分析，并及时采取有效控制措施。怀疑医院感染暴发时，应及时报告医院感染管理部门，并配合调查，认真落实感染控制措施。遵照《抗菌药物临床应用管理办法》进行抗菌药物使用的管理。

2. **护士基本要求**　新生儿病区医师护士作为感染防控的重点岗位人员,必须参加医院感染管理相关知识和技能的培训。遵守落实标准预防与控制的原则及措施,掌握手卫生、清洁与消毒知识技能,对医院感染病例监测,对监测发现的感染危险因素进行分析,并及时采取有效控制措施。怀疑医院感染暴发时,应及时报告医院感染管理部门,并配合调查,认真落实感染控制措施。在从事无菌技术诊疗操作如注射、治疗、换药等时,应遵守无菌技术操作规程。严格执行呼吸机相关肺炎、血管导管相关感染、导尿管相关尿路感染、手术部位感染、多重耐药菌感染等的预防与控制应遵循相关标准。

医院感染防控护士:医院感染防控护士资质需要护师以上职称,参加市级以上医院感染防控专职培训并通过考核。每年必须参加市级医院感染质控中心和/或本院组织的培训与考核,每人每年培训考核次数不得少于2次,医院感染管理科负责培训与考核,结果作为获得医院感染防控护士的岗位聘任条件。

新生儿病区护士的医院感染防控知识培训及考核:根据省医院感染管理质控中心的培训大纲,医院感染管理科制定培训及考核计划,新生儿病区医院感染防控小组负责培训与考核,培训至少每季度1次,考核至少每年2次,培训考核结果作为个人年度考核标准之一。

(三)医院感染管理团队建设

建立职责明确的新生儿病区医院感染管理小组,负责新生儿病区医院感染管理工作,小组人员职责明确。医院感染管理小组人员构成:

1. 科主任为病区医院感染管理第一责任人。

2. 医院感染管理小组人员包括医师和护士。

3. 医院感染管理小组人员宜为病区内相对固定人员,医师宜具有主治医师以上职称。

医院感染管理小组结合新生儿病区医院感染防控工作特点,如医院感染发生的主要部位、主要病原体、主要侵袭性操作和多重耐药菌感染,制定相应的医院感染制度、医院感染预防与控制措施及流程,并组织落实。对病区的医院监测,及时报告医院感染病例,并定期对医院感染监测、防控工作的落实情况进行自查、分析,发现问题及时改进;落实医院抗菌药物管理的相关规定。负责对新生儿病区工作人员医院感染管理知识和技能的培训及考核;接受医院感染管理工作的监督、检查与指导,落实医院感染管理相关改进措施,评价改进效果。

(四) 新生儿病区医务人员医院感染防控规范

1. **岗前培训**　所有进入新生儿病区的医务人员必须接受新生儿病房医院感染预防与控制管理培训,并且考核合格。培训的内容包括:新生儿病区的医院感染管理规章制度和工作流程,医院感染监测制度、消毒隔离制度、手卫生制度、"三管监测"、配奶间与沐浴间管理制度、抗菌药物的合理使用管理、《医疗废物管理条例》、《医疗卫生机构医疗废物管理办法》及新冠肺炎常态化管理制度等,降低医院感染的发生率。

2. 建立以科主任为首的感染控制小组,并定期召开例会加强医院感染管理;对医务人员进行感染控制相关知识定期培训计划。采用理论结合操作进行考核。督查医务人员医院感染控制执行情况,每月进行手卫生依从性监测等,并依据培训考核结果进行指导与奖惩。

3. 制定医院感染相关应急预案,并定期演练,每半年至少一次。有突发疫情时增加相应的演练,使每位医务人员均能熟练掌握应急预案。

4. 医务人员进入工作区应当更换(室内)工作服、工作鞋。在诊疗过程中应当实施标准预防,并严格执行无菌操作技术和手卫生规范。

5. 医务人员在诊疗与护理操作时应当按照"先早产儿后足月儿、先非感染性患儿后感染性患儿"的顺序进行。发现特殊或不明原因感染患儿时,应当严格按照《医院隔离技术规范》等有关规定,实施隔离措施。

二、护理员、保洁员管理

1. 资质

(1)身体健康,无急、慢性传染性疾病。

(2)思想健康,无不良嗜好。

(3)能熟悉医疗废物的分类,严格按医疗废物分类收集及运送垃圾。

(4)能严格遵守医院的工作制度,保质保量地完成工作。

(5)对污染区、半污染区及清洁区按要求使用不同的洁具来清洁,防止新生儿病区的交叉感染。

2. 感染控制管理

(1)岗前培训:护理员、保洁员的岗前培训及考核由相关部门负责。对进入新生儿病区的护理员、保洁员要接受新生儿病区感染控制管理培训,经考核合格方可上岗。培训的内容包括:新生儿病区的医院感染管理规章制度和工作流程,医院感染监测制度、消毒隔离制度、手卫生制度、《医疗废物管理条例》《医疗卫生机构医疗废物管理办法》等,使用合适的防护用品以降低发生医院感染风险。

(2)新生儿病区护士长或护士长助理应定期或者不定期督查考核护理员、保洁员感染控制执行情况,每月进行手卫生依从性监测等,并依据感染控制监测考核结果及时进行指导与奖惩。其他医务人员对护理员、保洁员工作中感染控制落实情况做到监督及指导,保证工作质量,确保新生儿病房的安全。根据各家医院的规章制度制定护理员、保洁员考核表（表 7-2），并定期考核。

表 7-2 护理员、保洁员考核表

科室：_____ 考核者：_____ 时间：___年__月__日 得分：__分

区域		内容要求	标准	分值	扣分依据	得分
病房管理（60分）	奶瓶，奶嘴	每班及时收取病室内污染的奶瓶、奶嘴，可重复使用的奶嘴集中清洗，晾干，供应室收取灭菌	及时回收，奶嘴无污迹，有损坏或不完整及时丢弃更换。	10		
	清点衣物	每班及时收取各病室内换下的污染衣物，与洗衣房人员进行清点	清点及时，与收回衣物无误	5		
	配奶筐	清洗后高温消毒	清洁，无奶垢	5		
	清洗，整理	每班整理清洁被单、包被、毛巾。破损的衣服及时缝补。换季时及时将衣物整理更换	及时清洗整理，衣物系带完整	5		
	治疗车、护理车	每班进行终末处置	干净、无污迹，车轮清洁	10		
	房间台面	至少一日一抹，无污渍	干净、无污迹杂物和蟑螂	5		
	病房玻璃	定期擦抹消毒	无污迹，光洁	5		
	门框、把手	至少每天擦抹消毒	无灰尘	10		
	水池	每日擦洗	无霉渍	5		

续表

区域		内容要求	标准	分值	扣分依据	得分
配奶间 (10分)	冰箱	每日清洁消毒一次,每周终末消毒一次	无污迹	5		
	储物柜	每班清洁消毒,保持清洁、干燥。每周总清洁一次	干净无灰尘,摆放整齐	5		
沐浴室 (10分)	水池	每次使用后用合适的消毒液,如500mg/L含氯消毒液浸泡消毒	干净、无污迹杂物和蟑螂	5		
	储物柜	干净,整齐	摆放有序	5		
清洗间 (10分)	地面	一日二拖:早上、下午各一次	保持清洁无积水不浪费水	5		
	室内水池	一日二抹:早晨、下午各一次	干净、无污迹杂物和蟑螂	5		
履职考核 (10分)		按规定时间上班坚守工作岗位和职责,着装上岗,外出更换工作服、鞋。	没按规定时间上班,每次扣50元;没着装上岗、更换衣物及鞋,每次扣50元	10		
加分 (5分)		完成护士长交代的其他工作	由护士长考核	5		
合计						

（3）护理员、保洁员进入新生儿病区工作区应当更换（室内）工作服、工作鞋。遵循防护用品使用原则，在工作过程中应当实施标准预防，并严格执行手卫生规范，落实《医疗废物管理条例》及《医疗卫生机构医疗废物管理办法》。

（4）护理员、保洁员在工作过程中时应当按照"先清洁区、半污染区，最后污染区"顺序进行。不同区域物品分开使用，并对重复使用的清洁用具及时消毒，晾干备用。

（5）护理员、保洁员在工作中遵守医院感染控制制度中《环境管理》《消毒隔离管理》及《医疗废物管理》制度等。

第五节　探视人员管理

新生儿病区多采用无陪护管理模式，由于新生儿无自主行为能力，新生儿的病情变化及治疗抢救等方案需要及时与家长进行沟通，可根据具体情况安排家长入室探视。新生儿病房应由专人负责探视人员的管理，包括检查探视人员的资格，控制探视人员数量，防止交叉感染。

家长是否能够入室探视、探视频次，以及探视人员数量，应根据各个新生儿病房的条件、具体情况来决定。对于传染病的流行期间，或者住院患儿处于传染病的传染期时，不安排入室探视。但应该利用现代化媒体建立视频探视，以符合人文关怀的要求。

一、探视人员资格

1. 探视者与患儿的关系。作为监护人的患儿父母或者获得监护人授权委托的人员。

2. 神志清楚，情绪稳定，身体健康。

3. 不处于非急性传染性疾病或慢性传染病的传染期。

4. 有自主行为能力,无精神疾病或攻击性行为。

二、探视人员的数量

无陪护病房,每次原则上只允许一人入室探视,对于母亲产后行动不便的可以安排一名家属陪同。

三、探视频次

1. **无陪护病房** 依据新生儿疾病的病情危重程度及住院时间来安排进入新生儿病区的探视频次,一般一周 1~2 次。传染病患儿或疫情流行期间原则上不探视。作为人文关怀的需要,对于不能进入新生儿病区探视的要利用现代化媒体手段,如监控视频等进行视频探视,或者提供实时照片、图片等形式。每周不少于 1 次。

2. **有陪护病房** 在有陪护病房的陪护新生儿的家长原则上以有利于新生儿生长发育的母亲、父亲、祖父母、外祖父母等直系亲属为主,其他的陪护须有授权委托书。有陪护新生儿病房的探视人员数量、探视频次参照无陪护病房执行。

3. **传染性疾病病房** 新生儿应放置在传染病消毒隔离病房;如为新冠病毒感染疾病或疑似病例必须放置定点负压病房救治,并告知家属谢绝探视。

四、入室探视流程管理

1. 核对患儿探视家属身份,符合监护人或者授权委托人身份,监测体温及传染性疾病流行病学调查无异常,准予入室探视。

2. **入室探视前安排家长在谈话间进行沟通** 每周和家长病情沟通至少 2 次;非危重新生儿沟通至少每周一次。

3. **入新生儿病房** 手卫生 - 戴口罩、帽子 - 穿隔离衣 - 穿鞋套或一次性室内鞋 - 手卫生 - 入新生儿病房 - 手卫生 - 引导至新生儿病床(暖箱前)。

4. **离开新生儿病房** 手卫生 - 引导离开新生儿病房 - 手卫生 - 脱隔离衣 - 手卫生 - 脱帽子 - 手卫生 - 摘口罩 - 手卫生 - 戴新口罩。

5. 家属入室探视全程由医务人员陪同,不得触碰其他病儿及病房任何设备或物品。

五、母婴同室(有陪新生儿)探视人员管理

1. 母婴同室时,每名新生儿应有一张床,室内设有流动水洗手设施或手卫生消毒液。

2. 新生儿疾病母婴同室原则上陪护不能超过 2 人,入住母婴同室当日必须接受医院感染管理培训,包括手卫生、医院感染管理制度,以及防止新生儿呛奶及误吸等相关培训。

3. 指导产妇正确哺乳及护理新生儿,哺乳前应洗手、清洁乳头,接触新生儿前后应手卫生。

4. 母婴同室原则上不安排其他人员探视,如因特殊情况陪护人员需要调换,应严格按新入院陪护进行流行病学调查以及医院感染管理等知识预防培训。有感染症状者或潜在传染性疾病接触史者禁止陪护。

六、视频探视流程管理

1. 核对患儿探视家属身份,符合监护人或者授权委托人身份,监测体温及传染性疾病流行病学调查无异常。

2. 视频探视前安排家长在谈话间进行沟通。每周和家长病情沟通至少 2 次;非危重新生儿沟通至少每周一次。

第六节　入室检验、检查
及会诊人员管理

对于进入新生儿病区的检验、检查及会诊人员,要制定规范的流程并进行监督。工作人员必须身体健康,有呼吸道感染及传染性疾病者不可入室,注意穿防水隔离衣,戴口罩、帽子及手套,穿鞋套。接触新生儿时严格落实手卫生,动作轻柔,所有工作必须在床位责任护士或管床医师陪同监督下完成,确保新生儿不发生意外。具体如下:

1. 所有进入新生儿科病区的检验或者检查人员均应遵守新生儿病区医院感染管理制度。

2. 入室检验或者检查人员应进行信息登记。

3. 遵循手卫生要求,换穿新生儿科病房隔离衣、戴口罩和帽子、穿鞋套等。不得戴有坠子的耳环及手链。

4. 说话轻,走路轻,操作轻,避免噪声。检查患儿前要洗手。做到一人一物一用一消毒。

5. 规范各项常规操作,严格执行手卫生制度、消毒制度,落实传染病隔离制度,防止医院内感染发生。

（高　艳）

参考文献

1. 邵肖梅, 叶鸿瑁, 丘小汕. 实用新生儿学. 5 版. 北京: 人民卫生出版社, 2019.

2. 中国妇幼保健协会新生儿保健专业委员会. 产科母婴同室新生儿管理建议. 中华新生儿科杂志, 2017, 32 (2): 81-85.

3. 中华医学会儿科学分会新生儿学组, 中国医师协会新生儿科医师分会感染专业委员会. 新生儿败血症诊断及治疗专家共识 (2019 年版).
中华儿科杂志, 2019, 57 (4): 252-257.

4. 杨启文, 吴安华, 胡必杰, 等. 临床重要耐药菌感染传播防控策略专家
共识. 中国感染控制杂志, 2021, 20 (1): 6-7.

5. 封志纯.《危重新生儿救治中心建设与管理指南》解读. 发育医学电
子杂志, 2018 (1): 65-68.

6. 中国医师协会新生儿科医师分会. 中国新生儿病房分级建设与管理
指南 (建议案). 发育医学电子杂志, 2015, 3 (4): 193-202.

7. 范娟, 张先红, 李雪, 等. 灾害背景下新生儿重症监护病房的应急准备
方案解读. 中华实用儿科临床杂志, 2019, 34 (9): 641-645.

8. 张喜丽. NICU 新生儿医院感染调查及防控对策. 中国消毒学杂志,
2014, 31 (2): 198-199.

9. 邵肖梅, 叶洪瑁, 邱小汕. 实用新生儿学. 5 版. 北京: 人民卫生出版社,
2021.

第八章
新生儿病区设施设备和物品医院感染防控规范

第一节　医用织物管理

一、概述

新生儿病区的医用织物主要是指病区内可重复使用的纺织品，包括：患儿使用的衣物、床单、被罩、枕套、鸟巢、手套等；工作人员使用的工作服、工作帽；病床隔帘、窗帘，以及环境清洁使用的布巾、地巾等。目前医用织物的送洗主要采用外送社会化洗涤服务机构洗涤，其次是医院洗涤，个别采用科室自己洗涤。医用织物的消毒管理是医院感染防控的主要环节，需要制定新生儿病房医用织物的管理制度，对医用织物进行分类收集、运送、储存和监测。

二、医用织物分类

新生儿病区医用织物可以分为以下三类：

1. **感染性织物**　是指医院内被隔离的感染性疾病（包括传染病、多重耐药菌感染／定植）患儿使用后，或者被患儿血液、体液、分泌物（不包括汗液）和排泄物等污染，具有潜在生物污染风险的医用织物。

2. **脏污织物**　是指除感染性织物以外的其他所有使用后的医用织物。

3. **清洁织物**　是指经洗涤消毒等处理后,外观洁净、干燥的医用织物。

三、新生儿病区医用织物管理

1. 新生儿使用的清洁织物在病区内应单独存放,储存区域清洁、干燥,每日清洁,清洁织物储存柜(箱)每周消毒并有专人负责。体重小于1 000g需要保护性隔离的新生儿织物宜灭菌后再使用。

2. 新生儿病区工作人员的工作服应有专门的储存区域,便于取用。宜选用有助于手卫生的款式,如短袖或中袖,工作服每天更换。

3. 用于病区环境及清洁消毒的织物,如擦拭布巾、地巾数量应满足病区规模的需要,使用后应及时清洁与消毒,干燥保存,有条件的可采用一次性消毒湿巾。

4. 新生儿病区使用后的医用织物按要求进行分类,非感染性疾病患儿应收集在专用盛装容器,感染性疾病患儿使用后的医用织物应在病房内床边或就地进行分类收集并及时密封包装,盛装感染性织物的收集袋(箱)宜为橘红色,有"感染性织物"标识;有条件的医院可使用专用水溶性包装袋。被血液、呕吐物和患儿其他体液污染的医用织物视为感染性织物。医护人员工作服及窗帘、隔帘等亦应分类收集。

5. 医用织物清点与清理工作严禁在新生儿病区内或在治疗区域进行,应在医院指定区域如洗衣房或者织物周转库房完成。使用后的脏污织物亦应在足够保护措施下密闭的卫生处置间内进行。感染性织物应密封包装后送入卫生处置间或织物周转库房暂存。

6. 医用织物的包装与储存

（1）使用前

1）洗涤后的清洁医用织物应使用可重复使用的专用袋（箱），用于盛装医用织物袋（箱）必须一用一消毒。

2）洗涤后清洁织物应储存在清洁干燥处，防止储存过程中二次污染，如被污染或发现有污渍、异味等感官问题应重新洗涤。

3）清洁织物存放架或柜应距地面高度 20~25cm，离墙 5~10cm，距天花板 ≥ 50cm。

4）清洁织物储存区环境受到污染时应及时进行清洁、消毒。

（2）使用后

1）脏污织物的收集可使用重复使用的布袋进行收集包装。

2）感染性织物的收集宜使用专用的水溶性收集袋，必要时包装后外加套一个塑料袋。感染性织物收集袋表面应有"感染性织物"警示标识。一旦收集袋表面被感染物质污染后，应外加一个收集袋。

3）医用织物装载量不应超过包装袋容量的 2/3。

4）使用后的一次性医疗废物包装袋应一用一弃，可重复使用的布袋应连同织物一起洗涤消毒处理。

5）使用后医用织物的暂存时间不应超过 48 小时。

7. 医用织物的运送

（1）使用后的医用织物与洗涤后的清洁织物不得混装混运。

（2）医用织物运送应采用重复使用的专用盛装容器且无毒、无害便于清洁。

（3）应有专用车辆/工具和容器运输,采取封闭方式运送,防止清洁织物被污染或使用后的织物污染环境。每次运送使用后的医用织物应及时进行运输车辆/工具和盛装容器的消毒。

8. 新生儿病区医用织物的发放与回收应分区管理,两个区域之间设置完全隔离屏障。在物流转运过程中必须保证污染区与清洁区不交叉、不逆行。

9. 新生儿病区医用织物的交接工作应专人管理,对工作人员进行相应的岗位培训。对接收的清洁医用织物的种类、数量、质量进行核验及签收。对已回收的污染织物由专人清点登记,并与洗衣房或社会化洗涤机构的转运人员进行物品交接。

10. 各类清洁织物及使用后的医用织物收集、交接时,应有记录单据,记录内容应包括医用织物的名称、数量、外观、洗涤消毒方式、交接时间等信息,并有质检员和交接人员签字。医用织物洗涤服务的社会化洗涤机构还应有单位名称、交接人与联系方式并加盖公章。资料管理与保存应具有可追溯性,日常质检记录、交接记录保存期应≥6个月。

11. 持续做好质量控制与监督,新生儿使用的织物应单独洗涤,洗涤质量管理负责人和专(兼)职质检员,应开展各工序的质检、抽检工作。医院感染管理部门根据工作需要对清洁织物进行相关微生物等指标检测,后勤管理部门对清洁织物感官指标及物理指标进行检查。

12. 信息化工具的使用,如使用射频识别技术对医用织物进行精细化管理。

四、洗涤医用织物的管理

(一)洗衣房的建筑布局要求

原则上不在新生儿病房设置洗涤区,由医院设置洗衣房,要求如下：

1. 应设有办公区域(包括办公室和卫生间等)和工作区域。

2. 工作区域应独立设置,远离诊疗区域,周围环境卫生、整洁。

3. 工作流程应由污到洁,不交叉、不逆行。

4. 分别设有污染区和清洁区,两区之间应有完全隔离屏障。清洁区内设置部分隔离屏障。

5. 污染区应设有医用织物接收与分拣间、洗涤消毒间、污车存放处和更衣(缓冲)间等;清洁区应设置烘干间,熨烫、修补、折叠间,储存与发放间、洁车存放处及更衣(缓冲)间等。

6. 有条件的可在清洁区内设置质检室。

7. 各区域及功能用房应标识明确,通风、采光良好。

8. 污染区及各更衣(缓冲)间设置洗手设施,应采用非手触式水龙头开关。

9. 污染区应安装空气消毒设施。

10. 清洁区应清洁、干燥。

11. 室内地面、墙面和工作台面应坚固平整、不起尘,便于清洁,装饰材料防水、耐腐蚀。

12. 排水设施完善;有防蝇、防鼠等有害生物防治设施。

(二) 织物周转库房的要求

1. 选择社会化洗涤服务机构的医院应设置织物周转库房。

2. 新生儿病房应设置污染织物的收集和交接处,清洁织物的收集和存放处,这两处不交叉。

3. 织物周转库房应分别设有不交叉、相对独立的使用后医用织物接收区域和清洁织物储存发放区域,标识明确。

4. 织物周转库房室内应通风、干燥、清洁;地面、墙面应平整；有防尘、防蝇和防鼠等设施。

（三）医用织物洗涤消毒工作流程

医用织物洗涤消毒要严格按照流程进行，污染区和清洁区不得交叉（图 8-1）。

（四）医用织物洗涤原则与方法

1. 基本原则

（1）先洗涤后消毒。被朊病毒、气性坏疽、突发不明原因传染病的病原体或其他有明确规定的传染病病原体污染的感染性织物，以及多重耐药菌感染或定植患儿使用后的感染性织物，若需重复使用应先消毒后洗涤（已明确被朊病毒、气性坏疽或其他细菌芽孢污染的感染性织物，如果不能实现绝对安全清洗和消毒，建议将织物直接作为医疗废物，采用焚烧方式进行处理）。

（2）耐高热织物首选热洗涤。

（3）新生儿、婴儿的医用织物应专机洗涤、消毒。

（4）布巾、地巾宜单独洗涤。

（5）感染性织物宜专机洗涤，且不宜手工洗涤。

2. 预洗、主洗、漂洗及中和

（1）机械洗涤消毒时可采用洗涤与消毒同时进行的程序。

（2）对不耐热的感染性织物宜在预洗环节同时进行消毒

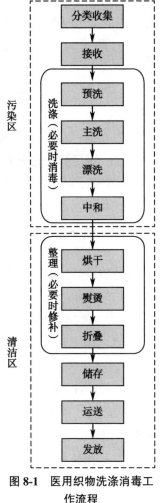

图 8-1 医用织物洗涤消毒工作流程

处理,耐热织物可在热洗涤环节进行热力消毒。

(3)预洗应采用低温(不超过 40℃)洗涤,脏污织物一般洗涤时间为 3~5 分钟。

(4)主洗时应根据织物耐热程度选择热洗涤或冷洗涤。热洗涤温度 70~90℃,采用低水位方式。

(5)漂洗时一般温度 65~70℃,每次时间>3 分钟,次数>3 次。

(6)中和:一般温度 45~55℃,时间 5 分钟,采用中、低水位方式。

(7)整理:整理中应防止织物二次污染。

(五)脏污织物的消毒方法

1. 热洗涤时可不作化学消毒处理。

2. 化学消毒时,消毒剂浓度、作用时间、方法等应遵照消毒剂使用说明和 WS/T 367 标准。

3. **化学消毒法**

(1)被细菌繁殖体污染的感染性织物,可使用 250~500mg/L 的含氯消毒剂或 100~250mg/L 的二氧化氯消毒剂或相当剂量的其他消毒剂,洗涤消毒应不少于 10 分钟。

(2)已明确被气性坏疽、经血传播病原体、突发不明原因传染病的病原体或分枝杆菌、细菌芽孢污染的感染性织物,可使用 2 000~5 000mg/L 的含氯消毒剂、500~1 000mg/L 的二氧化氯消毒剂或相当剂量的其他消毒剂,洗涤消毒应不少于 30 分钟。

(3)采用机械清洗的地巾、抹布,可使用 500mg/L 的含氯消毒剂、250mg/L 的二氧化氯消毒剂或相当剂的其他消毒剂消毒。

4. **热力消毒法**

(1)消毒温度 75℃,时间 ≥30 分钟。

(2)温度 80℃,时间 ≥ 10 分钟。

(3)温度 90℃,时间 ≥ 1 分钟。

(4)煮沸消毒(温度 100℃,时间 ≥ 15 分钟)。

(5)蒸汽消毒(温度 100℃,时间 15~30 分钟)。

5. 对已明确被朊病毒污染的感染性织物,处理方法参照 WS/T 367。

6. 耐热且需灭菌的感染性织物首选压力蒸气灭菌。

(六) 质量监督要求

1. **感官质量检查**　清洁织物感官质量每批次进行,外观应整洁、干燥,无异味、异物破损。

2. **微生物检测**　根据工作需要或在怀疑医院感染暴发与医用织物有关时进行,其标准为:细菌菌落总数 ≤200cfu/100cm^2,不得检出大肠杆菌和金黄色葡萄球菌。

(杨祖铭)

第二节　一次性医疗用品管理

随着医学科学技术的快速发展和国民生活质量的迅速提高,越来越多的一次性医疗用品进入新生儿临床,涉及放置入新生儿体内的 PICC 管道、脐血管管路、CRRT 置管等达到无菌要求的材料,也包括胃管、吸痰管、呼吸机管道等高水平消毒材料,还包括一次性使用手套、湿纸巾、帽子、口罩、尿不湿、眼罩、奶瓶等,都属于一次性医疗用品。

目前,临床的一次性医疗用品管理主要指一次性使用无菌医疗器械、消毒产品、一次性使用医疗用品、一次性卫生用品四个方面的管理,各种产品都有不同的管理制度及管理标准进行规范化管理,一次性医疗用品的使用管理与健康水平、医疗安全及院内感染防治密切相关,根据其安全性及使用特点进行分类管理是确保医疗安全及疾病防治的重要手段。

一、定义

(一) 一次性使用无菌医疗器械

是指无菌、无热源、经检验合格、在有效期内一次性直接使用的医疗器械。如一次性使用无菌输液器、一次性使用无菌注射器、一次性使用无菌输血器、一次性使用无菌注射针、一次性使用采血器等。

(二) 消毒产品

包括消毒剂、消毒器械(含生物指示物、化学指示物和灭菌物品包装物)、一次性使用卫生用品和一次性使用医疗用品。

(三) 一次性使用卫生用品

是指使用一次后即丢弃的、与人体直接或间接接触的、为达到人体生理卫生或卫生保健(抗菌或抑菌)目的而使用的各种日常生活用品,产品性状可以是固体,也可以是液体。例如:一次性使用手套、纸巾、湿巾、帽子、口罩、尿不湿等卫生用品等。

(四) 一次性使用医疗用品

分为灭菌的一次性使用医疗用品和消毒的一次性使用医疗用品。按照医疗用品与人体接触的性质以及对人体使用的安全性要求分为3类。Ⅰ类医疗用品:接触人体完整皮肤的医疗用品。Ⅱ类医疗用品:接触人体未破损黏膜的医疗用品。Ⅲ类医疗用品:进入人体无菌组织、器官和血液以及接触破损皮肤和黏膜的医疗用品。

1. **灭菌的一次性使用医疗用品**　是指进入人体组织,无菌、无热源、无溶血反应和无异常毒性、检验合格,出厂前必须经灭菌处理的可直接使用的一次性使用医疗用品。如 PICC

管道、脐血管管路、CRRT 置管。

2. **消毒的一次性使用医疗用品**　是指接触皮肤、黏膜,无毒害、检验合格,出厂前必须经过消毒处理,可直接使用的一次性使用医疗用品。如气管插管、胃管、一次性吸痰管、呼吸机管路等。

二、管理制度

一次性医疗用品的管理涉及感染管理科、采购部、护理部及临床科室。近年来医院管理的信息化快速推进,医院物流管理系统(supply processing distribution,SPD)引入了新的物流管理模式,运行效能显著提高。感染管理科负责制度的修订、完善与监督落实;采购部协助制定管理制度,保证按照国家规定进行采购;护理部协助制定管理制度,监督科室落实;临床科室认真执行管理制度,科室负责人监督落实。管理环节包括采购管理、验收入库、储存、发放、规范使用及反馈等。列入《一次性使用无菌医疗器械目录》的医疗用品按照《医疗器械监督管理条例》及《一次性使用无菌医疗器械监督管理办法》进行管理,列入《消毒产品分类目录》的医疗用品按照《医疗器械监督管理条例》和《消毒管理办法》进行管理。

(一) 采购管理

1. 医院所用一次性医疗用品必须由医院采购部统一采购,临床科室不得自行购入。库房内购置的一次性使用医疗用品要有完整的购销记录。SPD 库房的信息化管理使各环节更清晰、流畅。

2. 无菌器械按《一次性使用无菌医疗器械目录》实施重点监督管理。采购医疗器械时应严格审查及备案"一照四证一书",即营业执照、《医疗器械生产企业许可证》或《医疗器械经营企业许可证》、《医疗器械产品注册证》、产品合格证、销售人员的身份证、企业法定代表人的委托授权书。"一照四证一书"复印件要加盖销售企业印章,执行进货检查验收制度并建立真实、完整的购销记录,以确保每批产品的可追溯性。购销记录应当注明产品名称、生产厂商、许可证号、注册证号、规格(型号)、生产批号(出厂编号)、生产日期(灭菌日期)、有效期、数量、价格、购销单位、购销日期等内容。购销医疗器械应当索取或出具标有供货商、规格(型号)、生产厂商、生产批号(出厂编号)、数量、价格、日期等内容的商业发票或其他合法票据。医疗器械购销记录和有效证件必须保存至超过医疗器械有效期。

3. 消毒产品按《消毒产品分类目录》进行管理。采购消毒产品时,应当对供货者的相关资质材料和消毒产品的合格证明文件进行查验审核,主要有:证件是否在有效期内,产品是否在证件所批的生产(经营)许可范围内,证件复印件是否加盖原件持有者印章,证件的法人、厂址等信息是否一致;各级授权书的内容是否齐全,包括授权销售范围、销售地域范围、有效时间、法人签名等。

(二) 验收入库、仓储管理及发放管理

1. **验收入库**　物理验收即包装质量也称为外观验收。根据规范要求查验外包装标识:标识应正确、明显、清晰,不因灭菌或运输而造成标识脱落或字迹模糊不清,灭菌标记即灭菌单位的印章要清楚;包装箱或包装盒应完整无潮湿及破损。单包装应标有生产日期及有效期,供货商提供的产品合格证要与产品批号一致。只有符合上述条件及证件齐全的方可验收入库。入库的产品需认真登记产品的名称、产品批号、失效日期及卫生证号。

2. **仓储管理**　要专室存放,医疗用品库房整洁、阴凉干燥、通风良好;产品按有效期的先后顺序摆放于货架上,距离

地面 ≥ 20cm,距离墙壁 ≥ 5cm,远离顶 ≥ 50cm,禁止与其他物品混放,并定期进行检查。室内经常开窗通风,并配有冷热调节装置和温湿度计,确保室内的温湿度在一定的范围内,防止因湿度过大使库内物品潮湿霉变,室内有循环风进行空气消毒。仓库的地面及墙体均采用易打扫的 PVC 材料,墙角的装修均采用圆弧形,便于清扫,消除死角滋生细菌。空调的进、出风口及循环风消毒柜每周清洗 1 次;物品储存架选用标准的塑料垫,既满足规范要求又不吸潮,且便于打扫。各类物品分区域放置,标识清楚。每周对物品进行查验,因个别使用量不大的物品造成积压,应及时发现处理,减少不必要的浪费。有效地利用现有的存储空间,提高运作效率,满足临床需要,减少物资损耗。

3. **发放环节**　每周对临床科室使用的一次性医疗用品实行专人、专车下送。发放量由专人负责管理,统计科室需要物品的名称、数量并签字确认。库房发货时做到先入库的先发,日期在前的先发。下送人员接触每一件物品时要保证手部清洁,发放到科室由科室护士签字确认。下送车用"物品表面除菌剂"擦拭后存放于库房。

(三) 规范使用

1. **正确使用**　临床科室使用前应检查包装的完好性,有无破损、过期、不洁等情况,并在有效期内使用。严格按照产品说明书的方法、范围使用。使用过程中密切观察患儿反应,如发生异常,应立即停止使用,做好留样与登记,按规定详细记录报告医院采购部、护理部、感染管理科;发生严重不良反应时,应按规定及时报告卫生监督管理部门,不得擅自处理。

2. **建立无菌器械使用后销毁制度**　对于使用过的无菌器械必须按规定销毁,零部件不再具有使用功能,必须经消毒无害化处理,并做好记录,严禁流向社会重复使用;使用过的一次性无菌医疗器械要进行统一回收,不得将医疗垃圾与生活垃圾相互混合。使用科室不得私自处理,应由医院卫勤人员到使用科室进行收取,并要有交接记录,交接完成后交相关医院管理部门统一交有关部门进行无害化处理,要严防流入社会被二次使用。

3. 卫生用品和一次性使用医疗用品不得重复使用。使用后的卫生用品和一次性使用医疗用品,按照《医疗废物管理制度》相关规定进行处置。

4. **监督管理及反馈**

(1)采购部、护理部、感染管理科每季度对一次性医疗用品的采购、进货验收、储存、发放和临床使用进行监督检查,并记录反馈。

(2)对一次性医疗用品的使用情况,听取临床科室使用者的意见和建议;对于刚进入临床使用的新产品更需加强回访次数;将从科室收集来的意见和建议,汇集到设备科的采购部门,并和设备部门一起找原因,协助设备部门及厂家解决问题。针对临床科室反映的问题,均汇报设备科备案,以便对以后出现同样的问题予以及时正确地作出判断,便于厂家对产品的质量缺陷进行分析改进提高,有效地预防医院感染的发生。

(杨祖铭)

第三节　仪器管理

新生儿病房中的重症监护病房(NICU)是为患有严重疾病、医学上呈现不稳定状态的新生儿提供持续护理、手术治疗、辅助呼吸及其他重症医护措施的重要场所。因此,医疗仪器种类繁多,主要包含类型有:监护类仪器,如心电监护仪、血

氧饱和度仪、数字测氧仪等;生命支持类仪器,如各种型号的
呼吸机、ECMO、CRRT 机、除颤仪等;诊断治疗类仪器,如快
速血糖仪、血气分析仪、床旁 X 线、床旁超声机、亚低温治疗仪
等;护理类仪器,如输液泵、微量注射泵、负压吸引器、远红外
线辐射台等。这些仪器使用频率高,其有效的清洁消毒、高效
率的使用与危重症患儿的救治成功与否有着密切的关系,如
果缺少必要的管理和维护势必将影响仪器的正常运行使用,
延误对患儿的抢救甚至造成医疗事故;如果缺少规范的清洁
消毒将导致交叉感染,甚至医院感染暴发,严重者导致患儿死
亡。因此需对 NICU 仪器实施规范化管理。

新生儿重症监护室仪器的规范化管理主要涉及设立专职
人员负责仪器管理、建立健全仪器管理制度、仪器的保管与存
放、仪器的检测、仪器的使用、仪器的清洁与消毒及仪器的保
养 7 个方面。

一、设立专职人员负责仪器管理

选择一名有高度责任心的高年资护士专职管理,主要负
责病房仪器的领用、登记和保养工作,并由护士长督促、监管。
该护士必须有丰富的新生儿救治经验及相关理论知识,知晓
各类仪器的性能及工作原理,熟练掌握仪器操作规范,能够判
断并排除常见的仪器故障,并且负责全科医护人员的培训工
作,使其能够进行简单故障的排除。

二、建立健全仪器档案管理

1. 建立贵重仪器登记册,记录仪器名称、购进日期、产
地、价格、附件、保修时间。仪器领入科室后,立即建立仪器档
案。请设备科完善各种仪器标识卡,卡上信息主要包含仪器
名称、型号、资产编号、存放区域、启用日期、负责人姓名、维修

工程师姓名及联系电话等。将标识卡粘贴于仪器表面;编号、号码位置固定于醒目处,且做到编号统一,字体、颜色一致。必须做到账、物、卡相符。

2. 设立仪器每日使用维护登记表,及时记录仪器的运转时间、状态和维修内容等。对使用时数有限制的部件如仪器滤网等,应按时更换或处理,并做好记录。

3. 设立仪器外借登记册,NICU 仪器一般不外借,如有外借情况需做好详细记录,如仪器名称、仪器配件、时间、所借科室、经手人等,归还时须由专管人员或护士长对仪器及仪器配件进行检查,防止仪器或配件损坏或丢失。

三、仪器的保管与存放

(一) 备用仪器

科室病区空间布局按功能合理划分,留有独立的清洁仪器存放间。仪器室的管理参照第八章第三节中新生儿仪器室管理部分。

(二) 抢救仪器设备

设立专用的抢救区域,如设立远红外线辐射台,其周围需备好抢救车、新生儿专用呼吸机、心电监护仪、吸痰、供氧装置、双道微量注射泵及 NICU "急救箱",箱内物品包括简易人工呼吸器、吸氧面罩、吸痰管、吸氧管、新生儿气管插管装置等。所有仪器均需检查完好处于备用状态,统一位置放置,方便随时取用。要求所有医护人员做到仪器使用后及时归位,如有变动,及时交班,以免延误抢救时机。

四、仪器的检测

(一) 日常自检

严格执行"仪器每日使用维护登记表"的内容,由护士每日对未使用的仪器定期执行开关机程序进行自检,以确保抢救仪器 100% 的完好率。对使用中的仪器,随时观察是否能准确反映患儿的实际情况,如报警装置是否灵敏、微量注射泵速度是否准确等。发现问题及时联系负责该仪器的工程师维修,报修信息记录在仪器维护使用登记本。

（二）全面检测

1. **每周检测**　仪器管理员每周对仪器进行全面检测 1 次并记录检查结果,可以正常运行的仪器挂上绿色"完好"标牌,对问题仪器必须悬挂黄色"待修"或红色"停用"标牌。

2. **故障记录**　仪器管理员负责填写维修记录,包括仪器名称,型号,出现故障时间、故障内容,拟维修计划、维修后使用情况等,并进行追踪评价,如送设备维修科维修,及时领回维修仪器,以确保科室抢救工作的正常进行。

3. 如因仪器故障造成患儿伤害甚至死亡,应按照"不良事件监测与报告制度"填写意外事件报告表并逐层上报有关部门。

五、仪器的使用

（一）使用人员的培训

NICU 仪器种类繁多,必须结合医护人员的工作岗位有针对性的定期反复进行培训。培训的主要内容包括:仪器的主要功能及操作流程,操作界面上指示灯状态及文字提示的含义,各种报警参数的设置及发生报警后的应对措施,仪器的性能检查及日常维护的要点,清洁与消毒方法等。培训的目的是使每位相关人员都掌握正确的操作方法,严格按照操作规程进行操作,若因违反操作规程而造成仪器损坏者,应视情节轻重给予相应的处理。

(二) 建立仪器操作流程

为了确保医护人员更好的进行仪器使用,应建立仪器操作流程卡,常见故障及处理措施卡、故障应急预案卡,悬挂于醒目位置。也可运用二维码技术,将仪器操作流程,注意事项等编入二维码内,贴于仪器上方,医务人员在仪器使用过程中有不熟悉之处可以及时扫二维码进行学习。使得医护对仪器相关知识的日常学习和巩固更加方便。重视仪器设备的安全管理和宣传教育,提升医护工作者的安全管理认知,确保仪器设备的安全使用。

六、仪器的清洁与消毒

(一) 建立仪器的清洁与消毒规范与监测体系

依据 WS/T 512-2016《医疗机构环境表面清洁与消毒管理规范》建立新生儿病区仪器的清洁与消毒流程和监测体系:

1. 建立人员清洁消毒职责、制定并规范所有仪器的日常及终末的清洁消毒流程和质量标准;根据仪器的种类与型号,按照说明书要求,规范各部件的清洁、除尘、消毒标准,避免损伤仪器,尽可能延长其使用寿命。

2. 科室感染管理小组定期对科室工作人员进行医院感染相关知识的学习,提高消毒知识和专业素质,强调院内感染的发生和消毒质量有密切关系;组织科室感染管理小组评估所使用仪器的感染风险因素,根据风险评估结果进行仪器日常清洁与消毒工作。

3. 科室感染管理小组需定期监测,不定期检查仪器的清洁与消毒情况,发现问题及时提出整改措施,持续质量改进。

4. 完善各类仪器的清洁消毒记录,以便发生医院感染时追溯感染源。

(二) 分类管理

国内外新生儿病房医院感染暴发与仪器相关的案例时有报道,由于 NICU 仪器种类多样,结构复杂而且使用频率极高,为了防止因仪器消毒不彻底造成院内交叉感染,应根据不同的仪器规范进行清洁、消毒及灭菌。

1. **一次性使用的仪器配件**　应当符合国家有关规定,不得重复使用。如一次性呼吸机管道、一次性经皮脉氧饱和度探头等。参照本章第二节一次性医疗用品管理。

2. **分类**　根据斯伯尔丁分类法将医疗器械分为三类,即高度危险性物品、中度危险性物品和低度危险性物品。

(1)高度危险性物品:进入人体无菌组织、器官,脉管系统,或有无菌体液从中流过的物品或接触破损皮肤、破损黏膜的物品,一旦被微生物污染,具有极高感染风险,如手术器械、穿刺针、腹腔镜、活检钳、心脏导管、植入物等。

(2)中度危险性物品:与完整黏膜相接触,而不进入人体无菌组织、器官和血流,也不接触破损皮肤,破损黏膜的物品,如胃肠道内镜、气管镜、喉镜、肛表、口表、呼吸机管道、麻醉机管道、压舌板、肛门直肠压力测量导管等。

(3)低度危险性物品:与完整皮肤接触而不与黏膜接触的器材,如听诊器、血压计袖带等。

3. **根据物品污染后导致感染的风险高低选择相应的消毒或灭菌方法**　高度危险性物品,应采用灭菌方法处理;中度危险性物品,应采用达到中水平消毒以上效果的消毒方法;低度危险性物品,宜采用低水平消毒方法,或做清洁处理;遇有病原微生物污染时,针对所污染病原微生物的种类选择有效的消毒方法。

(三) 常用仪器的清洁和消毒

进行清洁消毒的人员应根据第三章第三节《隔离、防护管理制度》正确做好防护措施。一旦发生患儿体液、血液、排泄物、分泌物等污染时应立即实施污点清洁与消毒，见第三章第二节《环境、物品清洁消毒灭菌管理制度》中血液、呕吐物、排泄物污染环境的消毒相关要求。

1. 监护类仪器(如心电监护仪)的清洁消毒

(1)心电监护仪外壳及面板的清洁消毒

1)保持心电监护仪表面清洁，每日清洁消毒 1~2 次，若有明显污染，及时清洁消毒。

2)选择的消毒剂应与材质相兼容，通常可选择用 500mg/L 含氯消毒液或季铵盐类消毒剂。如被血液、体液污染，应根据病原体类别选择适宜消毒剂。

3)清洁消毒时不要使液体进入心电监护仪内部或让任何消毒液留在仪器的任何部分表面。

4)外壳包括按键、电源线、导联线等。

(2)心电监护仪附件的清洁消毒

1)经皮脉氧饱和度探头为一次性，一人一用一丢弃。

2)袖带数量备用充足，型号齐全，使用中保持清洁，被血液、体液等污染时应先清洁干净，再选择合适的消毒方法进行消毒，通常使用 75% 酒精、500mg/L 含氯消毒液或季铵盐类消毒剂擦拭消毒。

(3)注意事项

1)清洁消毒应先关闭电源，断开电源线，绝对不要将仪器的任何部分浸泡。

2)定期进行心电监护仪充电、放电。

3)对所有的心电监护仪编号，做好使用登记，每季度随机对监护仪表面进行细菌培养。

2. 生命支持类仪器的清洁消毒

(1)呼吸机的清洁消毒

1)呼吸机外壳及面板的清洁消毒：①保持呼吸机表面清洁，每日清洁消毒至少2次；若有明显污染及时清洁消毒；撤机后进行终末消毒。②选择的消毒剂应与材质相兼容，通常可选择用75%酒精、500mg/L含氯消毒液或季铵盐类消毒剂。如被血液、体液污染，应根据病原体类别选择适宜消毒剂。③清洁时应注意勿使液体进入呼吸机内部。④外壳包括按键、支臂架、电源线、高压气源管路等。

2)呼吸机外置管路及附件的清洁消毒：①呼吸机外置管路及附件推荐使用一次性，使用后按照感染性医疗废物处置。②可复用管路及附件一人一用一消毒或灭菌；遇污染时及时更换并清洁消毒；管路不推荐定期更换。③推荐新生儿使用封闭式吸引系统。④封闭式吸痰管无须每天更换，但当出现可能污染时应及时更换，每次使用后应及时冲洗，最长可7天更换。⑤可重复使用管路及附件清洁消毒流程如图8-2。

3)其他特殊部件的清洁消毒：①空气过滤网一般清水清洗晾干即可，避免揉搓，根据厂家使用说明定期更换，破损时及时更换。②可拆卸的流量传感器根据产品说明定期更换、清洗消毒。有分泌物污染应先进行酶洗，配制浓度、方法及作用时间根据产品说明书；消毒用75%酒精浸泡30分钟或根据产品说明书选择消毒剂、配制浓度及作用时间；有污染时随时清洗消毒。根据说明书定期更换。勿使用压缩空气或高压水流清洗传感器，以免损坏传感器的金属丝。③吸入端或呼出端的细菌过滤器、供气模块滤网、冷却风扇过滤器、防尘网等部件可根据使用要求或按需进行清洗更换。④湿化水使用无菌水，每日更换，湿化瓶每日更换。

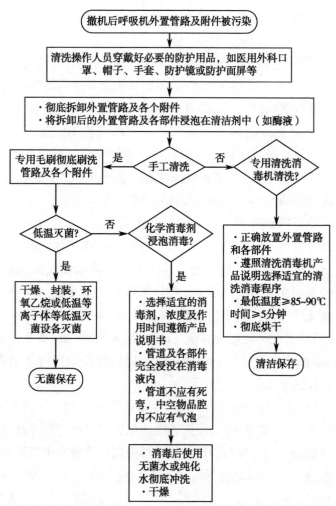

图8-2 可重复使用管路及附件清洁消毒流程

4)注意事项：①推荐外置管路及附件运送至消毒供应中心集中清洗消毒。宜有专门的清洗消毒区域，配备有清洗消毒槽、干燥设备、专用毛刷等清洁消毒设施设备，有条件者配备专用清洗消毒机。②根据说明书定期更换呼吸机皮囊、皮垫、细菌过滤器等。呼吸机每工作 1 000 小时(或根据说明书)应全面进行检修及消耗品更换。③经过消毒装机、检测、校正后的呼吸机处于完好的备用状态,需套上防灰罩,并在显著位置上挂上"备用"字样的标牌,放置在清洁、通风的房间内。④对于呼吸道传染病患儿,或特殊感染患儿,首选一次性呼吸机管路。⑤对所有呼吸机编号,使用呼吸机的患儿情况进行详细记录,一旦发现感染,及时溯源。每月随机对呼吸机表面、呼吸机管道、湿化水进行细菌培养。

(2)CRRT 机的清洁消毒

1)CRRT 机表面清洁消毒流程,见图 8-3。

2)注意事项:① CRRT 机表面应每次治疗结束后进行清洁消毒,以切断血源性病原体经间接接触传播的风险。②机器表面一般用含有有效氯 500mg/L 含氯消毒液擦拭消毒;发现被血液、体液污染及时用 1 000mg/L 含氯消毒液擦拭消毒,明显、大量的血液污染时应增加消毒剂浓度至 2 000mg/L 以上。30 分钟后清水擦拭,去除残留消毒剂。③使用清洁布巾蘸取消毒剂进行擦拭消毒时,布巾应适度拧干,防止擦拭时液体渗入机器内部而致机器损坏和其他安全事故。④治疗结束后应检查监测器的过滤器接口是否受到血液污染,如受到污染,应进行彻底擦拭消毒。⑤停机超过 72 小时监测器的过滤器接口必须重新进行消毒处理。⑥机器内部消毒所用的消毒剂应遵循机器说明书或机器供应商的建议,以免对机器造成损坏。⑦对所有的 CRRT 机编号,使用 CRRT 机的患儿情况进行详细录,一旦发现感染及时溯源。每季度随机对 CRRT 机表面、管道进行细菌培养。

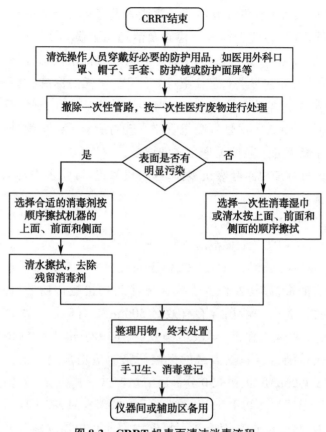

图 8-3　CRRT 机表面清洁消毒流程

（3）除颤仪的清洁消毒

1）外壳及面板的清洁消毒：①保持除颤仪表面清洁,每日清洁消毒 1~2 次,若有明显污染,及时清洁消毒。②选择的消毒剂应与材质相兼容,通常可选择用 75% 酒精、500mg/L 含氯消毒液或季铵盐类消毒剂或根据说明书选择。如被血液、体液污染及时用 1 000mg/L 含氯消毒液擦拭消毒,或根据病原体选择合适的消毒剂。③清洁消毒时不要使液体进入除颤仪内部或让任何消毒液留在仪器的任何部分表面。④外壳包括按键、电源线、监护导联等。

2)电极板的清洁消毒:①平时应置于电极板卡槽之中,每次使用结束之后都要及时对其进行清洁与擦拭。②不能用锐利的金属工具刮除附着的污垢,也不可使用对电极板有腐蚀作用的酸、碱溶液。③清除电极上的导电胶可用肥皂水、含氯漂白剂等非腐蚀性洗涤剂清洗外表部,清洗时不要让任何液体进入仪器内部。

3)注意事项:①禁忌对监护导联和除颤电极进行蒸气消毒;②每日对除颤仪进行校准,并登记;③定期充、放电并记录;④做好清洁消毒、使用、维护登记。

3. **诊断治疗类仪器** 血气分析仪清洁消毒:

1)外壳及触摸屏的清洁消毒:①保持血气分析仪表面清洁,每日清洁消毒 1~2 次;若有明显污染及时清洁消毒。②选择的消毒剂应与材质相兼容,通常可选择用 75% 酒精、500mg/L 含氯消毒液或季铵盐类消毒剂。如被血液、体液污染,应根据病原体类别选择适宜消毒剂。③使用浸有蒸馏水的棉签或纤维素对有明显污渍表面进行初步清洁。使用在消毒剂中浸泡过的柔软布类或消毒湿巾进行消毒。勿使用水或喷雾。④清洁仪器屏幕:跳转到"仪器"菜单并按下"清洁触摸屏"按键,屏幕的触摸敏感层暂时停用 30 秒。清洁消毒方法同仪器表面。⑤外壳包括电源线、盖板(打印机盖板、仪器门等)等。

2)内部管路的清洁消毒:①对需进行液体管路清洁保养的仪器,根据说明书执行去蛋白 1 次(每分析检测约 100 个样本或 1 周);②液体管路清洁保养流程如图 8-4。

3)其他部件的清洁消毒:①吸样口的清洁消毒:用蘸有 75% 酒精的棉签或脱脂纱布擦洗吸样口,以保持吸样口的清洁。②耗材区域的清洗:只作为耗材更换的一部分或者在执行常规操作期间执行耗材区域的清洗。使用在消毒剂中浸泡过的柔软布类或消毒湿巾,消毒受影响的表面。③通风孔的清洁:根据说明书对通风孔进行除灰。对有空气滤网的仪器,根据说明书对滤网进行清洗更换。

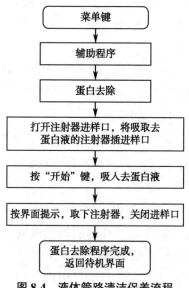

图8-4 液体管路清洁保养流程

4)注意事项:①必须佩戴合适的安全设备,例如工作服、防护手套、护目镜,必要时佩戴防护面罩,防止直接接触生物物质。如果存在喷溅的危险,还要求佩戴护目镜或防护面罩。②不可直接对准仪器喷射,对任何不可拆卸或内部零件进行喷射。若使用酒精等易燃消毒剂,需等待15分钟,以使消毒剂能够挥发。③为保持试剂包稳定性,根据说明书维持室温。④做好使用消毒登记。

4. 检查类仪器清洁消毒

(1)眼底数码相机(ROP 筛查)清洁消毒

1)接触目镜的清洁消毒:①每测完一名患儿,用干净的擦镜纸,蘸取少量无菌水,擦去接触目镜镜头片前面多余的耦合剂和碎屑。当耦合剂和碎屑较多时,可用无菌水小心冲洗接触目镜。②清洗后用新配制的75%酒精棉球反复擦拭接触目镜表面,每次擦拭不小于1分钟,擦拭后自然风干。③目测接触目镜表面无碎屑和耦合剂,如仍有残留需重复上述步骤。④经过长时间的摆放或者使用,发现接触目镜有污痕:用洗耳球把接触目镜表面的脏物和灰尘吹走;用脱脂棉球(或镜头纸)蘸取少量丙酮或无水乙醇与乙醚2∶1混合液(或根据产品说明书选择试剂),从中心开始逐圈扩大轻轻擦拭镜头表面。

2)仪器外壳的清洁消毒:①清洁仪器外壳时,用温水或中性洗涤剂,以无绒软湿布擦拭。②终末消毒时,根据说明书选择合适的消毒剂从上到下进行擦拭消毒。③清洁消毒时不要使水、清洁剂或消毒剂进入仪器内部或让任何消毒液留在仪器的任何部分表面。

3)注意事项:①开睑器的清洁消毒:一人一用一灭菌,用后送供应室灭菌;②操作中严格手卫生;③不使用仪器时,罩上防尘罩,置于仪器间;④做好消毒使用登记。

(2)纤维支气管镜清洁消毒

1)纤维支气管镜清洗消毒流程如图8-5。

2)注意事项:①工作人员进行内镜诊疗或者清洗消毒时,应做好个人防护,穿戴必要的防护用品,如口罩、帽子、手套、护目镜或防护面罩等。②纤维支气管镜使用后半小时内需清洗消毒。③推荐全浸泡式内镜。④测漏:宜每次清洗前测漏;条件不允许时,应至少每天测漏1次。测漏方法:取下各类按钮和阀门,将内镜全浸没于水中,使用注射器向各个管道注水,以排出管道内气体。先向各个方向弯曲内镜先端,观察有无气泡冒出,再观察插入部、操作部、连

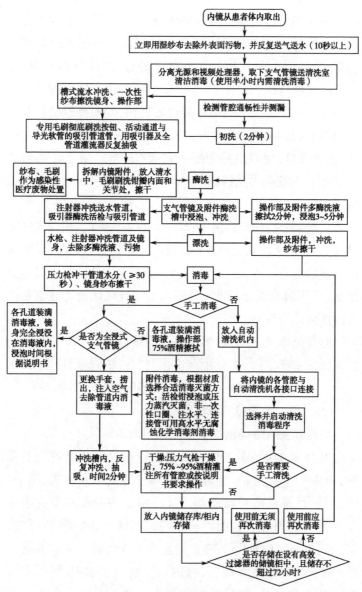

图 8-5　纤维支气管镜消毒流程

接部等部分是否有气泡冒出,如发现渗漏,应消毒后及时保修送检,并做好记录。⑤消毒液的选取和配制按照说明书进行。一般患儿用 2% 戊二醛浸泡 10 分钟以上(泡前支气管镜要擦干水分、各孔道用注射器注满消毒液、非全浸式支气管镜操作部必须用清水擦拭后再加 75% 乙醇消毒即可;结核杆菌等特殊感染患儿使用后的支气管镜要浸泡 45 分钟以上。当日不再使用的支气管镜应延长消毒时间至 30 分钟。⑥重复使用的消毒剂或灭菌剂配制后应测定一次浓度,每次使用前进行监测;消毒内镜数量达到规定数量的一半后,应在每条内镜消毒前进行测定。每次更换消毒剂时,应彻底刷洗消毒槽。⑦附件的消毒,活检钳等要一用一灭菌(压力蒸气灭菌或 2% 戊二醛泡 10 小时以上),弯盘、敷料缸等用压力蒸气灭菌;非一次性口圈、注水瓶、连接管可用高水平无腐蚀化学消毒剂消毒,消毒后无菌水冲洗干燥备用,注水瓶用水为灭菌注射用水,每天更换,灭菌后的物品按无菌物品储存。⑧清洗消毒室应独立设置,每日清洗消毒工作结束,应对清洗槽、漂洗槽等彻底刷洗,并采用含氯消毒剂、过氧乙酸或其他符合国家相关规定的消毒剂进行消毒。保持通风良好,宜采取"上送下排"方式,换气次数宜 ≥1 次 /h,最小新风量宜达到 2 次 /h。⑨内镜在外出检查时应装在镜箱中搬运。应储存于专用的洁净柜,镜体通常采取立柜式悬镜柜内保持干燥。室温为 20~25 ℃为宜。储镜柜应避免阳光直接照射,在清洁消毒时要注意避免镜端与硬物碰撞。长期不用的纤维内镜应每 1~2 周检查,注意有无长霉、生锈,各牵引钢丝是否灵活,并定期吹干活检管道,镜面污物可用乙醚,酒精或石蜡擦净。⑩对使用支气管镜的患儿情况进行详细记录,一旦发现感染,及时溯源。每季度随机对支气管镜进行细菌培养。

5. 护理设备的清洁

(1)婴儿辐射保暖台清洁消毒

1)消毒方法同婴儿培养箱

2)皮肤温度传感器清洁消毒：①使用国家注册过的中性清洁剂对皮肤温度传感器进行彻底地清洁(包括探头),然后根据说明书选择合适的消毒剂进行消毒处理。②不可把传感器浸入清洁/消毒溶剂中或进行高温高压消毒。③一般每2年或根据说明书进行更换,以避免长时间使用和消毒对传感器表面及牢固度造成影响损坏。

(2)新生儿黄疸治疗箱的清洁消毒

1)新生儿黄疸治疗箱日常清洁消毒：①新生儿病区应根据需要配备充足的黄疸治疗箱进行周转。②使用中的黄疸治疗箱应注明开始使用日期。③使用中的黄疸治疗箱每日清洁消毒,遇污染时随时清洁消毒或更换。④内表面以清水擦拭,不宜使用消毒剂。⑤外表面每日湿式擦拭 1~2 次,无明显可见污染时可用 500mg/L 含氯消毒液或季铵盐类消毒液擦拭。⑥特殊感染患儿,如多重耐药菌、传染病患儿等,每日擦拭两次,内用消毒湿巾,外用 1 000mg/L 含氯消毒液擦拭。⑦一般无须更换湿化水,超过 24 小时需更换,湿化水为无菌水。⑧遵循单元化清洁原则。

2)新生儿黄疸治疗箱终末消毒：①治疗结束应对使用后的黄疸治疗箱进行终末消毒。②新生儿黄疸治疗箱终末消毒,应在清洗消毒间或其他开阔的地方进行(不应在病室进行),避免对周围物品造成污染。③清洁消毒后应对清洗槽、清洗工具、地面等环境进行清洁消毒。④清洁消毒后备用的黄疸治疗箱应放在辅助区,注明清洁消毒日期、失效日期、清洁消毒人员姓名及检查人员姓名。⑤备用中的黄疸治疗箱污染时重新清洁消毒。⑥新生儿黄疸治疗箱的终末消毒流程如图 8-6。

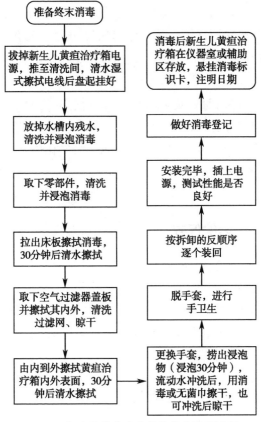

图 8-6 新生儿黄疸治疗箱的终末消毒流程

3）注意事项：①黄疸治疗箱外表面消毒推荐使用低、中水平消毒剂，通常不应使用高水平消毒剂。②由于新生儿中枢神经系统、呼吸系统等未发育成熟，对于所有消毒剂均十分敏感，因而使用中的黄疸治疗箱内面不应使用消毒剂擦拭。③做好手卫生避免黄疸治疗箱内部被污染。④报废的黄疸治疗箱应在进行终末清洁消毒后再进行处理。⑤空气过滤网避免揉搓,根据厂家使用说明定期更换,破损时及时更换。⑥为避免有机玻璃制品出现银丝裂纹,不可使用酒精、丙酮或其他有机溶液进行清洁消毒,也不可让其处于紫外线直接辐照之下。⑦灯管每次使用后用 75% 酒精擦拭灯管,并检查亮度,做好记录。⑧灯管使用累计 2 000 小时或根据说明书时间定时更换,做好记录。⑨对所有黄疸治疗箱进行编号,每台黄疸治疗箱都有使用维护登记本,出入黄疸治疗箱登记时间、住院号并签名;终末消毒后在登记本上标明消毒时间并签名;若需更换水槽湿化用水均有记录、签名。⑩每季度随机对黄疸治疗箱表面、湿化水进行细菌培养。

七、仪器的保养

设备的日常保养由操作者负责。

1. **存放环境要求**　保持室内通风,温度 20~30℃,相对湿度 50% 左右;电压稳定,避免阳光直射,避免震动,避免强电磁场干扰,禁止在监护区内使用移动电话;避免化学试剂腐蚀。

2. 操作者应认真检测设备外观完整及功能是否异常(设备停用时,每周至少做一次日常保养)。

(1)表面清洁消毒:每日进行仪器表面清洁,保证不积灰尘,应根据说明书考虑器械与化学消毒剂的兼容性,禁用高浓度有机溶剂擦洗。

(2)附件整理:使用前的表面检查和调整,使用后做好设备配套附件、耗材整理工作,为下次开机做好准备,有后备电池的设备需检查后备电量,按照使用手册做好充放电工作。

(3)每周由仪器管理员擦拭设备各处或注油保养,设备保持润滑、清洁,每周消毒、监测;电脑控制类仪器减少开关次数;避免设备剧烈震动;生化类仪器有电、光、水、气路集于一身的特性,需每日或每月检测。

(4)按时填写仪器保养手册,填写完毕后,统一交设备维修处进行保存,手册保存期限为 3 年。

(朱苏月)

第四节　暖箱管理

新生儿暖箱是为早产儿或危重新生儿救治提供恒定温度和湿度的保暖设备。其采用"对流热调节"方式,利用计算机技术对暖箱温度实施控制,主要由新生儿舱、温度控制仪、培养箱机箱、蓝光辐照灯箱等组成。目前,二级以上医疗机构多已设置新生儿病室,新生儿暖箱的配备必不可少。近年来国内有报道,因暖箱消毒不严,造成新生儿院内感染致死亡的严重后果。因此规范暖箱管理,定期进行消毒效果检测,是降低早产儿院内感染发生率的重要环节。

医院需要建立暖箱管理制度,涉及暖箱的购置、验收、储存、使用、检测、维护、消毒、报废、处理等方面;新生儿病区是暖箱的使用者,要加强暖箱管理,主要涉及使用前、使用中、使用后的相关步骤、方法和要求等,包括检测、消毒和保养等。

一、建立暖箱及相关器材管理制度

(一) 仪器的验收管理

管理制度包括购置、验收、储存、使用、检测、维护、消毒、报废、处理等方面。特别是各医疗机构要加强对新生儿暖箱的购置验收管理,把好准入关,严格按照《医疗器械监督管理条例》等法律法规,从取得《医疗器械生产企业许可证》的生产企业或者取得《医疗器械经营企业许可证》的经营企业购进合格的新生儿暖箱,并验明产品合格证明,做好采购记录和验收记录。采购时要向购进单位索取《营业执照》《医疗器械生产企业许可证》或《医疗器械经营企业许可证》、产品注册证等相关证照资料,保证产品购进渠道的合法性。

（二）建立健全仪器管理制度

1. 建立贵重仪器登记册　记录仪器的名称、购进日期、产地、价格、附件、保修时间及维修记录。建立仪器档案卡,做到账、物、卡相符。

2. 仪器的使用登记　建立仪器使用登记簿,准确记录仪器的使用时数,作为仪器使用率的评估依据。

（三）仪器运转情况的定期监测

监测的目的是保证仪器在使用中长期处于最佳工作状态。监测工作可定期或每月对常用的仪器进行全面检测 1 次,由专管护士进行,并记录检查结果。

二、制定暖箱的使用流程和消毒流程

（一）暖箱使用和消毒流程

对暖箱使用过程进行动态监测,促进临床工作者使用暖箱更加规范化,减少使用中的安全隐患,满足国家《医疗技术临床应用管理办法》的要求,增加风险防范意识,保障医疗安全。

1. 使用中的暖箱消毒流程

（1）同一患儿长期使用时,应每天内表面用清水擦拭,外表面用消毒湿巾（双链季铵盐）每日擦拭两次,擦拭时遵循由内到外原则,不推荐使用高水平的消毒剂（含氯消毒剂）。

（2）使用中应每日湿式清洁恒温罩内外表面,水槽内应使用灭菌用水每天更换。

（3）暖箱清洁消毒时遵循"先非感染,后感染",应先清洁消毒非感染患儿使用的暖箱,后清洁消毒特殊感染新生儿使用后的暖箱。

（4）长期连续使用中的暖箱使用七天后进行更换并进行终末消毒。

（5）遇污染时随时清洁消毒。

（6）记录暖箱使用登记本,包括消毒登记(视频 7　使用中暖箱的清洁消毒)。

视频 7　使用中暖箱的清洁消毒

2. 暖箱终末消毒流程(图 8-7)

（1）暖箱终末消毒时应拆卸到最小化进行消毒,暖箱滤网定期进行清洗,至少 2 个月更换一次(或根据厂家使用说明定期更换),破损随时更换。

（2）出院或暖箱使用 7 天后更换进行终末消毒,具体实施流程如下:

1)先拔掉暖箱电源,推至清洁消毒间,湿式擦拭电线后将电线盘起挂好。

2)放掉抽屉式水箱内残水后再清洗,用 500mg/L 含氯消毒液浸泡消毒。

3)取下恒温罩上输氧孔的塑料套、操作窗的塑料密封套、输液软垫,清洗、浸泡消毒。

4)取出婴儿床,清洗、消毒,取出床搁板上密封条,清洗、浸泡消毒,取出床搁板,清洗、消毒。

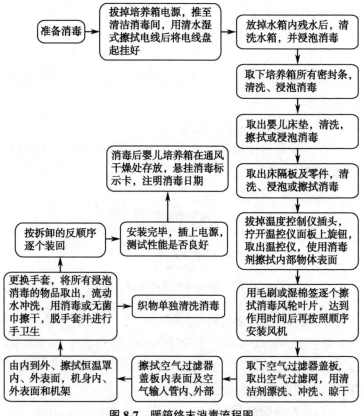

图 8-7 暖箱终末消毒流程图

5）拔掉温度控制仪插头,拧开温度控制仪面板上旋钮,取出温度控制仪、栅栏擦拭,用毛刷或湿棉签逐个擦拭风轮叶片,再按顺序安装风机。

6）取下空气过滤器盖板,取出空气过滤网,用清洁剂漂洗,在流动水下进行冲洗,晾干;注意不能揉搓滤网,2 个月更换空气过滤网(或根据厂家使用说明定期更换),并在消毒卡上终末栏标示。

7）擦拭空气过滤器盖板里面表面及空气输入管内外部。擦拭恒温罩内、外表面,机身内、外表面和机架。

8)更换手套,将所有浸泡消毒的物品取出、冲洗、擦干后按拆卸的反顺序逐个装回。安装时注意部件放置的位置、方向,旋钮应锁紧,密封条四周应确保密封。安装完毕,插上电源,测试性能是否良好。

9)消毒人员在消毒登记卡上注明终末消毒日期、消毒人员姓名,并挂上"消毒备用"的标志放置在准备间。有效期为2周,2周之内使用,可仅擦拭恒温罩内外表面。消毒后将暖箱放置于仪器备用间备用,备用中的暖箱污染时应重新清洁消毒(视频8　暖箱的终末清洁消毒)。

视频8　暖箱的终末清洁消毒

(二)制定暖箱操作规范

要求医务人员严格按照新生儿暖箱操作规范进行操作,提高新生儿治疗成功率和安全诊疗效果。包括婴儿入箱前准备、暖箱技术参数的设定和维持、患儿入箱后操作、婴儿出箱标准等。

(1)入箱前准备

1)护士准备:服装、衣帽整洁,特别强调在进行操作前严格按照七步洗手法进行手卫生消毒。

2)用物准备:经消毒处理后适合的暖箱、温度表、湿度表。

3)环境准备:调节室温,早产儿室 24~26℃,足月儿室22~24℃,湿度 55%~65%;暖箱放置的位置应合理。

4)暖箱准备:检查电线接头有无漏电、松脱,各项显示均正常;将蒸馏水加入暖箱水槽至水位指示线;接通电源,打开电源开关；暖箱预热至 33~35℃，湿度 55%~65%；根据患儿的孕周、日龄、体重调节暖箱温度；铺好包被，待暖箱温度升高到所需的温度。

(2)操作过程

1)入暖箱：核对患儿腕带、暖箱上的住院卡；将患儿置入暖箱，并根据病情选择合适的体位，可置侧卧、仰卧和俯卧位。

2)出暖箱：核对新生儿的腕带、身份识别卡；为新生儿穿好单衣，包好棉包；放入小床，并加被保暖。

(3)入暖箱后护理

1)每天清洁暖箱。

2)每天更换水槽内的灭菌蒸馏水。

3)注意安全，及时关闭暖箱门，既避免箱温波动，也避免患儿坠床风险。

4)早产儿每两天测体重一次。

5)每 6 小时监测并记录体温，每小时监测并记录箱温。

(4)操作后处理

1)切断电源，整理用物。

2)暖箱终末消毒。

3)检查暖箱功能，如有异常及时报修，使暖箱处于备用状态。

(三) 指定专职人员对暖箱进行保养和维护

定期检查温度、湿度、气流、噪声、报警功能等各项性能指标，并检查部件有无破损，及时发现故障，对不符合临床要求的产品进行维修，及时处理隐患，强制报废没有维修意义和过于老化的具有较大潜在安全风险的产品，以确保暖箱使用的安全、有效。

(四) 对新生儿科、产科医护人员进行专项培训

医院管理专职人员应结合卫健委和药监局通报的相关不

良事件的报道、每月暖箱监测结果,主要针对新生儿科、产科医护人员进行专项培训,加强预防性维护、设备巡检和质量控制,最大限度地发挥暖箱的作用,预防事故发生。同时应要求暖箱生产企业加强对医护人员的操作培训,加强对暖箱的安全使用,减少相关伤害风险。

(蔡志勇)

第五节　医疗废物管理

医疗废物是指医疗卫生机构在医疗、预防、保健以及其他相关活动中产生的具有直接或间接感染性、毒性以及其他危害性的废物,是病原微生物的潜在宿主。我国将医疗废物分为五大类:感染性废物、病理性废物、损伤性废物、药物性废物、化学性废物,并根据这些类别规定了相应的分装方法,如使用黄色、黑色塑料包装袋及锐器回收盒。

一、医疗废物管理

医疗废物管理包括收集,贮存,运输和处置(图 8-8)。在《医疗废物分类目录》中,提出医疗废物分类收集应当与处置方式相衔接,鼓励减少使用含汞的医疗器械,鼓励使用可复用的医疗器械、器具和物品。同时,重申了部分废物的处置要遵照相应的法律、法规、标准和规定等。

(一)分类收集

医疗卫生机构应当及时收集本单位产生的医疗废物,并按照类别分置于防渗漏、防锐器穿透的专用包装物或者密闭的容器内。医疗废物专用包装物、容器,应当有明显的警示标识和警示说明。医疗废物专用包装物、容器的标准和警示标识的规定,由国务院卫生行政主管部门和环境保护行政主管部门共同制定。其中,对感染性废物、损伤性废物、病理性废物、药物性废物及化学性废物五类常见组分或废物名称进行了归类与细化,新增了收集方式,进一步明确了医疗废物的盛装方法和收集管理要求。例如:

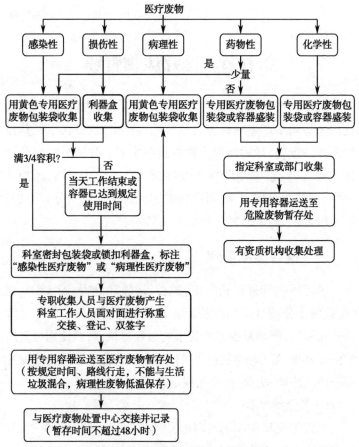

图8-8　医疗废物收集和处置流程图

1. **感染性废物**　携带病原微生物具有引发感染性疾病传播危险的医疗废物。常见于被患儿血液、体液、排泄物等污染的除锐器以外的废物;使用后废弃的一次性使用医疗器械,如注射器、输液器、透析器等;病原微生物实验室废弃的病原体培养基、标本,菌种和毒种保存液及其容器;其他实验室及科室废弃的血液、血清、分泌物等标本和容器;隔离传染病患儿或者疑似传染病患儿产生的废弃物。对于该类废物的收集要符合《医疗废物专用包装袋、容器和警示标志标准》(HJ421)的医疗废物包装袋中;病原微生物实验室废弃的病原体培养基、标本,菌种和毒种保存液及其容器,应在产生地点进行压力蒸气灭菌或者使用其他方式消毒,然后按感染性废物收集处理;隔离传染病患儿或者疑似传染病患儿产生的医疗废物应当使用双层医疗废物包装袋盛装。

2. **损伤性废物** 能够刺伤或者割伤人体的废弃的医用锐器。包括废弃的金属类锐器,如针头、缝合针、针灸针、探针、穿刺针、解剖刀、手术刀、手术锯、备皮刀、钢钉和导丝等;废弃的玻璃类锐器,如盖玻片、载玻片、玻璃安瓿等;废弃的其他材质类锐器。该类医疗废物的收集要符合《医疗废物专用包装袋、容器和警示标志标准》(HJ421)的利器盒中;利器盒达到 3/4 满时,应当封闭严密,按流程运送、贮存。

3. **病理性废物** 诊疗过程中产生的人体废弃物和医学实验动物尸体等。常见于手术及其他医学服务过程中产生的废弃的人体组织、器官;病理切片后废弃的人体组织、病理蜡块;废弃的医学实验动物的组织和尸体;16 周胎龄以下或重量不足 500g 的胚胎组织等;确诊、疑似传染病或携带传染病病原体的产妇的胎盘。此类医疗废物的收集要符合《医疗废物专用包装袋、容器和警示标志标准》(HJ421)的医疗废物包装袋中;确诊、疑似传染病产妇或携带传染病病原体的产妇的胎盘应使用双层医疗废物包装袋盛装;可进行防腐或者低温保存。

4. **药物性废物** 过期、淘汰、变质或者被污染的废弃的药物。包括废弃的一般性药物；废弃的细胞毒性药物和遗传毒性药物；废弃的疫苗及血液制品。对于少量的药物性废物可以并入感染性废物中，但应在标签中注明；而批量废弃的药物性废物，收集后应交由具备相应资质的医疗废物处置单位或者危险废物处置单位等进行处置。

5. **化学性废物** 具有毒性、腐蚀性、易燃性、反应性的废弃的化学物品。包括列入《国家危险废物名录》中的废弃危险化学品，如甲醛、二甲苯等；非特定行业来源的危险废物，如含汞血压计、含汞体温计，废弃的牙科汞合金材料及其残余物等。该类医疗废物要收集于容器中，粘贴标签并注明主要成分；收集后应交由具备相应资质的医疗废物处置单位或者危险废物处置单位等进行处置。

6. **以下废弃物不属于医疗废物**

(1)非传染病区使用或者未用于传染病患儿、疑似传染病患儿以及采取隔离措施的其他患儿的输液瓶(袋)。

(2)盛装消毒剂、透析液的空容器。

(3)一次性医用外包装物。

(4)废弃的中草药与中草药煎制后的残渣，盛装药物的药杯。

(5)尿杯、纸巾、湿巾、尿不湿、卫生巾、护理垫等一次性卫生用品。

(6)医用织物以及使用后的大、小便器等。

(7)居民日常生活中废弃的一次性口罩不属于医疗废物。

(二) 贮存

医疗卫生机构应当建立医疗废物的暂时贮存设施、设备，不得露天存放医疗废物；医疗废物暂时贮存的时间不得超过2天。医疗废物的暂时贮存设施、设备，应当远离医疗区、食品加工区和人员活动区以及生活垃圾存放场所，并设置明显的警示标识和防渗漏、防鼠、防蚊蝇、防蟑螂、防盗以及预防儿童接触等安全措施。医疗废物的暂时贮存设施、设备应当定期消毒和清洁。

(三) 运输

禁止在运送过程中丢弃医疗废物；禁止在非贮存地点倾倒、堆放医疗废物或者将医疗废物混入其他废物和生活垃圾。禁止通过铁路、航空运输医疗废物。有陆路通道的，禁止通过水路运输医疗废物；没有陆路通道必须经水路运输医疗废物的，应当经设区的市级以上人民政府环境保护行政主管部门批准，并采取严格的环境保护措施后，方可通过水路运输。禁止将医疗废物与旅客在同一运输工具上载运。禁止在饮用水源保护区的水体上运输医疗废物。医疗卫生机构应当使用防渗漏、防遗撒的专用运送工具，按照本单位确定的内部医疗废物运送时间、路线，将医疗废物收集、运送至暂时贮存地点。运送工具使用后应当在医疗卫生机构内指定的地点及时消毒和清洁。

(四) 处置

1. 医疗卫生机构和医疗废物集中处置单位，应当对医疗废物进行登记，登记内容应当包括医疗废物的来源、种类、重量或者数量、交接时间、处置方法、最终去向以及经办人签名等项目。登记资料至少保存3年。医疗废物流失、泄漏、扩散时，医疗卫生机构和医疗废物集中处置单位应当采取减少危害的紧急处理措施，对致病人员提供医疗救护和现场救援；同时向所在地的县级人民政府卫生行政主管部门、环境保护行政主管部门报告，并向可能受到危害的单位和居民通报。

2. 医疗废物的分类收集应当根据其特性和处置方式进行，并与当地医疗废物处置的方式相衔接。在保证医疗安全的情况下，鼓励医疗卫生机构逐步减少使用含汞血压计和体温计,鼓励使用可复用的医疗器械、器具和用品替代一次性医疗器械、器具和用品,以实现源头减量。

(1)废弃的麻醉、精神、放射性、毒性等药品及其相关废物的分类与处置,按照国家其他有关法律、法规、标准和规定执行。

(2)引产的死亡胎儿,纳入殡葬管理。

(3)医疗废物中病原体的培养基、标本和菌种、毒种保存液等高危险废物,在交医疗废物集中处置单位处置前应当就地消毒。

(4)医疗卫生机构产生的污水、传染病患儿或者疑似传染病患儿的排泄物,应当按照国家规定严格消毒;达到国家规定的排放标准后,方可排入污水处理系统。

3. 不具备集中处置医疗废物条件的农村,医疗卫生机构应当按照县级人民政府卫生行政主管部门、环境保护行政主管部门的要求,自行就地处置其产生的医疗废物。自行处置医疗废物的,应当符合下列基本要求:

(1)使用后的一次性医疗器具和容易致人损伤的医疗废物,应当消毒并作毁形处理。

(2)能够焚烧的,应当及时焚烧。

(3)不能焚烧的,消毒后集中填埋。

二、医疗废物泄漏、流失、扩散等意外事故处置

若医疗废物发生泄漏、流失、扩散等意外事故后需采取以下措施:

(一) 院内报告

1. 及时报告本院医疗废物主管部门、医院感染管理科等相关部门及人员,必要时由主管部门负责人报告医疗废物意外事故应急处理领导小组组长。

2. 确定医疗废物的类别、数量、意外事故发生的时间、影

响范围及严重程度,评估是否启动应急预案。

(二) 现场处理

1. 封锁污染现场,疏散泄漏地、扩散地周围人群。

2. 使用警示标牌或隔离带等工具进行隔离。

3. 污染区域消毒

(1)消毒工作从污染最轻区域向污染最严重区域进行。

(2)可能污染的所有使用过的工具也应当进行消毒。

(3)消毒人员做好卫生安全防护,包括穿戴手套、防护镜或面罩、防水靴、防水罩袍等。

(三) 人员救治和通报

1. 如有人员发生伤害,应积极采取救治措施。

2. 向可能应医疗废物流失、扩散造成伤害的周围居民及单位通报。

(四) 调查

1. 对事件的起因和经过进行调查。

2. 发生流失时,应对周边废物回收站进行调查和告知,嘱其发现流失的医疗废物时及时告知医院。

(五) 院外报告

医疗机构在事件发生后 48 小时向所在地县级卫生行政主管部门、环境保护行政主管部门报告。调查处理工作结束后,将调查处理结果进行报告。

(蔡志勇)

第六节　"三管"管理

新生儿"三管"指气管插管、血管导管、导尿管,由此三管引起的相关的院内感染分别称为呼吸机相关肺炎、血管导管相关感染、导尿管相关尿路感染。这三类置管是 NICU 常见操作,置管的时长、置管时的无菌操作、置管的日常管理,都是医院感染的高危因素,必须制定感染控制流程,并严格执行。

一、呼吸机相关肺炎预防与控制

呼吸机相关肺炎(ventilator-associated pneumonia,VAP)是机械通气过程中常见而又严重的并发症之一,也是医院获得性肺炎的重要类型。患儿一旦发生 VAP,则易造成脱机困难,从而延长住院时间,增加住院费用,严重者甚至威胁患儿生命,导致患儿死亡。引起 VAP 的危险因素,主要包括胎龄、低出生体重儿、机械通气时间过长、气管插管次数、基础疾病等。

(一) 呼吸机相关肺炎定义

呼吸机相关肺炎指气管插管或气管切开患儿接受机械通气 48 小时后及撤机后 48 小时内所发生的肺炎。根据国际医院感染控制联盟(INICC)的统计,VAP 的发生率为 13.6‰,发达国家 VAP 的发病率要低于发展中国家。VAP 的发病率及病死率均高。据统计,国外 NICU 中,VAP 的发病率为 15%~47%,病死率为 20%~68%。而我国 NICU 中,VAP 发病率及病死率分别为 42.8% 和 16.4%。国外大多数研究表明 VAP 病原菌以革兰氏阴性菌为主,且以混合感染为主,常见致病菌为鲍氏不动杆菌、流感嗜血杆菌、肺炎克雷伯杆菌、金黄色葡萄球菌等。我国的 VAP 致病菌多为多重耐药菌,其中革兰氏阴性菌感染占 77.6%,革兰氏阳性菌感染占 18.8%,真菌感染占 3.7%,常见致病菌为肺炎克雷伯杆菌、鲍曼不动杆菌、大肠埃希菌、铜绿假单胞菌、阴沟杆菌等。VAP 发生与患儿因素和呼吸机使用相关因素有关。宿主因素包括:小胎龄、低出生体重儿等、基础疾病如 BPD 早产儿;呼吸机使用相关因素包括机械通气时间长、仰卧位通气、上呼吸道定植菌异位到下呼吸道、医源性感染包括院内交叉感染、呼吸机附件及其管道污染引起的感染。

（二）制定并严格执行呼吸机相关肺炎感染的预防与控制标准操作规程

制定并严格执行呼吸机相关肺炎感染的预防与控制标准操作规程（表 8-1，视频 9　呼吸机相关肺炎的预防）。

表 8-1　呼吸机相关性肺炎感染的预防与控制标准操作规程

措施类别	干预措施	关键控制点与说明
核心措施	减少不必要插管	如病情许可,优先考虑无创呼吸机支持治疗技术
	尽早脱机或拔管	每日评估有创机械通气或气管插管的必要性
	抬高床头 15°~30°	无禁忌证时应持续抬高,以减少胃液反流和误吸的发生。患儿进行治疗或护理操作时可放平
	口腔护理	护理液:2.5%NaHCO₃。 方法:用干净无菌棉签进行擦洗。 范围:应包含牙龈和舌面。 频次:每 2~6 小时 1 次,不推荐使用氯己定清洁口腔
	遵循无菌操作原则	气管插管时严格执行手卫生规范和无菌操作技术,预期会被患儿呼吸道分泌物污染、或处理有/疑似呼吸道传染病患儿、多重耐药菌感染/定植患儿时则穿隔离衣,并在处理另一个患儿之前更换隔离衣
	手卫生	严格执行手卫生,包括置管时及维护
其他措施	尽量使用经口气管插管	根据患儿情况选择型号合适的气管插管,并保持合适的插管深度,插管结束后进行 X 线定位

续表

措施类别	干预措施	关键控制点与说明
其他措施	加强呼吸机管路及其他附件的消毒	1. 呼吸机外部管路有条件单位选用一次性管路;复用管路及配件一人一用一消毒或灭菌。内部管路消毒遵照厂家说明。 2. 使用中的呼吸机外壳、按钮、面板等应保持清洁与干燥,每日至少擦拭消毒 2 次,遇污染应及时进行消毒;每位患儿使用后应终末消毒。 3. 呼吸机管路中应采用加热湿化器或热湿交换器等湿化装置,加热湿化器的湿化用水应为无菌水,按照说明书要求进行更换,遇污染或故障时及时更换;雾化器应一人一用一消毒。 4. 与患儿呼吸道黏膜接触的器械或装置如重复使用的导管、导丝、喉镜头、湿化器、呼吸管道、雾化器等应采用灭菌或高水平消毒,高压灭菌或高水平消毒后应规范冲洗、干燥、包装和保存,注意在操作过程中勿污染物品
	呼吸机管路集水杯应处于管路最低位置	患儿翻身或改变体位前,应先清除呼吸机管路集水杯中的冷凝水。螺旋管冷凝水应及时倾倒,不可使冷凝水流向患儿气道,不可直接倾倒在室内地面
	按需抽吸气道分泌物	1. 当气道有分泌物积聚时,应及时吸引气道分泌物。 2. 吸引气道分泌物时,应遵循无菌操作,先吸气管内,再吸口鼻处,每次吸引应充分并更换吸痰管。 3. 对多重耐药感染或定植、呼吸道传染性疾病患儿或疑似患儿,宜采用密闭式吸痰管

续表

措施 类别	干预措施	关键控制点与说明
其他 措施	加强周围环境消毒	1. 频繁接触的诊疗环境表面,如暖箱、吊塔等,应保持清洁与干燥,每天至少消毒一次,遇污染时及时消毒,每位患儿使用后应终末消毒。 2. 保持患儿周围环境物品及空气的洁净,每日清洁消毒,定时通风,必要时空气消毒
	监测管理	开展呼吸机相关肺炎的目标性监测,包括发病率、危险因素和常见病原体等,定期对监测资料进行分析,总结和反馈。定期开展呼吸机相关肺炎预防与控制措施的依从性监测,分析和反馈,并有对干预效果的评价和持续质量改进措施
	健康教育	定期对医务人员进行相关培训,对陪护(在 NICU 进行袋鼠式护理)家属进行宣教,并公布呼吸机相关肺炎的发生率
不常规推荐或不推荐的措施	镇静剂	呼吸机使用过程中不常规推荐
	使用口服抗菌药物进行选择性消化道脱污染	不推荐

视频 9　呼吸机相关肺炎的预防

二、血管导管相关感染预防与控制

留置血管导管是救治危重患儿、实施特殊用药和治疗的医疗操作技术。置管后的患儿存在发生感染的危险。血管导管相关感染的危险因素主要包括：导管留置的时间、置管部位及其细菌定植情况、无菌操作技术、置管技术、患儿免疫功能和健康状态等因素（视频10　新生儿PICC日常维护）。

视频10　新生儿PICC日常维护

（一）血管导管相关感染的定义

血管导管相关感染（vessel catheter associated infection，VCAI）是指留置血管导管期间或者拔除血管导管48小时内发生的原发性，且与其他部位感染无关的感染，包括血管导管相关局部感染和血液系统感染。患儿局部感染时出现红、肿、热、痛、渗出等炎症表现，血液系统感染除局部表现外，患儿还会出现菌血症或真菌血症，并伴有发热（>38℃）、寒颤或低血压等感染表现。实验室微生物学检查显示：外周静脉血培养细菌或真菌阳性；或者从导管段和外周血培养出相同种类、相同药敏结果的致病菌。

（二）制定并严格执行血管相关感染的预防与控制标准操作规程

制定并严格执行血管相关感染的预防与控制标准操作规程（表8-2）

表 8-2　血管相关感染的预防与控制标准操作规程

措施类别	干预措施	关键控制点	说明
置管环境	选择正确合理的置管环境	1. 如有条件，有新生儿专用的中心静脉操作室，如无条件选择床旁操作。 2. 置管操作前均进行环境物表清洁，在操作前 30min 持续开启动态空气消毒机，保持室内安静、整洁，尽量减少不必要的人员流动。 3. 注意保暖	环境温度 22~24℃，患儿安放皮肤温度传感器，根据设定温箱温度调整保暖辐射台温度
置管操作	选择最佳置管位置	1. 中心静脉置管优先选择下肢静脉置管。 2. 下肢静脉中首选大隐静脉，还可选择小隐静脉、眉静脉、贵要静脉、肘正中静脉、头静脉、腋静脉、颞浅静脉、耳后静脉及颈外静脉；不建议选择肤静脉。 3. 连续肾脏替代治疗时建议首选颈内静脉	综合考虑置管目的、留置时间、感染性与非感染性并发症风险、操作人员的置管技术和维护技术等因素，选择适宜的部位置管。 股静脉具有更高的感染和深静脉血栓形成风险，故置管部位不宜选择股静脉，非感染性并发症包括出血、感染、血栓、空气栓塞等
	手卫生及无菌物品	1. 置管部位消毒后不得用手触摸，除非持续采用无菌技术。 2. 置管使用的医疗器械、器具、各种敷料等医疗用品应当符合医疗器械管理相关规定的要求，必须无菌	

续表

措施类别	干预措施	关键控制点	说明
	皮肤消毒	建议采用碘伏消毒后，无菌 0.9% 氯化钠溶液清洗碘伏残留物的消毒液进行皮肤局部消毒	
	最大无菌屏障	1. 戴工作圆帽，医用外科口罩，按《医务人员手卫生规范》有关要求执行手卫生并戴无菌手套，穿无菌手术衣或无菌隔离衣，铺覆盖患儿全身的大无菌单。 2. 置管过程中手套污染或破损时应立即更换。 3. 置管操作辅助人员应戴工作圆帽，医用外科口罩，执行手卫生	
置管操作	选择能够满足病情需要的管腔最少，管径最小的导管		

续表

措施类别	干预措施	关键控制点	说明
	每日评估导管的必要性，尽早拔出导管	1. 指定接受过相关训练的人员进行置管和导管维护工作。 2. 医务人员应当每天对保留导管的必要性进行评估，不需要时应当尽早拔除导管。 3. 紧急状态下的置管，若不能保证有效的无菌原则，应当在2天内尽快拔除导管，病情需要时更换穿刺剂部位重新置管	
导管维护	手卫生、无菌手套和无菌技术	1. 触摸置管部位前后均需手卫生。 2. 更换敷料时应戴清洁或无菌手套	戴手套不能替代手卫生
	连接口的消毒和输液接头的更换	1. 保持导管连接端口的清洁，每次连接输液器、应当用符合国家相关规定的消毒液进行消毒，待干后方可注射药物；如端口有血迹等污染时，应当立即更换。 2. 每24小时更换输液和连接部件，在更换输液管时根据说明书要求更换无针部件	对于使用肠外营养专用输液管无建议

续表

措施类别	干预措施	关键控制点	说明
	正确更换敷料	1. 如置管后出现出血、渗漏、高热、出汗，可使用纱布敷料，后期维护多选择透明敷料覆盖。 2. 如导管部位有引流，可使用纱布敷料	1. 置管部位可选择无菌纱布或透明、半透明的敷料覆盖。 2. 透明、半透明的敷料优于干纱布。 3. 无菌纱布至少 1 次 /2 天，无菌透明敷料至少 1 次 / 周。 4. 如果敷料出现潮湿、松动，可见污染时应当及时更换
导管维护	给药装置更换标准化	1. 输液 1 天或者停止输液后，应当及时更换输液管路。 2. 输血时，应在完成每个单位输血或隔 4 小时更换给药装置和过滤器。 3. 单独输注静脉内脂肪剂时，应每隔 12 小时更换输液装置。 4. 外周及中心静脉置管后，应当用不含防腐剂的生理盐水或肝素盐水进行常规冲管，预防导管堵塞。 5. 外周动脉导管的压力转换装置及系统内其他组件（包括管理系统，持续冲洗装置和冲洗溶液）应当每 4 天更换一次。不宜在血管导管局部使用抗菌软膏或乳剂	

续表

措施类别	干预措施	关键控制点	说明
其他措施	沐浴或擦身	新生儿在沐浴或擦身时注意保护导管,避免导管淋湿或浸入水中	
	拔管时间	1. 脐动脉导管放置时间不宜超过 5 天。 2. 脐静脉导管放置时间不宜超过 14 天,不需要时应当及时拔除。 3. 若无感染征象时,血管导管不宜常规更换,不应当为预防感染而定期更换中心静脉导管和脐带血管导管	

三、导尿管相关尿路感染预防与控制

导尿管相关尿路感染(catheter-associated urinary tract infection,CAUTI)是医院感染中较为常见的感染类型。导尿管相关尿路感染的危险因素包括患儿方面和导尿管置入与维护方面。患儿方面的危险因素主要包括：患儿年龄、性别、基础疾病、免疫力和其他健康状况等。导尿管置入与维护方面的危险因素主要包括：导尿管留置时间、导尿管置入方法、导尿管护理质量和抗菌药物临床使用等。导尿管相关尿路感染方式主要为逆行性感染。医疗机构和医务人员应当针对危险因素,加强导尿管相关尿路感染的预防与控制工作。

(一) 导尿管相关尿路感染的定义

1. **定义**　导尿管相关尿路感染主要是指患儿留置导尿管后,或者拔除导尿管48小时内发生的泌尿系统感染。

2. **临床诊断**　患儿出现尿频、尿急、尿痛等尿路刺激症状,或者有下腹触痛、肾区叩痛,伴有或不伴有发热,并且尿检白细胞男性≥5/高倍视野,女性≥10/高倍视野,插导尿管者应当结合尿培养。

3. **病原学诊断**　在临床诊断的基础上,符合以下条件之一：

(1) 清洁中段尿或者导尿留取尿液(非留置导尿)培养革兰氏阳性球菌菌落数≥10^4cfu/ml,革兰氏阴性杆菌菌落数≥10^5cfu/ml。

(2) 耻骨联合上膀胱穿刺留取尿液培养的细菌菌落数≥10^3cfu/ml。

(3) 新鲜尿液标本经离心应用相差显微镜检查,在每30个视野中有半数视野见到细菌。

(4)经手术、病理学或者影像学检查,有尿路感染证据的。

(5)患儿虽然没有症状,但在 1 周内有内镜检查或导尿管置入,尿液培养革兰氏阳性球菌菌落数 $\geq 10^4$cfu/ml,革兰氏阴性杆菌菌落数 $\geq 10^5$cfu/ml,应当诊断为无症状性菌尿症。

(二)制定并严格执行导尿管相关尿路感染的预防与控制标准操作规程

制定并严格执行导尿管相关尿路感染的预防与控制标准操作规程(表 8-3)。

表 8-3　导尿管相关尿路感染的预防与控制标准操作规程

措施类别	干预措施	关键控制点	说明
核心措施	掌握留置导尿指征,尽早拔管	1. 严格掌握留置导尿管的适应证,避免不必要的留置导尿。 2. 每日评估留置导尿管的必要性,尽早拔除	
	操作前导尿管选择	选择光滑、粗细适宜的导尿管	最好使用新生儿专用的导尿管;如没有,考虑用一次性胃管或吸痰管
	操作时应严格遵守无菌技术	1. 置管时、进行导尿管维护及任何与导尿管相关操作前后均应严格执行手卫生。 2. 置管和导尿管维护时遵守无菌技术,包括使用无菌手套、铺巾、海绵等	

续表

措施类别	干预措施	关键控制点	说明
核心措施	操作时皮肤消毒	1. 选择碘伏,规范消毒尿道口及其周围皮肤黏膜,每一个棉球不能重复使用,程序如下:①男性:自尿道口、龟头向外旋转擦拭消毒,注意洗净包皮及冠状沟;②女性:先清洗外阴,其原则由上至下,由内向外,然后清洗尿道口、前庭、两侧大小阴唇,最后会阴、肛门。 2. 正确铺无菌巾,避免污染尿道口	
	操作时注意事项	1. 合理暴露患儿,防止受凉。 2. 为女患儿导尿时,如误入阴道,则需重新更换导尿管。 3. 动作轻柔,避免损伤尿道黏膜	
	日常清洁与消毒尿道口	1. 每日清洁尿道口。 2. 解大便后,清洁后宜消毒尿道周围。 3. 沐浴或擦浴时应避免导尿管浸在水中。 4. 不要将尿袋放在地上	可选择温开水、生理盐水等进行清洁,无须使用抗菌剂进行尿道口清洁
	保留尿液引流系统通畅性和密闭性	1. 保持集尿袋高度低于膀胱水平。 2. 恰当安全固定导尿管,避免移动或尿道牵拉。保持导尿管和收集管不缠绕,避免打折、弯曲。	

续表

措施类别	干预措施	关键控制点	说明
核心措施	保留尿液引流系统通畅性和密闭性	3. 如密闭性破坏、尿管脱开或出现渗漏时,应消毒导尿管-集尿袋连接处更换集尿系统。 4. 不宜频繁更换导尿管。 5. 活动或搬运时,暂时关闭导尿管	
	保留导尿管	1. 尽量避免保留导尿。 2. 如需留置,尽量在3天内拔除。 3. 导尿管更换频率:普通导尿管1次/2周,特殊类型导尿管按说明书更换;普通集尿袋2次/周,精密集尿袋1次/周;长期留置导尿管的患儿,不宜频繁更换导尿管,具体更换频率可参照产品说明书。 4. 严重尿潴留患儿避免放尿速度过快引起膀胱黏膜急性充血而发生血尿。 5. 新生儿拔除导尿管无须夹闭导尿管锻炼膀胱功能,但建议在膀胱充盈时拔除导尿管	
其他措施	合理留取标本	1. 新鲜尿液的检查:收集少量样本,消毒剂消毒后,用无菌针/套管接头抽取尿液。 2. 需要做特殊尿液分析时,采用无菌方法从引流袋获取更多尿液	

续表

措施类别	干预措施	关键控制点	说明
其他措施	教育和培训	医务人员应当接受关于无菌技术、导尿操作、留置导尿管的维护以及导尿管相关尿路感染预防的培训和教育,熟练掌握相关操作规程	
	目标监测	1. 根据导管使用频率和潜在风险,确定目标性监测的人群和科室。 2. 通过监测反馈不断改进防控措施	
不推荐的措施	不推荐	预防性使用抗生素	
	不推荐	常规更换导管	

（徐　艳）

第七节　手术部位感染的预防与控制

手术部位感染(surgical siteinfection,SSI)是指拆线前发现手术切口出现了红、肿、热、痛,甚至有脓液引出。手术部位感染是手术患儿最常见的医院感染,包括浅表切口感染、深部切口感染、器官腔隙感染。其不仅增加患儿的痛苦,还增加患儿的经济负担,延长住院时间,导致死亡率和再次住院率明显高于未感染者。新生儿手术部位感染的危险因素主要包括:胎龄、出生体重、手术年龄、手术切口等级、手术时间、术前住院时间、术前脓毒症等。必须严格执行手术部位感染的预防与控制标准操作规程(表8-4)。

表 8-4 手术部位感染的预防与控制标准操作规程

措施类别	干预措施	关键控制点	说明
术前	根据指南合理预防性应用抗菌药物	1. 针对术中可能的污染菌选择药物类别。 2. 术前 30~60 分钟给药,并考虑药物的半衰期	
术前和/或术中	围术期氧疗	全身麻醉予以呼吸支持,维持通气氧合在正常范围	
	维持正常体温	1. 使用保温设备主动保暖。 2. 冲洗液、输血、输液宜加温(37℃)。 3. 维持核心温度≥36℃	1. 常见的主动保温设备包括:远红外线辐射台、充气加热毯、循环温水床垫、电阻加热毯等。 2. 单独升高室温、单独加热液体、增加棉被并不能有效提高核心温度
	保持术中空气清洁	1. 减少术中手术门开关频次。 2. 限制参观人数	
	严格遵循无菌操作	1. 使用最大无菌屏障。 2. 严格无菌操作,动作轻柔,缝合不留死腔	1. 一次性无菌无纺布铺单和可重复棉布铺单、手术衣均可。 2. 如有条件,推荐无纺布铺单和手术衣

续表

措施类别	干预措施	关键控制点	说明
术后	尽早拔除切口引流		
	换药或接触引流管等严格执行手卫生及无菌操作规程		
	合理使用抗菌素		
	主动监测	1. 主管医护人员观察手术切口外观,分泌物性质,结合各种感染相关的检查结果,确定是否存在手术部位感染。 2. 切口如出现感染迹象时,应采集标本送检,上报医院感染管理科	
不推荐	术后延长预防性使用抗菌药物的时间		不建议因留置引流管而延长用药时间
	手术部位涂抹抗菌药物		不推荐
	抗菌药物冲洗切口和手术区域		不推荐。如需冲洗,可考虑碘伏或生理盐水

（徐 艳）

参考文献

1. 曹战英. 新生儿病房医院感染的风险管控. 中国卫生产业, 2020, 17 (18): 174-176.

2. 刘沁峰, 李媛, 高翔宇, 等. 9S 管理在心内科监护室仪器设备管理中的应用价值分析. 中国医疗设备, 2022, 37 (01): 135-138.

3. 姜亦虹. 医院感染相关监测实用手册. 南京: 东南大学出版社, 2019.

4. 黄益, 唐军, 史源, 等. 2020 新生儿机械通气时气道内吸引操作指南. 中国当代儿科杂志, 2020, 22 (06): 533-542.

5. 胡必杰, 高晓东, 韩玲样, 等. 医院感染预防与控制标准操作规程. 2 版. 上海: 上海科学技术出版社, 2019.

6. 中华护理学会血液透析专业委员会. 血液透析专科护理操作指南. 北京: 人民卫生出版社, 2014.

7. 孟庆书, 马迎新, 李菁. 罗氏 COMBAS B221 血气分析仪常见的故障排除及维护保养. 医疗卫生装备, 2016, 37 (04): 157-158.

8. 中国医师协会新生儿科医师分会循证专业委员会. 新生儿经外周置入中心静脉导管操作及管理指南 (2021). 中国当代儿科杂志, 2021, 23 (3): 201-212.

9. 邵肖梅, 叶鸿瑁, 丘小汕. 实用新生儿学. 5 版. 北京: 人民卫生出版社, 2019.

10. 重症监护病房医院感染预防与控制规范 WS/T 509—2016. 中国感染控制杂志, 2017, 16 (2): 191-194.

11. 胡必杰, 高晓东, 韩玲样, 等. 医院感染预防与控制标准操作规程. 第 2 版. 上海: 上海科学技术出版社, 2019.

12. 中华医学会外科学分会外科感染与重症医学学组, 中国医师协会外科医师分会肠瘘外科医师专业委员会. 中国手术部位感染预防指南. 中华胃肠外科杂志, 2019, 22 (4): 301-314.

13. BERRÍOS-TORRES SI, UMSCHEID CA, BRATZLER DW, et al. Centers for Disease Control and Prevention Guideline for the Prevention of Surgical Site Infection. JAMA Surg, 2017, 152 (8): 784-791.

14. WOLDEMICAEL AY, BRADLEY S, PARDY C, et al. Surgical Site Infection in a Tertiary Neonatal Surgery Centre. Eur J Pediatr Surg, 2019, 29 (3): 260-265.

15. CATANIA VD, BOSCARELLI A, LAURITI G, et al. Risk Factors for Surgical Site Infection in Neonates: A Systematic Review of the Literature and Meta-Analysis. Front Pediatr, 2019, 7: 101.

16. ALSADAT R, BARDAN H, MAZLOUM MN, et al. Use of ventilator associated pneumonia bundle and statistical process control chart to

decrease VAP rate in Syria. Avicenna J Med, 2012, 2 (4): 79-83.

17. GALAL YS, YOUSSEF MR, IBRAHIEM SK. Ventilator-Associated Pneu-monia: Incidence, Risk Factors and Outcome in Paediatric Intensive Care Units at Cairo University Hospital. J Clin Diagn Res, 2016, 10 (6): SC06-SC11.

18. TAN B, XIAN-YANG X, ZHANG X, et al. Epidemiology of pathogens and drug resistance of ventilator-associated pneumonia in Chinese neonatal intensive care units: a meta-analysis. Am J Infect Control, 2014, 42 (8): 902-910.

19. DUSZYŃSKA W, ROSENTHAL VD, DRAGAN B, et al. Ventilator-associated pneumonia monitoring according to the INICC project at one centre. Anaesthesiol Intensive Ther, 2015, 47 (1): 34-39.

第九章
合理应用抗菌药物

第一节　新生儿合理应用抗菌药物的管理

　　为加强抗菌药物临床规范应用,提高抗菌药物临床应用水平,促进临床合理应用抗菌药物,控制细菌耐药,保障医疗质量和医疗安全,卫生部颁布了系列相关文件《卫生部抗菌药物临床应用管理办法》《2015 版抗菌药物临床应用指导原则》《卫生部抗菌药物临床应用分级管理》,结合新生儿的特点制定本管理建议,以对新生儿合理使用抗菌药物的管理起到指导作用。

一、成立新生儿科抗菌药物管理工作组

　　1. **工作组成员**　在医院抗菌药物管理工作组的领导下,建立新生儿科抗菌药物管理工作组。科室负责人是抗菌药物临床应用管理的第一责任人,由高级技术职务任职资格的人员组成新生儿病房抗菌药物管理工作组,二级以上医院应当配备临床药师。

　　2. **培训**　定期培训医务人员抗菌药物相关法律、法规、规章制度和技术规范等并考核,培训内容包括:

　　(1)《药品管理法》《抗菌药物临床应用管理办法》《处方

管理办法》《抗菌药物临床应用指导原则》《医疗机构药事管理规定》《执业医师法》等。

(2)抗菌药物临床应用及分级管理制度、法律责任等。

(3)细菌耐药预防与监测处置,抗菌药物相互作用等。

(4)抗菌药物的不良反应及其防治等。

(5)定期组织家长课堂,对患儿合理使用抗菌药物进行宣传教育。引导广大患儿家长加深对科学使用抗菌药物知识的认识,配合医院和医务人员科学合理使用抗菌药物,共同遏制抗菌药物滥用。

3. **实时监测**　监测科室抗菌药物临床应用与细菌耐药情况,对新生儿科抗菌药物使用率、使用强度、抗菌药物使用前微生物送检率等定期分析、评估、上报监测数据并发布相关信息,评估抗菌药物使用适宜性和相关指标达标程度;对抗菌药物使用趋势进行分析,每月对医师处方和医嘱进行点评,对抗菌药物不合理使用情况应当及时采取有效干预,建立细菌耐药预警机制,根据发现问题,对照上级要求,研究制定有针对性的整改措施,及时加以整改,运用品管圈、PDCA 等管理工具将工作贯穿始终,形成闭环管理,不断提高。

二、临床应用抗菌药物原则

1. 严格掌握用药适应证,尽可能避免无针对性使用广谱抗菌药物,以防引起宿主菌群失调和耐药菌株的产生。

2. 熟悉选用药物的适应证、抗菌活性、药动学和不良反应、对无病原学诊断或药敏试验结果,又确系病情需要应用抗菌药物者,可根据感染部位、基础疾病、发病情况、发病场所、既往抗菌药物用药史及其治疗反应等推测可能的病原体,先进行经验治疗,选用药物时要熟悉抗菌活性、药动学、药效学、不良反应,结合药品可及性、价格等因素选用。住院患儿用药前必须及时进行相关标本的送检,进一步指导临床合理用药。

3. 新生儿酶系及肝、肾功能不完善,在药物选择、剂量计算、给药间隔时间确定时要予以考虑。

4. 选择适当的给药方案、剂量和疗程。

5. 对抗菌药物按"非限制使用、限制使用、特殊使用"实行分级管理,明确不同级别医生的抗菌药物处方权限。新生儿常用抗菌药物临床应用分级管理目录见表9-1。

表9-1 新生儿常用抗菌药物临床应用分级管理目录

分类	非限制使用	限制使用	特殊使用
广谱青霉素	阿莫西林	阿洛西林	
	氨苄西林	美洛西林	
	哌拉西林		
	羧苄西林		
	磺苄西林		
对青霉素酶不稳定的青霉素	青霉素		
	青霉素 V		
	苄星青霉素		
	普鲁卡因青霉素		
对青霉素酶稳定的青霉素	苯唑西林	氟氯西林	
青霉素类复方制剂		阿莫西林 / 克拉维酸	
		阿莫西林 / 舒巴坦	
		氨苄西林 / 舒巴坦	
		美洛西林 / 舒巴坦	
		哌拉西林 / 他唑巴坦 *	
		哌拉西林 / 舒巴坦 *	
第一代头孢菌素	头孢氨苄	头孢硫脒	
	头孢唑林		
	头孢拉定		
	头孢羟氨苄		

续表

分类	非限制使用	限制使用	特殊使用
第二代头孢菌素	头孢呋辛	头孢替安	
	头孢克洛	头孢尼西	
	头孢丙烯		
第三代头孢菌素	头孢曲松	头孢噻肟	
		头孢克肟	
		头孢他啶	
		头孢地尼	
		头孢唑肟	
		头孢甲肟	
		头孢哌酮	
		头孢地嗪 *	
第四代头孢菌素			头孢吡肟
头孢菌素复合制剂		头孢哌酮 / 舒巴坦 *	
		头孢哌酮 / 他唑巴坦 *	
		头孢曲松 / 舒巴坦 *	
		头孢曲松 / 他唑巴坦 *	
		头孢噻肟 / 舒巴坦 *	
		头孢呋辛 / 舒巴坦 *	
		头孢噻肟 / 他唑巴坦 *	
		头孢他啶 / 舒巴坦 *	
其他 β-内酰胺类		头孢西丁 *	
		拉氧头孢	氨曲南
		头孢米诺 *	
		头孢美唑	
β-内酰胺酶抑制剂		舒巴坦 *	

续表

分类	非限制使用	限制使用	特殊使用
碳青霉烯类			美罗培南
			亚胺培南/西司他丁
大环内酯类	乳糖酸红霉素	地红霉素	
	琥乙红霉素	阿奇霉素注射液	
	红霉素		
	罗红霉素		
糖肽类			万古霉素
			去甲万古霉素
			替考拉宁
多黏菌素类			黏菌素注射剂#
			多黏菌素B#
其他抗菌药物			利奈唑胺
		夫西地酸	
抗真菌药(19)	制霉菌素	氟康唑注射剂	两性霉素B
			卡泊芬净#
			伊曲康唑注射剂型#
			伏立康唑注射剂型#

注:①本目录所列抗菌药物是指治疗细菌、支原体、衣原体、立克次体、螺旋体、真菌等病原微生物所致感染性疾病病原的药物,不包括外用抗菌药物及治疗结核病、寄生虫病和各种病毒所致感染性疾病的药物以及具有抗菌作用的中药制剂;②标注"#"的药物,原则上仅限于三级医院使用。特殊情况下,其他医疗机构因治疗需要使用时,应由3名以上药学、临床医学等相关专业副高职称任职资格的人员会诊后决定,并做好记录;③标注"*"的药物,需要加强管理,仅限住院患儿使用,门诊不得使用;④本目录依据卫生部《抗菌药物临床应用管理办法》(卫生部第84号令),江苏抗菌药物临床应用分级管理目录(2019年版),并结合抗菌药物药理作用、安全性、有效性及新生儿特点等综合考虑。

三、临床应用和药物评价

1. 应当根据临床微生物标本检测结果合理选用抗菌药物。使用抗菌药前送检微生物标本,由于病原学检测技术的相对滞后,临床微生物标本检测结果未出具前,临床上初始抗感染治疗仍以经验性治疗为主。可以根据患儿病史、部分实验室检查、本地流行病学特点和本机构细菌耐药监测情况经验选用抗菌药物,临床微生物标本检测结果出具后根据检测结果进行相应调整,对培养结果阴性的患儿,应根据经验治疗的效果和患儿情况采取进一步诊疗措施。

2. 不同级别医师在临床应用中选择抗菌药物时应按照抗菌药物临床应用分级管理的规定选择相应级别的抗菌药物。

3. 住院医师根据诊断、辅助检查和患儿病情开具非限制使用抗菌药物处方;患儿需要应用限制使用抗菌药物治疗时,应经请示上级医师,具有主治医师以上专业技术职务任职资格的医师同意,并签名。

4. 主治医师以上职称人员根据诊断、辅助检查和患儿病情开具限制使用及以下级别抗菌药物处方。

5. 患儿需要应用特殊使用级抗菌药物时,应具有严格的临床用药指征或确凿依据,需请示上级医师,汇报科主任,组织专家会诊,经特殊使用级抗菌药物会诊专家组会诊同意后,处方需经具有高级专业技术职务任职资格的医师签名。

6. 因抢救生命垂危的患儿等紧急情况,医师可以越级使用抗菌药物。越级使用抗菌药物应当详细记录用药指征,并应当于 24 小时内补办越级使用抗菌药物的必要手续。

第二节　新生儿抗菌药物的应用原则

为进一步规范临床合理使用抗菌药物,减缓耐药菌株的产生和扩散,避免抗菌药物不良反应,合理降低患儿抗菌药物应用比例,指导临床医生正确合理应用抗菌药物,根据《2015版抗菌药物临床应用指导原则》《卫生部办公厅关于做好全国抗菌药物临床应用专项整治活动的通知》的精神,结合新生儿的实际情况,特制定新生儿抗菌药物应用的一些建议。

一、诊断为细菌性感染者方有指征应用抗菌药物

根据患儿的症状、体征、实验室检查或放射、超声等影像学结果,诊断为细菌、真菌感染者方有指征应用抗菌药物;由结核分枝杆菌、非结核分枝杆菌、支原体、衣原体、螺旋体、立克次体及部分原虫等病原微生物所致的感染亦有指征应用抗菌药物。缺乏细菌及上述病原微生物感染的临床或实验室证据,诊断不能成立者,以及病毒性感染者,均无应用抗菌药物指征。

二、抗菌药物使用前应完成感染部位病原学检测

对临床诊断为细菌性感染的患儿应在开始抗菌治疗前,及时留取相应合格标本(尤其血液等无菌部位标本)送病原学检测,以尽早明确病原菌和药敏结果,并据此调整抗菌药物治疗方案。

1. **血培养**

(1)抗菌药物使用前或换用抗菌药物前应尽可能采集血培养。

(2)对于新生儿在体重和总血容量允许的情况下,尽量采

集 2 套血培养(一般每套血培养标本采集 1 瓶儿童需氧瓶,如有可疑厌氧菌感染的临床指征,则需要采集厌氧血培养);如果新生儿体重和总血容量不允许的情况下,可采集 1 瓶儿童需氧瓶,并且建议根据临床需要同时进行脑脊液或尿液培养。血培养采血量 1~2ml。

(3)深静脉置管者需采集两份血标本,静脉置管及外周各一份,各 1ml 及以上。

(4)血标本放在血培养瓶中应尽快送检,在室温下放置不要超过 2 小时,不可放冰箱储存。凝固酶阴性葡萄球菌(coagulase negative staphylococcus,CoNS)真性感染一般 15 小时就能检测阳性,CoNS 污染可 48 小时出结果。有研究显示血培养 18 小时报阳性,真性感染可能性是污染的 13 倍。污染菌出阳性培养结果的平均时间 31.1 小时,超过 5 天阳性者通常不是真正阳性。

2. 脑脊液

(1)脑脊液主要由临床医师采集,一般行腰椎穿刺,必要时从小脑延髓池或侧脑室穿刺采集。

(2)脑脊液标本采集后无特殊处理要求立即送检,否则影响脑脊液细胞计数及分类检查,放置时间越长细胞破坏越多。葡萄糖分解使含量降低,以及病原菌破坏或溶解。病原微生物检验标本须在室温条件下运送,以免冷藏致某些微生物死亡。

(3)将脑脊液分别收集于 3 个无菌试管中,每管 1~2ml,第一管做化学或免疫学检查,第二管做病原微生物学检查,第三管做理学和显微镜检查。

(4)腰穿前使用抗生素会对脑脊液结果产生影响,感染早期脑脊液检查可能出现假阴性情况,如临床高度怀疑需要再次复查脑脊液。

3. 尿培养

(1)有两种收集尿液方法:耻骨上膀胱穿刺及导尿法。耻骨上膀胱穿刺获取的尿液有任何细菌生长均考虑泌尿道感染。如为导尿标本,则菌落数$>10^5$/ml 可确诊泌尿道感染,10^4~10^5/ml 可疑感染,$<10^4$/ml 考虑污染。

(2)标本采集后应及时送检、及时接种,室温下保存时间不得超过 2 小时(夏季保存时间应适当缩短或冷藏保存),4℃冷藏保存时间不得超过 8 小时,但应注意冷藏保存的标本不能用于淋病奈瑟菌培养。

4. **咽拭子和痰标本** 取咽拭子应避免碰到舌和唾液。新生儿深部鼻咽 / 气道分泌物收集困难,如>10 鳞状上皮 / 低倍视野强烈提示口咽污染,该标本不能用。如>25 个白细胞 /低倍视野则是合适的标本。气管插管取痰较理想,但操作较为困难,支气管镜和支气管灌洗液是极好的标本。

三、合理选用抗菌药物

1. **熟悉选用药物的适应证、抗菌活性、药动学和不良反应** 对无病原学诊断或药敏试验结果,又确系病情需要应用抗菌药物者,可根据临床表现、体征、实验室检查或放射、超声等影像学结果初步诊断感染微生物种类,并结合当地细菌耐药性监测数据,先进行经验治疗,选用药物时要熟悉抗菌活性、药动学、药效学、不良反应,结合药品可及性、价格等因素选用。

2. **根据患儿的生理、病理、免疫等状态选用抗菌药物** 新生儿酶系和肝、肾功能不完善,在药物选择、剂量计算、给药间隔时间确定时要予以考虑。患儿既往药物反应史、重要脏器的功能和有无免疫功能低下,也是选用抗菌药物的重要参考因素。

3. **严格掌握用药适应证**

(1)已确定为病毒感染和发热原因不明者,除有并发细菌感染或病情危急外,不宜轻易选用抗菌药物。

(2)尽可能选择针对性强、窄谱、安全、价格适当的抗菌药物。避免无针对性使用广谱抗菌药物,以防引起宿主菌群失调和耐药菌株的产生。

(3)为减少耐药菌产生或变态反应,避免皮肤和黏膜等局部应用抗菌药物。需要局部用药时宜选用主要供局部应用的抗菌药物。

(4)尽量减少抗菌药物的联合用药,使用时必须掌握联合用药指征。

4. 掌握联合用药指征

(1)病原菌尚未查明的严重感染,包括免疫缺陷者的严重感染。

(2)单一抗菌药物不能控制的需氧菌及厌氧菌混合感染,2种或以上病原菌感染,以及多重耐药菌或泛耐药菌感染。

(3)需长程治疗,但病原菌易对某些抗菌药物产生耐药性的感染,如结核病、深部真菌病。

(4)由于药物协同抗菌作用,联合用药时应将毒性大的抗菌药物剂量减少,联合用药时宜选用具有协同或相加抗菌作用的药物联合,联合用药通常采用2种药物联合,3种及3种以上药物联合仅适用个别情况,如结核病的治疗。此外,必须注意联合用药后药物不良反应将增多。

四、选择适当的给药方案

1. 各种给药途径均有其优缺点及应用指征,为保证药物在体内能发挥最大药效,杀灭感染灶病原菌,应根据药动学和药效学相结合的原则给药。

2. 青霉素类、头孢菌素类和其他 β - 内酰胺类、红霉素、克林霉素等时间依赖性抗菌药,应一日多次给药。通常将每日量分次平均给予,一般按 6~12 小时给药一次,半衰期较长的可每日给药一次。

3. 急性感染抗菌药物治疗不佳时在 48~72 小时内可考虑改用其他抗菌药物。

4. **疗程**　抗菌药物一般宜继续应用至体温正常、症状消退后 72~96 小时,严重感染和特殊感染除外。

5. **注意配伍禁忌**　静脉用药时注意抗菌药物之间,抗菌药物与激素、维生素及血管活性等药物之间的配伍禁忌和相互作用,避免抗菌药物的活性受到影响,甚至产生毒性反应。新生儿的体重和组织器官日益成熟,抗菌药物在新生儿的药代动力学亦随日龄增长而变化,因此使用抗菌药物时应按日龄调整给药方案。

五、抗菌药物治疗外关注综合性治疗措施

在治疗细菌感染过程中,过分依赖抗菌药物的功效而忽视人体内在因素和其他非药物性诊疗措施(改善各种引流、排痰、手术等)是治疗失败的重要原因。因此在使用抗菌药物的同时,必须采取综合措施使人体全身状况得到改善,如纠正水、电解质和酸碱平衡失调,补充血容量,保持各种引流通畅,有效彻底排痰和手术清除病变组织,改善微循环,积极处理原发病和局部病灶等。

第三节　新生儿常用抗菌药物

一、新生儿常用抗菌药物的作用机制及耐药机制

1. **新生儿常用抗菌药物的作用机制**　抗菌药物通过干扰细菌生长或生存的途径发挥杀菌或抑菌作用。新生儿常用

的抗菌药物主要有三种不同的作用机制：

(1)破坏细菌细胞壁：β-内酰胺和万古霉素抑制细菌细胞壁中的肽聚糖连接。

(2)抑制蛋白质合成：氨基糖苷类和大环内酯类与30s核糖体亚单位结合,克林霉素与50s核糖体亚单位结合,抑制翻译。

(3)抑制核酸功能：甲硝唑破坏DNA结构,利福平抑制DNA合成所需的RNA形成氟喹诺酮类药物抑制DNA复制,磺胺类药物破坏细菌代谢途径,但这些抗菌药物很少用于新生儿。

2. 新生儿常用抗菌药物的耐药机制　抗菌药物的耐药分为固有耐药及获得性耐药。

固有耐药与病原菌的固有基因型或表型有关。如肠球菌细胞壁上的青霉素结合蛋白不能与头孢菌素结合,对头孢菌素耐药；万古霉素因分子大不能透过革兰氏阴性菌的厚脂质外膜,对革兰氏阴性菌耐药；相类似的,革兰氏阳性菌的厚细胞壁降低了氨基糖苷类进入胞浆作用位点的速度,因而对氨基糖苷类有内在耐药性。

获得性耐药性可来自非基因机制(如非分裂细菌)、染色体突变或通过各种可移动遗传元件(质粒、转座子、整合子、噬菌体、插入序列共同区等)以基因水平转移的方式从其他细菌获得外源性耐药基因,整合在自身基因组上而产生获得性耐药。除了细菌有获得耐药的自然趋势之外,抗菌药物的使用会增加获得性耐药菌株的产生。

二、新生儿常用抗菌药物分类

1. 杀菌药物　可直接杀灭细菌,主要包括青霉素、头孢菌素、万古霉素和氨基糖苷类抗菌药物,新生儿尤其是早产儿由于免疫功能不成熟多选用杀菌药物,当免疫监视功能较低的部位(如脑脊液)感染时,亦选择杀菌药物。

2. **抑菌药物**　抑制细菌的繁殖,不能直接杀灭细菌,包括氯霉素和红霉素。抑菌药需要借助机体的免疫因子清除细菌,因此对免疫功能不成熟的新生儿尤其是早产儿或免疫监视功能较低的感染部位如颅内感染不适用。某些抗菌药物如磺胺和四环素,既是杀菌药也是抑菌药,决定于药物的浓度、环境因素以及针对的菌种等。

三、新生儿常用抗菌药物的药代动力学及药效学特点

抗菌药物对新生儿的影响(药效学,pharmacodynamics,PD)及新生儿生理状态对抗菌药物代谢的影响(药代动力学,pharmacokinetics,PK)取决于多因素。新生儿脏器发育的成熟度、身体成分、基因/酶表达及疾病等(如早产)都会影响药物暴露、疗效和毒性。

抗菌药物的使用剂量是基于病原体的最低抑制浓度(minimum inhibitory concentration,MIC)之上,不同抗菌药物的药效学特点不同。抗菌药物的药效学(抗菌效果)可取决于:①相对 MIC 的峰浓度(peak concentration,Cmax)(浓度依赖性);②血药水平维持在 MIC 以上的时间(时间依赖性);③药物在体内的暴露程度,给定剂量浓度曲线对时间轴所包围的面积(area under the curve,AUC)(AUC 依赖性)。常见抗菌药物的药效学特点见表 9-2。

早产儿因含水量较高,可能需要更高的剂量才能达到相同的给药浓度,但药物清除也受早产影响,大多数用于早期感染的抗菌药物依赖于肾脏清除,肾脏清除率出生后较低,32~34 周以下新生儿与胎龄较大的新生儿相比,肾脏清除率

明显降低。因此,早产儿抗菌药物的剂量会根据胎龄、生后年龄和纠正胎龄进行计算。

表 9-2　常见抗菌药物的药效学特点

杀菌效能类型	抗菌药物	目标剂量	PK/PD 参数
浓度依赖性	氨基糖苷类	最大峰浓度(高剂量、长间隔时间)	C_{max}/MIC
时间依赖性	青霉素、头孢菌素、碳青霉烯抗菌素	最长高于 MIC 的时间(长输注时间、短间隔时间)	$\%T>MIC$
AUC 依赖性	万古霉素、氟康唑	最大峰浓度及高于 MIC 的药物暴露量(高剂量)	AUC_{24}/MIC

四、新生儿常用抗菌药物

根据病原菌不同合理选择抗菌药物,优先选择敏感、窄谱、副作用小的抗菌药物,新生儿常用抗菌药物抗菌谱的比较见表 9-3。

五、新生儿常用抗菌药物剂量

新生儿抗菌药物的使用剂量多按体重或体表面积计算,由于新生儿药物代谢的生理特点,抗菌药物的剂量根据胎龄、生后年龄和纠正胎龄不同而有差异,且随着年龄及体重的变化需要及时调整。常见新生儿抗菌药物剂量见表 9-4。

表 9-3　新生儿常用抗菌药物抗菌谱比较

	青霉素G	氨苄西林	阿莫西林	阿莫西林克拉维酸钾	哌拉西林他唑巴坦	头孢唑林	头孢呋辛	头孢噻肟	头孢曲松	头孢他啶	头孢吡肟	亚胺培南西司他丁	美罗培南	红霉素	阿奇霉素	氨曲南	万古霉素	利奈唑胺	甲硝唑	利福霉素（联合）
革兰氏阳性球菌																				
粪肠球菌（敏感）	++	++	++	+	+	0	0	0	0	0	0	+	±	0	0	0	++	+	0	±
尿肠球菌（敏感）	±	±	±	±	±	0	0	0	0	0	0	0	0	0	0	0	±	++	0	±
凝固酶阴性葡萄球菌（敏感）	±	±	±	+	+	++	+	?	?	?	?	+	+	±	±	0	+	+	0	±
凝固酶阴性葡萄球菌（耐药）	0	0	0	0	0	0	0	0	0	0	0	0	0	0	0	0	++	++	0	±

续表

	青霉素G	氨苄西林	阿莫西林	阿莫西林克拉维酸钾	哌拉西林他唑巴坦	头孢唑林	头孢呋辛	头孢噻肟	头孢曲松	头孢他啶	头孢吡肟	亚胺培南西司他丁	美罗培南	红霉素	阿奇霉素	氨曲南	万古霉素	利奈唑胺	甲硝唑	利福霉素(联合)
	青霉素类					头孢菌素类						碳青霉烯类		大环内酯类		其他				
表皮葡萄球菌(敏感)	±	±	±	+	+	++	+	+	+	?	+	+	+	+	+	0	+	+	0	±
表皮葡萄球菌(耐药)	0	0	0	0	0	0	0	0	0	0	0	0	0	0	0	0	++	++	0	±
腐生葡萄球菌	±	±	±	++	+	++	+	+	+	?	+	+	+	±	±	0	+	0	0	0
咽峡炎链球菌	++	+	+	+	+	+	+	+	+	+	+	+	+	±	±	0	+	+	0	0
化脓性链球菌	++	+	+	+	+	+	+	+	+	+	+	+	+	±	±	0	+	+	0	0

续表

菌种	青霉素类					头孢菌素类						碳青霉烯类		大环内酯类		其他				
	青霉素G	氨苄西林	阿莫西林	阿莫西林克拉维酸钾	哌拉西林他唑巴坦	头孢唑林	头孢呋辛	头孢噻肟	头孢曲松	头孢他啶	头孢吡肟	美罗培南	亚胺培南西司他丁	红霉素	阿奇霉素	氨曲南	万古霉素	利奈唑胺	甲硝唑	利福霉素（联合）
无乳链球菌	++	+	+	+	+	+	+	+	+	+	+	+	+	±	±	0	+	+	0	0
肺炎链球菌	++	+	+	+	+	+	+	+	+	+	+	+	+	±	±	0	+	+	0	0
草绿色链球菌	±	±	±	±	±	+	++	++	++	±	+	+	+	±	±	0	++	+	0	0
革兰氏阳性杆菌																				
醋酸杆菌属	+	+	+	+	+	?	?	?	?	?	?	+	+	++	++	0	++	+	0	0
白喉杆菌	++	+	+	+	+	?	?	?	?	?	?	?	?	++	+	0	0	0	0	0

表9-4 新生儿常用抗菌药物剂量

药名	剂量	用法		
青霉素类				
青霉素G	一般感染： 2.5万~5万U/kg 化脑： 7.5万~10万U/kg GBS感染见相关章节	孕周	日龄（天）	间隔（小时）
		≤29	0~28	12
			>28	8
		30~36	0~14	12
			>14	8
		37~44	0~7	12
			>7	8
氨苄西林	一般感染： 25~50mg/kg 化脑： 75mg/kg，最大量400mg/(kg·d) 尿路感染预防用药： 50mg/(kg·d)，q.12h.	≤29	0~28	12
			>28	8
		30~36	0~14	12
			>14	8
		37~44	0~7	12
			>7	8
苯唑西林	一般感染： 25mg/kg 化脑： 50mg/kg	≤29	0~28	12
			>28	8
		30~36	0~14	12
			>14	8
		37~44	0~7	12
			>7	8

续表

药名	剂量	用法		
哌拉西林他唑巴坦	50~100mg/kg 以哌拉西林他唑巴坦计	≤29	0~28	12
			>28	8
		30~36	0~14	12
			>14	8
		37~44	0~7	8
			>7	6
头孢类				
头孢唑啉	25mg/kg	≤29	0~28	12
			>28	8
		30~36	0~14	12
			>14	8
		37~44	0~7	12
			>7	8
头孢他啶	50mg/kg	≤29	0~28	12
			>28	8
		30~36	0~14	12
			>14	8
		37~44	0~7	12
			>7	8
头孢曲松	50mg/kg, q.24h. 脑膜炎:负荷量100mg/kg后80mg/kg, q.24h. 单纯淋球菌眼炎:单剂50mg/kg,最大剂量125mg 经输液泵静脉输入30分钟以上。使用头孢曲松后48小时避免使用含钙的溶液或制剂			

续表

药名	剂量	用法		
头孢噻肟	50mg/kg 淋球菌脑膜炎：25mg/kg，q.12h. 淋球菌结膜炎：50mg/kg，i.v.，q.6h.	≤29	0~28	12
			>28	8
		30~36	0~14	12
			>14	8
		37~44	0~7	12
			>7	8
头孢哌酮舒巴坦	40~80mg/（kg·d） 舒巴坦剂量不超过80mg（kg·d）	足月儿生后第一周内，q.12h.，一周后可 q.8h.		
头孢吡肟	>28天：50mg/kg ≤28天：30mg/kg 脑膜炎：50mg/kg	12		
碳青霉烯类				
亚胺培南西司他丁钠	20mg/kg	≤29	0~28	24
			>28	12
		30~36	0~14	12
			>14	8
		37~44	0~7	12
			>7	8
帕尼培南-倍他米隆	20mg/kg 脑膜炎：40mg/kg	≤29	0~28	24
			>28	12
		30~36	0~14	12
			>14	8
		37~44	0~7	12
			>7	8

续表

药名	剂量	用法		
美罗培南	20mg/kg	≤29	0~28	24
			>28	12
	脑膜炎:	30~36	0~14	12
	40mg/kg		>14	8
		37~44	0~7	12
			>7	8
大环内酯类				
红霉素	5~10mg/kg		≤7	12
			>7	8
阿奇霉素	5mg/kg			24
其他				
万古霉素	一般感染: 10mg/kg 脑膜炎: 15mg/kg	≤29	0~28	18
			>28	12
		30~36	0~14	12
			>14	8
		37~44	0~7	12
			>7	8
利奈唑胺	10mg/kg	<37	≤7	12
			>7	8
		≥37		8

第四节 新生儿常见疾病的抗菌药物选择

一、新生儿败血症

新生儿败血症分为早发性败血症(early-onset sepsis,EOS)和晚发败血症(late-onset sepsis,LOS)。EOS 一般发病时间≤3 日龄,LOS 一般>3 日龄。EOS 与 LOS 在高危因素、致病菌、抗菌药物的选择上有所差别。

(一) 危险因素

1. EOS 大多系母体病原菌垂直传播(产前或产时感染)

(1)早产和 / 或低出生体重儿是 EOS 最重要的危险因素。胎龄越小、出生体重越低,风险越大。

(2)胎膜早破 ≥ 18 小时。

(3)羊膜腔内感染:包括羊水、胎盘、绒毛膜感染,在临床上主要是指绒毛膜羊膜炎。绒毛膜羊膜炎最主要的临床表现是母亲发热,临床通常以母亲体温>38℃为基本诊断条件,且同时具备下述中的 2 项即可诊断: 母亲白细胞计数>15 × 10^9/L; 母亲心率>100 次 /min; 胎儿心动过速(>160 次 /min); 母亲子宫触痛,羊水浑浊或发臭。

2. LOS 系院内感染和社区获得性感染

(1)早产和 / 或低出生体重儿是 LOS 首要的危险因素。胎龄越小,体重越低,其发病率越高。出生胎龄越小、体重越轻的新生儿住院时间越长,发生院内感染的风险越大。

(2)有创诊疗措施:机械通气、中心静脉置管、脐动脉或静脉置管以及肠外营养等都是 LOS 明确的危险因素,这些有创操作增加了细菌进入新生儿血液循环的可能性。

（3）不合理应用抗菌药物：延长经验性抗菌药物使用是LOS的高危因素。

（4）不恰当的新生儿处理：如不洁处理脐带、挑"马牙"、挤乳房、挤痈或疖等。

（二）主要致病菌

新生儿败血症的抗菌谱有地区差异，在西方发达国家EOS常见的病原为GBS及大肠埃希菌，国内EOS以肠杆菌属为主（如大肠埃希菌），但近年来GBS感染有增加趋势，李斯特菌较罕见，但致死率及并发症发生率高，因此早期抗菌药物的选择需要覆盖李斯特菌及GBS菌。国外LOS以凝固酶阴性葡萄球菌（coagulase negative staphylococcus，CONS）如表皮葡萄球菌为主，多见于早产儿。国内LOS除CONS外，金黄色葡萄球菌主要见于皮肤化脓性感染，气管插管机械通气患儿以革兰氏阴性菌如铜绿假单胞菌、肺炎克雷伯菌、沙雷菌、大肠埃希菌等多见。因新生儿败血症具有地区差异，建议定期对当地新生儿败血症的致病菌进行分析，以合理选用抗菌药物。

（三）临床表现

新生儿败血症的临床表现非特异，早期表现轻微或隐匿，因此，需要有高度的警惕性识别和评估感染的新生儿。最常提到的临床症状和体征包括：①体温不平稳：早产儿低温比发热更常见，在足月婴儿出生后24小时后，发热更常见。②行为异常：嗜睡、易激惹、惊厥或肌张力异常。③肤色：外周灌注不良表现，如发绀、花纹、苍白、瘀点、皮疹、硬肿和黄疸。④心肺系统症状：呼吸急促、呼吸窘迫（呻吟、鼻翼扇动、三凹征）、出生后24小时内的呼吸暂停、心动过速和低血压，低血压往往是晚期症状。⑤代谢紊乱：高钾血症、低钠血症、高血糖或代谢性酸中毒。孤立的低血糖不是早发性败血症的临床表现。

(四) 新生儿败血症的诊断

1. EOS　部分 EOS 患儿临床表现不典型(尤其是早产儿),刚出生时无明显症状,但很快出现休克、弥散性血管内凝血以及死亡,此时临床诊断将更多依靠产前高危因素及实验室检查。

(1)疑似诊断:3 日龄内有下列任何一项:①异常临床表现;②母亲有绒毛膜羊膜炎;③早产羊水早破 ≥ 18 小时。如无异常临床表现,血培养阴性,间隔 24 小时的连续 2 次血非特异性检查<2 项阳性,则可排除败血症。

(2)临床诊断:有临床异常表现,同时满足下列条件中任何一项:①血液非特异性检查 ≥ 2 项阳性;②脑脊液检查为化脓性脑膜炎改变;③血中检出致病菌 DNA。

(3)确定诊断:有临床表现,血培养或脑脊液(或其他无菌腔液)培养阳性(图 9-1)。

2. LOS　临床诊断和确定诊断均为>3 日龄,其余条件分别同新生儿 EOS。

(五) 经验性抗菌药物的选择

一旦可疑新生儿败血症,需要在采集病原学标本后立即开始经验性抗感染治疗,因新生儿败血症具有地区差异,建议定期对当地新生儿败血症的致病菌进行分析,以制定区域化的经验性抗菌药物使用指南。

1. **早发型细菌感染(EOS)**　EOS 患儿临床表现不典型,具有母亲绒毛膜羊膜炎;早产儿胎膜早破 ≥ 18 小时;小儿有异常临床表现者均可开始经验性抗菌药物的治疗及病原学检查。

(1)首选方案:氨苄西林 + 头孢噻肟。

(2)头孢噻肟缺药时的替代方案:①排除高胆红素血症、

无需静脉使用钙剂,改为氨苄西林+头孢曲松。②存在高胆红素血症和/或需静脉使用钙剂,改为氨苄西林+头孢他啶。

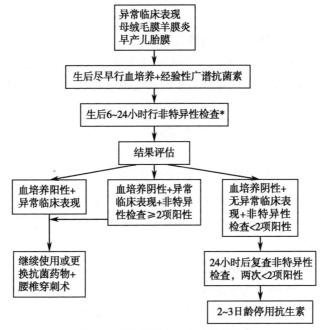

图 9-1　新生儿早发败血症处理流程

备注:①早发型细菌感染经验治疗氨苄西林优于青霉素,在氨苄西林无药的情况下,可使用青霉素钠替代氨苄西林。②高胆红素血症:以达到光疗曲线值作为诊断标准。

2. 晚发社区获得性细菌感染

(1)首选方案:氨苄西林+头孢噻肟。

头孢噻肟缺药时的替代方案:①排除高胆红素血症、无须静脉使用钙剂,改为氨苄西林+头孢曲松。②存在高胆红素血症和/或需静脉使用钙剂,改为氨苄西林+头孢他啶。

(2)特殊情况调整如下:①考虑骨髓炎或严重皮肤感染,

上述方案的氨苄西林改为万古霉素,联合头孢噻肟。②考虑存在腹膜炎、结肠炎、坏死性小肠结肠炎、肠穿孔等,可在原方案的基础上加用甲硝唑,或者改为单用哌拉西林他唑巴坦(8:1)。

3. 晚发院内获得性细菌感染

(1)首选方案:哌拉西林他唑巴坦(8:1)±万古霉素。

(2)重症院内感染或多重耐药菌感染:美罗培南联合万古霉素。

备注:①早产儿考虑导管相关性血液系统感染,经验性初始治疗建议加用万古霉素;②血培养危急值报革兰氏阳性菌生长,需及时加用万古霉素,药敏回报后调整;③万古霉素在第4次给药前30分钟抽血查万古霉素谷浓度;④有报道哌拉西林他唑巴坦联合万古霉素可能增加肾毒性,注意尿常规及肾功能监测。

(六) 抗菌药物的调整用药

1. 血培养结果阳性

(1)原则上根据药物敏感结果进行抗菌药物调整,能单用不联用。

(2)如果经验性选用的抗菌药物不在药物敏感试验范围,临床效果好则继续用,否则改为药敏试验中敏感的抗菌药物。

(3)确认GBS感染,如果患儿已经使用两联抗菌药物,可以考虑停用另一种,仅用氨苄西林或青霉素即可,合并脑膜炎者可考虑联合三代头孢。

(4)李斯特菌感染一般选氨苄西林,或必要时联用氨基糖苷类药物(在查血药浓度、体重1 500g以下患儿查耳聋基因以及家长知情同意条件下)。

(5)厌氧菌应当使用克林霉素或者甲硝唑。

(6) 对于 MRSA 和 CONS,建议使用万古霉素或利奈唑胺,可考虑联用萘夫西林,使用万古霉素应监测血药浓度。

(7) 多重耐药的 MRSA 且万古霉素效果欠佳时,若有药敏感结果支持,可在临床药师会诊同意后选用氟喹诺酮、复方磺胺甲噁唑等药物。

(8) 若为产 β- 内酰胺酶的病原菌应采用碳青霉烯类抗菌药物如亚胺培南或美罗培南,怀疑或确诊合并脑膜炎可选用美罗培南,避免使用亚胺培南。

(9) 血培养在用药 2~3 天后应该转阴,持续阳性需要考虑换用抗菌药物。置管者导管相关感染如血培养出革兰氏阴性杆菌、金黄色葡萄球菌或者真菌,则应拔出导管,如果是 CONS 可应用抗菌药物后复查。

2. 并发脑膜炎

(1) 脑脊液培养出金黄色葡萄球菌,用万古霉素或利奈唑胺。

(2) 铜绿假单胞菌需要使用头孢他啶或根据药物敏感试验调整,脆弱类拟杆菌使用甲硝唑。

(七) 抗菌药物的疗程推荐

1. 经验性抗感染治疗　若 48 小时内无提示血 / 脑脊液培养阳性者,同时无明显临床感染症状,48 小时停用抗菌药。

2. 血培养阴性的临床败血症疗程 5~10 天。

3. 确诊败血症(除外颅内感染)

(1) 革兰氏阳性球菌感染自血培养第一次转阴开始算起用 7~10 天。

(2) 若为 MRSA 感染,自血培养第一次转阴开始算起用 10~14 天。

(3) 革兰氏阴性杆菌感染自血培养第一次转阴开始算起用 10~14 天。

4. 确诊合并脑膜炎

(1)革兰氏阳性球菌感染自血培养第一次转阴开始算起用 14~21 天。

(2)若为 MRSA 感染,自血培养第一次转阴开始算起用 21 天。

(3)革兰氏阴性杆菌感染自血培养第一次转阴开始算起用 21 天。

二、新生儿细菌性脑膜炎

(一)病因及发病机制

1. 感染途径 新生儿脑膜炎的感染途径有产前宫内感染,即母亲血液 - 胎盘 - 胎儿感染,也可为产时接触、吸入感染,或为产后感染(大多为院内感染)。新生儿早发型感染,指出生后早产儿 3 天内、足月儿 7 天内获得的感染,为母婴垂直传播;晚发型感染,指出生 1 周以后获得的感染,提示为院内获得性感染或社区获得性感染,但此时定植于新生儿的母体菌群仍有可能是感染源。

2. 致病菌 大肠埃希菌、GBS 和其他革兰氏阴性杆菌是早发型新生儿脑膜炎的常见致病菌,其中 GBS 常见于足月儿,大肠埃希菌常见于早产儿。晚发型新生儿脑膜炎的常见致病菌有肺炎克雷伯杆菌、肠杆菌、窄食单胞菌、不动杆菌等,革兰氏阳性菌如肠球菌属、凝固酶阴性葡萄球菌,金黄色葡萄球菌亦是常见致病菌。

(二)脑脊液检查

1. 脑脊液常规及生化检查 感染革兰氏阴性菌者脑脊液白细胞数通常高于感染革兰氏阳性菌者。脑脊液白细胞数 >21/mm^3 诊断细菌性脑膜炎的敏感性和特异性均为 80%(正常足月新生儿脑脊液平均白细胞数 <10/mm^3);细菌性脑膜炎

患儿的脑脊液蛋白升高,早产儿>1.5g/L,足月儿>1.0g/L;脑脊液葡萄糖含量降低,早产儿<1.1mmol/L,足月儿<1.7mmol/L,脑脊液葡萄糖含量对于诊断细菌性脑膜炎敏感性、特异性较高(表9-5)。

表9-5 新生儿脑脊液正常值

	白细胞(×10⁶)	蛋白(g/L)	葡萄糖(mmol/L)
足月儿			
0~7天	8.6(90th 百分位:26)	1.06(90th 百分位:1.53)	2.55 ± 0.42
8~28天	4.4(90th 百分位:9)	1.49(90th 百分位:0.96)	2.90 ± 0.81
早产儿(1 000~1 500g)			
0~7天	3(范围1~8)	1.62(范围:1.15~2.22)	3.9(范围:2.3~4.9)
8~28天	4(范围:0~14)	1.49(范围:0.76~3.7)	3.3(范围:1.6~12)
早产儿<1 000g			
0~7天	4(范围1~10)	1.36(范围0.85~1.76)	4.11(范围:2.78~5.33)
8~28天	7.4(范围:0~44)	1.30(范围:0.45~2.27)	2.98(范围:1.72~6.05)

2. 脑脊液病原体检查

(1)脑脊液培养:脑脊液中培养分离出细菌性病原体即确诊为细菌性脑膜炎。

(2)脑脊液涂片:是一种快速病原诊断方法,脑脊液离心后取沉渣镜检,有助提高阳性率,可以判别革兰氏阳性与阴性菌、球菌与杆菌。

(3)脑脊液 PCR 检测技术:受抗菌药物治疗的影响相对

较小、检查耗时短,尤其适用于腰椎穿刺前使用了抗菌药物的患儿,但检测时需特别注意除外污染菌和皮肤定植菌的存在。

(4)高通量测序:能捕捉到常规检验方法难以发现的细菌以及其他少见病原体,可能成为一项重要的病原体辅助检测手段,但其阳性率、假阳性率和假阴性率仍有待大样本研究证实。

(三) 抗菌药物的使用

1. 细菌性脑膜炎抗菌药物治疗原则

(1)早期、联合、足量、足疗程、个体化治疗。疑似细菌性脑膜炎时,及时完成血和脑脊液培养,建议入院后 1 小时内经验性静脉使用足剂量、易透过血脑屏障、具有杀菌作用的抗菌药物。

(2)抗菌药物治疗 2~3 天后,根据药敏试验结果调整抗菌药物治疗;若培养结果阴性,可根据脑脊液复查结果、临床表现等经验性调整抗菌药物。

2. 经验性治疗的抗菌药物选择　氨苄西林 + 三代头孢菌素,可覆盖李斯特菌及 GBS;院内感染选择万古霉素 + 美罗培南,注意关注万古霉素血药浓度的峰值及谷值。

3. 根据病原菌调整用药　一旦明确了致病菌及其体外的抗菌药物药敏模式,要对经验性抗菌药治疗做出相应调整。

(1)GBS:对青霉素和氨苄西林天然敏感。经验治疗方案中基本能覆盖无乳链球菌,但若有明确病原学证据时可单用青霉素 G 完成 14~21 天疗程。

(2)李斯特单胞菌选择阿莫西林、氨苄西林或青霉素,疗程至少 21 天。

(3)对于耐青霉素的肺炎链球菌应选择头孢噻肟或头孢曲松,疗程 10~14 天。

(4)金黄色葡萄球菌感染疗程至少 14 天,甲氧西林敏感者选择氟氯西林或苯唑西林,甲氧西林耐药者选择万古霉素,万古霉素耐药者选择利奈唑胺。

(5) 凝固酶阴性葡萄球菌:万古霉素每次 15mg/kg,给药间隔随纠正胎龄及日龄不同而异,疗程 21 天。

(6) 革兰氏阴性肠杆菌:氨苄西林联合广谱头孢菌素(头孢噻肟或者头孢他啶),疗程至少 21 天或在脑脊液无菌后 14 天,以两者中时间较长者为准。美罗培南是产超广谱 β- 内酰胺酶(ESBLs)细菌感染或重症患儿的首选药物,也可作为此类患儿的抗菌药物选择。

(7) 肺炎克雷伯杆菌:美罗培南 40mg/kg,每 8 小时 1 次,疗程至少 21 天,易发生耐药可根据药敏联合用药。

(8) 特殊细菌:鲍曼不动杆菌敏感抗菌药物如多黏菌素分子量大,不易通过血脑屏障,替加环素不能通过血脑屏障,舒巴坦不能保证在脑脊液中的浓度,故鲍曼不动杆菌脑膜炎预后差。

4. 抗菌药物停药指征　目前细菌性脑膜炎没有明确的停药指征,现有的停药建议大多基于临床经验。根据国内外研究现状结合我国实际情况建议,按标准疗程完成治疗并满足以下条件可停用抗菌药物:症状体征消失、体温正常 1 周以上,脑脊液压力、细胞数低于 20 个且均为单个核细胞、蛋白和糖正常,脑脊液培养阴性,没有神经系统并发症。

三、新生儿尿路感染

(一) 新生儿尿路感染定义

指新生儿泌尿系统细菌或真菌感染,是新生儿期发热的最常见的细菌感染途径,但在最初几天尿路感染很罕见。新生儿尿路感染发生率为 0.1%~2%,早产儿及低出生体重儿高达 20%,3 月以下的婴儿尿路感染中男婴发生率高于女婴。

(二) 新生儿尿路感染病原菌

80% 以上为大肠埃希菌,其次为克雷伯菌属,也可为肠球菌属、变形杆菌属、铜绿假单胞菌等,医院获得性尿路感染的病原菌可为葡萄球菌属、念珠菌属等。

1. 足月儿　足月儿以上行感染为主,大肠埃希氏菌是最常见的病原菌,其次为克雷伯菌、变形杆菌、产气肠杆菌。

2. 早产儿　主要为血行感染,克雷伯杆菌及 CONS 较大肠埃希菌更常见,念珠菌亦较常见。

3. 真菌感染　大多由念珠菌属感染引起,较多为超低出生体重儿的院内感染。

(三) 新生儿尿路感染病原学诊断

因新生儿尿路感染症状不典型,确诊依据细菌学检查,主要通过耻骨联合上膀胱穿刺或导尿汲取尿液培养及菌落计数确诊。膀胱穿刺菌落数>10^3/ml 可诊断尿路感染,导尿管尿培养菌落数>5×10^4/ml 或$(1~5) \times 10^4$/ml 伴有脓尿亦可诊断尿路感染。凡可疑尿路感染均需要在抗菌药物使用前做血培养检查,是否行脑脊液检查视疾病的严重程度。

(四) 抗感染治疗

1. 初始多采用静脉广谱抗菌药物治疗,获得药敏结果可调整用药。抗菌药物使用需考虑地区细菌的耐药情况及母亲分娩前抗菌药物使用情况。

2. 新生儿泌尿系感染以大肠杆菌或其他革兰氏阴性杆菌占大多数,病原菌不确定时需要覆盖常见菌,如选用哌拉西林、阿莫西林和头孢三代抗菌药物。NICU 住院超过 7 天发生的尿路感染考虑革兰氏阳性菌感染可能,可加用万古霉素。NICU 获得性感染细菌耐药率比较高,如克雷伯杆菌、大肠杆菌、变形杆菌等,可产生超广谱 β- 内酰胺酶,对青霉素类和头孢菌素类的耐药率高,可选碳青霉烯类,如亚胺培南、美罗培南。抗菌药物疗程尚不完全明了,一般疗程为 10~14 天内,或根据尿液检查及培养结果决定疗程。

3. 凡发生尿路感染的发热新生儿均应进行泌尿系 B 超检查,对抗菌药物治疗无效或反复发生的患儿或泌尿系 B 超检查有异常的新生儿应进行包括排尿性膀胱尿道造影在内的全面尿路系统检查,若发现尿路解剖畸形或功能异常者,应予以矫正或相应处理。

4. 预防性使用抗菌药物:对发生过尿路感染的新生儿是否需要预防性使用抗菌药物存在分歧。尽管抗菌药物预防可以减少 UTI 的发生,但不能减少肾脏瘢痕的形成,且预防性使用抗菌药物使用增加了耐药菌的产生风险,因此不建议对无膀胱输尿管反流的新生儿预防性使用抗菌药物来减少再感染。对于存在膀胱输尿管反流、中 - 重度肾积水或其他畸形如后尿道瓣膜的新生儿应使用抗菌药物预防尿路感染,常用口服阿莫西林。因新生儿肝肾功能不成熟,复方新诺明不作为新生儿膀胱输尿管反流治疗用药。

四、新生儿细菌感染性肺炎

细菌感染性肺炎是新生儿常见病,可分为宫内、分娩过程及出生后感染,不同感染时期的常见病原菌不同,出生后感染发生率最高。

(一)感染途径及常见病原菌

1. **宫内感染性肺炎**　新生儿通过吸入污染的羊水或血行感染播散至肺感染,因此对胎膜早破、绒毛膜羊膜炎的孕妇在分娩前可用抗菌药物预防胎儿感染,常见病原菌种类与早发型败血症相似,细菌感染以革兰氏阴性杆菌较多见,此外有 GBS、沙眼衣原体、解脲脲原体等。

2. **分娩过程中感染性肺炎**　由于分娩过程中吸入母产

道内污染的分泌物而发生肺炎,或因断脐不洁发生血液系统感染。致病的微生物与宫内吸入污染羊水所致肺炎类似。

3. **生后感染性肺炎**

(1)呼吸道传播因新生儿接触呼吸道感染患者被感染,多见于社区获得性肺炎;血行播散由于脐炎、皮肤感染和败血症时,病原体经血液循环传播至肺所致;医源性传播多见于长期住院的新生儿尤其早产儿,其中呼吸机相关肺炎发生率高。

(2)金黄色葡萄球菌、大肠埃希菌是出生后感染性肺炎的常见病原菌。一些机会致病菌如克雷伯杆菌、铜绿假单胞菌、枸橼酸杆菌、表皮葡萄球菌、不动杆菌在新生儿也可致病,大多为院内感染或广谱抗菌药物应用后。有报道金黄色葡萄球菌、大肠埃希菌、肺炎克雷伯杆菌和阴沟肠杆菌是国内新生儿肺炎最常见致病菌。

(3)根据感染场所不同感染性肺炎可分为社区获得性肺炎(community-acquired pneumonia,CAP)和院内获得性肺炎(hospital-acquired pneumonia,HAP)。CAP指健康新生儿在院外获得或在入院48小时潜伏期内发病的感染性肺炎,HAP指患儿在入院48小时后、潜伏期外由各类病原体引起的肺实质炎症,新生儿HAP更易引起重症。国家和地区的差异、抗菌药物使用的情况等使得新生儿CAP和HAP的病原种类不同,有报道国内新生儿CAP常见的前3位病原细菌为肺炎克雷伯菌、大肠埃希菌及金黄色葡萄球菌;HAP则为肺炎克雷伯菌、大肠埃希菌及鲍曼不动杆菌。

(二)抗菌药物的选择

1. **抗菌药物使用原则**　新生儿细菌感染性肺炎早期静脉使用抗菌药物疗效佳,经验性抗菌药物的选择应结合新生儿感染的时期、地区常见病原菌及抗菌药物的耐药情况,多首先选择青霉素类和头孢菌素类抗菌药物。一旦确定病原菌可调整抗菌药物,尽量选用敏感、窄谱抗菌药物。

2. 常见病原菌的抗菌药物选择

(1)B 组溶血性链球菌肺炎:近年来国内报道增多,GBS 早发感染的首要危险因素是母体 GBS 的定植,尤其是重度定植,GBS 菌尿症是重度定植的一个重要标志。其他危险因素包括早产、低体重、胎膜早破、产时发热、绒毛膜羊膜炎等。多由于产前污染羊水或产时感染引起肺炎。治疗选用青霉素或氨苄西林,疗程 10 天。

(2)大肠埃希菌和肺炎克雷伯菌:对于不产 ESBLs 的大肠埃希菌和肺炎克雷伯菌,可选用第三代头孢菌素治疗,其中头孢曲松和头孢噻肟的耐药率高于头孢他啶。对于产 ESBLs 的肺炎克雷伯菌及大肠埃希菌需要选用 β- 内酰胺 /β- 内酰胺酶抑制复合制剂或碳青霉烯类抗菌药物治疗,目前耐亚胺培南和 / 或美罗培南的大肠埃希菌和肺炎克雷伯菌在逐年增多,肺炎克雷伯菌对碳青霉烯类抗菌药物的耐药性明显高于大肠埃希菌,是主要的院内感染致病菌。

(3)金黄色葡萄球菌肺炎:在新生儿室常有发生,治疗选用头孢呋辛、头孢硫脒和耐酶青霉素如苯唑西林、氯唑西林。万古霉素作为二线抗菌药物,主要针对耐甲氧西林葡萄球菌感染。新一代糖肽类抗菌药物替考拉宁疗效与万古霉素相同,而毒副作用小,由于其脑脊液浓度低,故不用于化脓性脑膜炎的治疗,万古霉素耐药者选择利奈唑胺。

(4)肺炎链球菌:对不同种类抗菌药物表现出不同程度的耐药。其中红霉素、克林霉素耐药率最高。青霉素耐药的肺炎链球菌低于 10%,青霉素中介的肺炎链球菌高于 20%,在某些医院对头孢菌素类和美罗培南的耐药率高于青霉素。未发现对万古霉素和利奈唑胺耐药的菌株。

(5)流感嗜血杆菌:产 β- 内酰胺酶菌株超过 90%,氨苄西林耐药率高达 60% 以上,可使用 β- 内酰胺 /β- 内酰胺酶抑制复合制剂或头孢三代。阿莫西林 / 克拉维酸或氨苄西林 / 舒巴坦敏感率高,头孢曲松和美罗培南 100% 敏感。β- 内酰胺类以外的抗菌药中复方新诺明耐药率最高,阿奇霉素的耐药菌株超过 30%。

(6)表皮葡萄球菌肺炎:是医院内感染的一个重要病原菌,占院内感染的 10%,NICU 中占 31%,且近年来有增多趋势。病情比金黄色葡萄球菌肺炎轻,常有发热或低体温、咳嗽等,病程迁延。治疗用头孢硫脒或万古霉素,耐药者可与利福平联用。

(7)铜绿假单胞菌肺炎:是院内感染的一种严重肺炎,病死率高,铜绿假单胞菌通过产生生物膜等多种机制,对多种抗菌药物耐药。临床治疗常选用羧苄西林、头孢他啶或碳青霉烯类抗菌药物。

(8)解脲脲原体肺炎:解脲脲原体是泌尿生殖道中常见的支原体之一,是早产儿肺部感染的常见病原菌,首选红霉素治疗,红霉素耐药者可用阿奇霉素静脉注射 3~5 天。

(三)抗菌药物使用疗程

新生儿肺炎抗感染疗程一般 7~10 天,具体疗程因感染的严重程度、病原菌的种类、是否有并发症等进行个体化调整。

五、新生儿多重耐药菌感染抗菌药物应用

多重耐药菌(MDRO)指对临床使用的三类或三类以上抗菌药物同时呈现耐药的细菌。

(一)常见多重耐药菌种类及感染类型

包括耐甲氧西林金黄色葡萄球菌(MRSA)、耐万古霉素肠球菌(vancomycin-resistant enterococci,VRE)、产超广谱 β- 内酰胺酶细菌(ESBLs)、耐碳青霉烯类肠杆菌(carbapenem-resistant enterobacteria, CRE)、耐碳青霉烯类鲍曼不动杆菌（carbapenem-resistant acinetobacter baumannii, CRAB）、多重耐药/泛耐药铜绿假单胞菌和多重耐药结核分枝杆菌等。

多重耐药菌引起的感染呈现复杂、难治等特点，主要感染类型包括泌尿道感染、外科手术部位感染、医院获得性肺炎、导管相关血液系统感染等。近年来，多重耐药菌已经成为医院感染重要的病原菌。

（二）抗菌药物选择

是否需要抗菌药物治疗首先需要鉴别多重耐药菌是定植菌还是致病菌，如为定植菌不需使用抗菌药物。对于致病性多重耐药菌的抗菌药物选择，多需要临床专家及药剂师共同决策，在抗菌药物的使用中关注药物的药动学及药效学特点，给予最佳的给药途径及给药方式。常见多重耐药菌的抗菌药物选择如下：

1. **耐甲氧西林金黄色葡萄球菌（MRSA）**　糖肽类（万古霉素、去甲万古霉素、替考拉宁）。

2. **耐万古霉素肠球菌（VRE）**　利奈唑胺，治疗时间取决于感染部位和临床应答。

3. **产超广谱 β- 内酰胺酶（ESBLs）细菌**　β- 内酰胺/β-内酰胺酶抑制复合制剂或碳青霉烯类抗菌药物或联合使用。

4. **耐碳青霉烯类肠杆菌（CRE）**　指对厄他培南、美罗培南或亚胺培南耐药的肠杆菌科细菌。对于 CRE 如美罗培南 $MIC<8\mu g/ml$ 仍可能有效，此时需要保证用量、延长输注时间、联合用药。体外试验多黏菌素、替加环素及氨基糖苷类对 CRE 敏感，是治疗 CRE 感染的首选药物，可根据情况选用。

5. **耐碳青霉烯类鲍曼不动杆菌（CRAB）**

（1）CRAB 肺炎：建议使用多黏菌素，可加或不加碳青霉烯类药物。

（2）CRAB 血行感染：推荐以多黏菌素 - 碳青霉烯类为基础的联合用药。

6. 耐碳青霉烯类铜绿假单胞菌（CRPA）　对其他抗菌药物敏感的 CRPA 感染，推荐应用抗假单胞菌青霉素或头孢菌素或氟喹诺酮类药物加或不加氨基糖苷类治疗。

7. 难治耐药性铜绿假单胞菌（pseudomonas aeruginosa with difficult-to-treat resistance，DTR-PA）　对哌拉西林 - 他唑巴坦、头孢他啶、头孢吡肟、氨曲南、美罗培南、亚胺培南 - 西司他丁、环丙沙星和左氧氟沙星均不敏感的 DRPA，可使用新型 β 内酰胺 /β 内酰胺酶抑制剂复方制剂（如头孢他啶 / 阿维巴坦）、新型头孢菌素（头孢地尔）、新型碳青霉烯类 /β- 内酰胺酶抑制剂复方制剂（亚胺培南 / 西司他丁 / 瑞来巴坦）、多黏菌素类治疗 DRPA 感染。

第五节　新生儿围手术期抗菌药物应用

随着新生儿外科技术的进步，新生儿期手术显著增加，新生儿围手术抗生素的应用主要根据手术类别不同有所差异。

一、预防性应用抗菌药物

（一）I 类切口围手术期预防性应用抗菌药物

I 类切口：手术脏器为人体无菌部位，局部无炎症、无损伤，也不涉及呼吸道、消化道、泌尿生殖道等人体与外界相通的器官。

1. 常见污染菌　主要为革兰氏阳性菌，如金黄色葡萄球菌、凝固酶阴性葡萄球菌。细菌主要来自皮肤定植或手术过程中污染的细菌。

2. 用药指征　一般情况下无须使用抗菌药物，以下情况可以考虑预防性使用抗菌药物：

(1)手术范围大,手术时间长,污染机会增加。

(2)手术涉及重要脏器,一旦发生感染将造成严重后果,如头颅手术、心脏手术等。

(3)有感染高危因素,如免疫力低下、营养不良等。

3. **抗菌药物的选择**　预防性抗菌药物的选择并不局限于一代头孢菌素。应根据手术部位、可能的致病菌,有针对性地选择抗菌药物。针对革兰氏阳性菌可选用一代头孢,针对革兰氏阴性菌可选用二、三代头孢,但是选用一代、二代头孢居多,三代头孢仅推荐于肝胆系统及胰腺手术。应尽量选择单一抗菌药物,避免不必要的联合用药,避免应用广谱抗菌药物。头孢菌素过敏者可选择克林霉素;手术涉及重要脏器,且术前发现患儿为 MRSA 定植,可选用万古霉素。

4. **用药方案**

(1)术前:在皮肤、黏膜切开前 0.5~1 小时内或麻醉开始时给药;万古霉素因输注时间长,应在术前 1~2 小时开始给药。

(2)术中追加指征:手术时间超过药物半衰期的 2 倍,或失血量大,可进行追加。

(3)术后用药时限:用药时间不超过 24 小时,心脏手术可延长至 48 小时。预防用药时间超过 48 小时,则耐药菌感染概率增加。

(二) Ⅱ、Ⅲ类切口手术围手术期预防用药

Ⅱ类切口:手术部位存在大量人体寄殖菌群,手术时可能污染手术部位引致感染,故此类手术通常需预防用抗菌药物。Ⅲ类切口:已造成手术部位严重污染的手术,此类手术需预防用抗菌药物。

1. **抗菌药物的选择**

(1)头部手术、脑外科手术(经鼻窦、鼻腔、口咽部):可能

的污染菌为金黄色葡萄球菌、链球菌、口咽部厌氧菌。推荐抗菌药物：第一、第二代头孢菌素 ± 甲硝唑 / 克林霉素。

(2)耳鼻喉手术：可能污染菌为金黄色葡萄球菌、凝固酶阴性葡萄球菌。推荐抗菌药物：第一、第二代头孢菌素。

(3)胸外科手术(食管、肺)：可能的污染菌为金黄色葡萄球菌、凝固酶阴性葡萄球菌、肺炎链球菌、革兰氏阴性杆菌。推荐抗菌药物：第一、第二代头孢菌素。

(4)胃、十二指肠、小肠手术：可能的污染菌为革兰氏阴性杆菌、链球菌属、口咽部厌氧菌(如消化链球菌)。推荐抗菌药物：第一、第二代头孢菌素或头霉素。

(5)结肠手术、直肠手术、阑尾手术，肝胆系统及胰腺手术：可能的污染菌为革兰氏阴性杆菌、厌氧菌。推荐抗菌药物：第一、第二代头孢菌素或头孢曲松 ± 甲硝唑，或头霉素。

(6)进入泌尿道或经阴道的泌尿外科手术：可能的污染菌为革兰氏阴性杆菌。推荐抗菌药物：第一、第二代头孢菌素。

(7)涉及肠道的泌尿外科手术：可能的污染菌为革兰氏阴性杆菌、厌氧菌。推荐抗菌药物：第一、第二代头孢菌素。

2. **用药方案**

(1)术前：在皮肤、黏膜切开前 0.5~1 小时内或麻醉开始时给药；输注时间长的抗生素应在术前 1~2 小时开始给药。

(2)术中追加指征：手术时间超过药物半衰期的 2 倍，或失血量大，可进行追加。

(3)术后用药时限：用药时间不超过 24 小时，Ⅲ类切口可延长至 48 小时。

二、治疗性使用抗菌药物

实验室确诊的细菌性感染是治疗性使用抗菌药物指征。对于临床诊断为细菌性感染患儿，在未获知细菌培养及药敏结果前,可根据感染部位、基础疾病、严重程度、既往抗生素用药史及治疗反应等推测可能的病原体,并结合当地细菌耐药性监测数据,给予经验性治疗。同时,应及时留取合格标本(尤其是血液、体液、分泌物等)送病原学检测,尽早明确病原菌和药敏结果,据此调整抗生素。

第六节 新生儿碳青霉烯类抗菌药物应用

随着新生儿重症技术的发展、NICU 的耐药菌逐年上升,碳青霉烯类抗菌药物在临床使用明显增加。为进一步规范新生儿碳青霉烯类抗菌药物使用、减少碳青霉烯类抗菌药物的耐药,现结合国家颁布的《碳青霉烯类抗菌药物临床应用专家共识》,对新生儿碳青霉烯类抗菌药物使用规范做以下梳理。

(一)碳青霉烯类抗菌药物作用机制

碳青霉烯类抗菌药物作用于细胞壁,是抗菌谱最广、抗菌活性最强的非典型 β- 内酰胺抗菌药物,因其具有对 β- 内酰胺酶稳定及毒性低等特点,已经成为治疗严重细菌感染主要的抗菌药物。碳青霉烯类对质粒介导的超广谱 β- 内酰胺酶(ESBLs)、染色体及质粒介导的头孢菌素酶均具有高度稳定性,但可被金属 β- 内酰胺酶水解灭活,造成碳青霉烯类抗菌药物耐药。

(二)新生儿常用碳青霉烯类抗菌药物

1. 新生儿常用碳青霉烯类抗菌药物的品种

(1)分类:碳青霉烯类抗菌药物目前有 5 个品种:亚胺培南、美罗培南、帕尼培南、比阿培南和厄他培南,新生儿使用的是亚胺培南和美罗培南。亚胺培南与美罗培南都属于 β- 内酰胺类抗菌素的碳青霉烯类,具有抗菌谱广、抗菌作用强、耐酶且稳定的共同特点。

(2)亚胺培南特点:适用于多种病原体所致感染、需氧/厌氧菌引起的混合感染、病原菌未确定前的早期治疗。亚胺培南对许多耐头孢菌素类的细菌,包括需氧和厌氧的革兰氏阳性及革兰氏阴性细菌所引起的感染具有强效的抗菌活性。脆弱拟杆菌是这些混合感染中最常见的厌氧菌,它们通常对氨基糖苷类、头孢菌素类和青霉素类抗菌药物耐药,而对亚胺培南敏感。

(3)美罗培南特点:对革兰氏阳性菌、革兰氏阴性菌均敏感,尤其对革兰氏阴性菌有很强的抗菌活性。对90%肠杆菌属的最小抑菌浓度:0.08~0.15mg/L;对90%以上的铜绿假单胞菌菌株高度敏感,最小抑菌浓度<4mg/L;对全部嗜血菌高度敏感,最小抑菌浓度:0.06~1mg/L;对淋球菌高度敏感,其活性强于亚胺培南15倍;对表皮葡萄球菌、腐生葡萄球菌和其他凝固酶阴性葡萄球菌敏感;对粪肠球菌的大多数菌株高度或中度敏感;几乎可抑制全部的脆弱拟杆菌;对厌氧菌如消化链球菌属、丙酸杆菌属、放线菌属等敏感。

2. **亚胺培南与美罗培南的区别**

(1)抗菌谱:亚胺培南和美罗培南的抗菌谱基本相似,两药在常见阴性菌的耐药率比较接近,不相上下。有报道,亚胺培南相比美罗培南对革兰氏阳性菌的抗菌活性略弱。

(2)不良反应:与美罗培南相比,亚胺培南导致的癫痫发作、抽搐等不良反应较多,原因可能是亚胺培南能够阻断抑制性神经冲动传导,导致兴奋占优势,从而引起痉挛、抽搐,不用于脑膜炎;美罗培南发生癫痫、抽搐等不良反应的概率较低,属于脑膜炎等中枢神经系统感染常用的抗菌药物。

(3)药代动力学:亚胺培南在体内易被脱氢肽酶水解失

活,临床所用制剂中 1∶1 加入脱氢酶抑制剂如西司他丁,防止被水解,减少肾毒性;美罗培南对脱氢酶稳定,不需要配合脱氢酶抑制剂使用。

(4)其他:美罗培南生理盐水溶解后,可在室温下 6 小时内使用。亚胺培南生理盐水溶解后室温下 4 小时内使用。

(三) 碳青霉烯类抗菌药物的适应证

1. 适应证

(1)多重耐药但对本类药物敏感的需氧革兰氏阴性杆菌所致严重感染。

(2)脆弱拟杆菌等厌氧菌与需氧菌混合感染的重症患儿。

(3)病原菌尚未查明的严重免疫缺陷患儿感染的经验治疗。

对于新生儿重症细菌感染,病原菌未明确时,常规治疗效果不佳时,相关研究认为其可改善治疗效果。新生儿一项荟萃分析认为美罗培南在新生儿重症细菌感染、新生儿化脓性脑膜炎、新生儿重症多重耐药菌感染的安全性较好,但目前仍有待更多大样本、多中心的 RCT 进一步证实。为减轻细菌耐药选择性压力,应当严格控制碳青霉烯类抗菌药物在感染患儿中的应用。

2. 适应证解读

(1)重症感染指因感染导致出现低血压、低氧血症、脏器功能损害等临床表现的患儿。对于"重症患儿",需要认真鉴别是否存在感染后,再决定是否需要使用抗菌药物。

(2)多重耐药菌感染的重症患儿才有使用碳青霉烯类抗菌药物的指征。应当提倡耐药菌感染抗菌治疗的多样化,对于一些轻中度的多重耐药菌感染,如产 ESBL 细菌所致的轻、中度感染也可根据药敏结果选用其他类别抗菌药物。

(3)碳青霉烯类抗菌药物亚胺培南、美罗培南不可作为预防用药。

(四) 碳青霉烯类抗菌药物使用注意事项

1. 强调病原学诊断,在应用碳青霉烯类抗菌药物前,必须送检标本做病原学检查,明确病原及药敏结果时,应当及时进行病情评估,合理采用降阶梯治疗,及时调整抗菌药物,尽早实施目标性治疗。

2. 按病原菌类别及抗菌药物药代动力学 / 药效学特性选择合适的碳青霉烯类品种。亚胺培南及美罗培南体外抗菌活性相仿(最低抑菌浓度接近),对于某些重症感染及广泛耐药菌感染(如 CRE 感染)则应保证足够的用量,选择说明书或有循证医学证据的权威指南推荐品种,并且需注意持续输注时间。多重耐药定植菌或携带状态,不宜使用碳青霉烯类抗菌药物治疗。

3. 高剂量亚胺培南有致惊作用,故新生儿脑膜炎慎用,而美罗培南则较少神经毒性。

4. 肾功能不全者应用本类药物时应根据肾功能减退程度减量用药,肝功能不全时一般无须减药。

(五) 新生儿常用碳青霉烯类抗菌药物剂量

亚胺培南和美罗培南的使用剂量根据胎龄、日龄及感染部位不同有差异,常用剂量见表 9-4。因碳青霉烯类是时间依赖性抗菌药物,使用时需要注意输注时间。

(六) 碳青霉烯类抗菌药物使用程序和管理

碳青霉烯类抗菌药物应具有严格的临床用药指征或确凿依据,经特殊使用级抗菌药物会诊专家组会诊同意后,由具有相应处方权的医师开具医嘱方可使用。并建议建立专档管理和定期督导检查,建议使用评价表对每份病例进行评价。参考国家《碳青霉烯类抗菌药物临床应用评价细则》并结合新生儿特点,制定以下新生儿碳青霉烯类抗菌药物临床应用评价(表 9-6)。每张表针对 1 个新生儿病例进行评价,定期对使用合理性进行分析评价。

表 9-6　新生儿碳青霉烯类抗菌药物临床应用评价

第一部分:适应证	评价	特殊说明
①多重耐药但对该类药物敏感的需氧革兰氏阴性杆菌所致严重感染,包括血液系统感染、肺炎、上尿路感染、中枢神经系统感染、腹腔感染等; ②脆弱拟杆菌等厌氧菌与需氧菌混合感染的重症患儿; ③粒细胞缺乏伴发热等病原菌尚未查明的免疫缺陷患儿中重症感染的经验治疗; ④耐碳青霉烯类肠杆菌科细菌(CRE)感染[1]		除①~④情况说明
第二部分:品种选择评价		
①中枢神经系统感染应选用美罗培南,如考虑耐药革兰氏阴性杆菌所致应选用美罗培南;不宜选用亚胺培南。 ② CRE 感染及重症感染应选用推荐剂量较大的亚胺培南和美罗培南		
第三部分:用法、用量及配伍		
①用法错误; ②用量错误; ③肾功能不全患儿,给药方案根据肾功能进行调整; ④宜单瓶输注,不与任何药物配伍; ⑤本类药物均应避免与丙戊酸联合使用; ⑥亚胺培南应避免与更昔洛韦联合使用		
第四部分:病原学及疗效评估		
①使用抗菌药物前有相应病原学送检,指细菌培养(含院外有效病原学证据); ②治疗中应有对疗效进行评估的动态实验室检查,如血常规、降钙素原及细菌培养等		

续表

第五部分：特殊使用级抗菌药物处方与会诊		
①处方由具有高级职称的医生开具,须有信息化支持; ②及时请院内或院外特殊使用级抗菌药物会诊专家进行会诊,并有会诊记录; ③越级使用仅限 24 小时内,并有相应病程记录; ④按照"国卫办医发〔2017〕10 号"文件规定进行专档登记管理; ⑤对授予特殊使用级抗菌药物处方权的医师有定期培训及考核并有记录		

注:[1]适用于 MIC ≤ 8μg/ml 的 CRE 感染(如与多黏菌素联用时则 CRE 的 MIC 可为 16~32μg/ml),使用时应加大剂量、延长输注时间并联合其他抗菌药物

(陈小慧 吴宏伟)

参考文献

1. 尚红, 王毓三, 申子瑜, 等. 全国临床检验操作规程. 4 版. 北京: 人民卫生出版社, 2015.
2. 中国医师协会检验医师分会. 儿童血培养规范化标本采集的中国专家共识. 中华检验医学杂志, 2020, 43 (5): 547-552.
3. 桑福德. 抗微生物治疗指南 (热病 50 版). 北京: 中国协和医科大学出版社, 2020.
4. 邵肖梅, 叶鸿瑁, 丘小汕. 实用新生儿学. 5 版. 北京: 人民卫生出版社, 2019.
5. 魏克伦, 陈桂霞. 新生儿药物手册. 厦门: 厦门大学出版社, 2010.
6. SHANE AL, SÁNCHEZ PJ, STOLL BJ. Neonatal sepsis. Lancet, 2017, 390 (10104): 1770-1780.
7. 中华医学会儿科学分会新生儿学组, 中国医师协会新生儿科医师分会感染专业委员会. 新生儿败血症诊断及治疗专家共识. 中华儿科杂志, 2019, 57 (4): 252-257.

8. Swiss Pediatric Sepsis Study. Neonatal Sepsis of Early Onset, and Hospital-Acquired and Community-Acquired Late Onset: A Prospective Population-Based Cohort Study. J. Pediatr, 2018, 201: 106-114.

9. CANTEY JB, LOPEZ-MEDINA E, NGUYEN S, et al. Empiric Antibiotics for Serious Bacterial Infection in Young Infants: Opportunities for Stewardship. Pediatr Emerg Care, 2015, 31 (8): 568-571.

10. MUKHOPADHYAY S, WADE KC, PUOPOLO KM. Drugs for the Prevention and Treatment of Sepsis in the Newborn. Clin Perinatol, 2019, 46 (2): 327-347.

11. FUCHS A, BIELICKI J, MATHUR S, et al. Reviewing the WHO guidelines for antibiotic use for sepsis in neonates and children. Paediatr Int Child Health, 2018, 38: 3-15.

12. CHONG E, REYNOLDS J, SHAW J, et al. Results of a two-center, before and after study of piperacillin-tazobactam versus ampicillin and gentamicin as empiric therapy for suspected sepsis at birth in neonates ≤ 1500 g. J Perinatol, 2013, 33 (7): 529-532.

13. 曹云, 程国强, 侯新琳, 等. 新生儿细菌性脑膜炎病因、诊断与治疗. 中华围产医学杂志, 2016, 19 (12): 881-884.

14. GOMELLA T, EYAL FG, BANY-MOHAMMED F. Gomella's neonatology Management, Procedures, On-Call Problems, Diseases, and Drugs. 8th ed. 2020.

15. SY CL, CHEN PY, CHENG CW, et al. Recommendations and guidelines for the treatment of infections due to multidrug resistant organisms. J Microbiol Immunol Infect, 2022, S1684-118200025-1.

第十章
新生儿常见感染性疾病的医院感染管理

第一节　常见传播方式的医院感染管理流程

感染是由感染源和易感宿主之间相互作用产生的,通过病原体和宿主之间的接触发生,也称为传播,感染链包括三个环节,病原体、传播途径、易感人群。新生儿病区医院感染多是接触传播,也可以是通过多个途径传播发生,包括接触传播、飞沫传播、空气传播等。本节将介绍新生儿病区及NICU内医院感染几种传播途径的管理流程,旨在通过采取预防措施和相应的隔离保护措施,控制感染源,切断传播途径,保护易感新生儿。预防措施包括标准预防和隔离预防措施,标准预防是医疗机构医务人员在诊疗疑似(传染)病患儿过程中采取最基本的感染预防措施,标准预防包括手卫生、手套、职业防护、设备消毒清洁、诊疗环境、患儿安置及转运等。隔离方案是依据病原菌传播途径,在标准预防的基础上,对传染源采取不同的阻断隔离方法,保护患儿和医务人员,以降低医院感染风险。

一、接触传播的隔离及管理

(一) 相关定义

1. **接触传播** 指病原体通过媒介物直接或间接接触传播,如手及日常生活用品(床上用品、玩具、食具、衣物等)被传染源的排泄物或分泌物污染后,起到传播病原体的作用。在标准预防的基础上,应采取接触传播的隔离与预防,减少此类传播。接触传播分为直接接触传播和间接接触传播。

(1)直接接触传播指病原体从一个新生儿通过护理、沐浴、医疗等直接传播至另一个新生儿,也可以通过皮肤接触在新生儿之间传播,或通过医务人员的双手由一名新生儿传播到另一名新生儿而导致感染。

(2)间接接触传播指间接接触了被污染物品所造成的传播,病原体由医务人员的双手、工作服等将病原体带到无生命的医疗仪器设备、环境表面和医院水源等,再通过医务人员接触传播到另一个新生儿。新生儿病区接触传播情况复杂,医生、护士、护理员、父母双手、病区所有的设施、门把手、电脑键盘、仪器表面、仪器按钮、暖箱箱门、衣料、奶瓶、奶嘴,甚至一次性物品如尿布、桌面、墙面等,都有可能成为接触传播的媒介。

2. **定植** 宿主存在某种微生物并生长繁殖,宿主无任何明显的临床表现或可检测到的免疫反应。定植在医院内接触传播感染中起到非常重要的作用,在很多情况下,定植是感染的必要条件。亚临床感染:宿主存在某种微生物并生长繁殖,宿主无任何明显的临床表现,但可检测微生物引起的免疫反应,如白细胞增多、血清学反应等。

3. **感染** 宿主存在某种微生物并生长繁殖,宿主有明显的症状和体征,伴有损害和生理学改变。在某种程度上讲,定植的病原体就是未经检测的感染源,一旦定植到一定程度或阈值,可能导致医院感染的风险增大,如果发现定植者,特别是多重耐药菌,采取隔离措施,可以减少医务人员和探视人员数量,增加手卫生的依从性,对预防医院感染传播非常重要。

(二) 接触传播预防标准操作流程

通过直接或间接接触患儿或患儿周围环境而传播的感染性病原体的预防控制,包括耐甲氧西林金黄色葡萄球菌(MRSA)、耐万古霉素肠球菌(VRE)、艰难梭菌等重要病原微生物的预防控制(表 10-1)。

表 10-1　接触传播的干预措施及关键控制点

措施类别	干预措施	关键控制点
患儿安置	单间安置或集中收治	1. 非多重耐药菌感染患儿一般不需要单间隔离。 (1)但应该避免与极低体重儿、早产儿等免疫功能低下患儿同室安置。 (2)需要空间的隔离,建议床间距 ≥ 1.2m,尽量减少直接接触的机会。 (3)接触该病室不同患儿之间都应更换隔离衣并进行手卫生。 2. 多重耐药菌感染/定植或感染性腹泻的患儿应首选单间安置。当隔离病室不足时,患儿安置应遵循下列原则: (1)优先隔离可开放引流或气管插管的患儿。 (2)同种病原体的感染/定植患儿同室安置。 3. 新入院的患儿必须和感染/定植的患儿分开。 4. 封闭式保温箱提供的屏蔽作用有限

措施类别	干预措施	关键控制点
人员管理	包括医护人员、护理员、辅助科室人员、探视人员	1. 减少不必要的人员进入房间。 2. 如非必要,限制病房内探视。 3. 发生多重耐药菌感染暴发时,可考虑开展医务人员相关病原体携带筛查。 4. 医务人员分组管理患儿。 5. 工作人员有渗出性皮肤病、水痘、百日咳、活动性肺结核、胃肠道疾病症状等有传播风险的感染病时,应暂时离岗直到不再有传染性。 6. 在流行性感冒、水痘等流行期间,或者病区出现该类感染患儿时,医务人员可考虑接种相关疫苗
隔离标识	做好标识隔离提醒	1. 在床位或保温箱周围空间地面上设计指示带。 2. 在病历、保温箱及床位设置明显标识
手卫生	根据手卫生指征严格执行手卫生	见手卫生章节
职业防护用品	手套	1. 接触患儿完整皮肤、物体表面以及靠近患儿的物品如诊疗设备、床栏杆时,需戴手套。 2. 进入病室或隔离间时应戴手套。 3. 手部皮肤有伤口时应戴双层手套。 4. 接触不同患儿时必须更换手套,戴手套前和脱手套后都必须立即执行手卫生
	隔离衣	1. 当衣服会直接接触患儿、可能被污染的环境表面,或者靠近患儿的设备时应穿隔离衣。进入病室或隔离间应穿隔离衣,离开诊疗环境前要脱去隔离衣并进行手卫生。 2. 脱下隔离衣后,注意衣服和皮肤不要接触可能污染的环境表面。 3. 隔离衣应每天更换并清洗与消毒,或使用一次性隔离衣

续表

措施类别	干预措施	关键控制点
患儿转运	限制患儿非诊疗需要的转运与室外活动	1. 如需转运,应遮盖患儿的感染/定植部位。 2. 转运前工作人员要脱下污染的个人防护用品,并进行手卫生。 3. 到达目的科室后应换上干净的防护用品处置患儿
诊疗环境	隔离病室应增加清洁消毒频率	1. 环境表面湿式清洁至少每天 2 次。 2. 高频接触表面(如床栏、暖箱门、监护仪和呼吸器按钮等)以及其他设备应增加清洁消毒频次
解除隔离		1. 感染已经治愈或者根据特异性的病原学建议是否解除。 2. 集中隔离管理应持续到最后一个感染或定植患儿出院
医护人员多重耐药菌定植	清除定植	1. 有推荐鼻内使用莫匹罗星 5 天,可用于病房医护人员的鼻腔内 MRSA 定植清除。 2. 如果出现集中定植或感染,应进行环境培养
不推荐的措施	对多重耐药菌感染/定植患儿接触的物体表面、仪器设备进行消毒时,增加消毒剂浓度	不推荐。多重耐药菌仅是对抗菌药物耐药,对消毒剂基本不存在耐药。消毒剂滥用、使用方法不当及浓度过高是消毒剂抗性产生的主要原因,同时消毒剂也可能存在对环境及人员的危害

二、飞沫传播的隔离及管理

飞沫传播的隔离及管理指的是接触确诊或疑似经呼吸道

飞沫(飞沫核直径>5μm)传播疾病的预防,如百日咳杆菌、流感病毒等病原体。其飞沫核可通过患儿咳嗽、打喷嚏或吸痰时产生,其干预措施和关键控制点如表 10-2。

表 10-2 飞沫传播的干预措施及关键控制点

措施类别	干预措施	关键控制点
患儿安置	优先单间安置	如条件允许,患儿应首选单间安置;条件受限时,应遵循以下原则: 1. 优先安置气管插管、严重咳嗽和痰多的患儿。 2. 同种病原体感染患儿同室安置。 3. 避免与极低体重儿、早产儿等免疫功能低下患儿同室安置。 4. 床间距应 ≥1.2m,并设置隔帘以减少飞沫传播接触的机会。 5. 接触每位患儿之前都应更换隔离衣并进行手卫生,无论该患儿是否需要采取飞沫预防措施。 6. 病室入口和出口的门应随时保持关闭
人员管理	包括医护人员、护理员、辅助科室人员、探视人员	同接触传播的人员管理
隔离标识	做好标识隔离提醒	同接触传播的隔离标识管理
手卫生	根据手卫生指征严格执行手卫生	见手卫生章节
职业防护用品	患儿病床旁操作,应佩戴医用外科口罩	1. 接触患儿时,应佩戴医用外科口罩。 2. 为患儿进行可能产生气溶胶的操作时,应穿戴医用防护口罩和隔离衣、防护镜或防护面罩等,并穿隔离衣。 3. 密切接触患儿但无飞沫喷溅可能时,除佩戴医用外科口罩外,不建议常规佩戴护目镜、面罩等

续表

措施类别	干预措施	关键控制点
其他要求		1. 在流感等特殊病原体大流行时,应遵循最新感染控制指南。 2. 物理隔离不宜使用布帘,推荐使用可擦洗的塑制品等

三、空气传播的隔离及管理

空气传播的隔离及管理指的是确诊或疑似经空气传播疾病(飞沫核直径 ≤ 5μm)的预防,如结核分枝杆菌感染、麻疹、水痘、播散性带疱疹等感染,应在标准预防的基础上采取空气传播预防措施(表 10-3)。新生儿期比较少见。

表 10-3 空气传播的干预措施及关键控制点

措施类别	干预措施	关键控制点
患儿安置	优先将患儿安置于空气隔离病室	1. 优先将患儿安置于空气隔离病房。 (1)每小时换气按照标准进行。 (2)病室内空气应直接排至室外。 2. 无空气隔离病室时,应将患儿安置在远离人群密集的相对独立区域,病室应通风良好或具有空气消毒装置。 3. 同一种病原体感染的患儿可同住一室
人员管理	包括医护人员、护理员、辅助科室人员、探视人员	同接触传播的人员管理
隔离标识	做好标识隔离提醒	同接触传播的隔离标识管理
手卫生	根据手卫生指征严格执行手卫生	见手卫生章节

续表

措施类别	干预措施	关键控制点
职业防护	医务人员进入隔离病室应佩戴医用防护口罩	1. 为患儿实施可能产生气溶胶的操作(气管插管内吸痰、冲洗、切开引流)时应佩戴医用防护口罩。 2. 医用防护口罩应经过密合性测试,效能持续 6~8 小时,遇污染或潮湿及时更换。 3. 优先安排对麻疹(风疹)、水痘、播散性带状疱疹等疾病有免疫力的工作人员为患儿提供诊疗操作,不应安排易感者进入隔离病室。 4. 疑似麻疹、水痘或播散性带状疱疹。 (1)对于已有免疫力的工作人员佩戴何种类型的口罩尚无建议。 (2)对于易感的工作人员佩戴何种类型的口罩尚无建议
患儿转运	限制非诊疗必要的转运	1. 如患儿确需转运,需要注意呼吸道隔离。 2. 患儿存在水痘或结核杆菌导致的皮肤破损时,应遮盖破损部位
其他要求	推荐每个新生儿病房或 NICU 至少设置一个符合负压通风标准要求的空气途径传播的隔离病房	

第二节 常见细菌感染性疾病

一、B 族链球菌感染

B 族链球菌(group B streptococcu,GBS)即无乳链球菌,属兼性革兰氏阳性球菌,是引起新生儿败血症和脑膜炎的主

要病原菌,也是孕母围产期发热的常见病因。有研究表明,
5%~40% 的妇女阴道或直肠携带有 GBS,但只有 1%~2% 的
新生儿会出现感染症状,早产、分娩时间长、有产科合并症、母
亲发热是新生儿早发感染的危险因素。早发性 GBS 感染是
在出生时或出生前不久从有 GBS 定植的母亲生殖道获得的
感染,90% 在出生 24 小时内出现症状。早发感染临床表现和
其他病原体的败血症临床表现类似,部分出现脑膜炎。需要
注意的是,羊水吸入导致的 GBS 感染可导致肺毛细血管内皮
细胞破坏及肺间质水肿,发生肺炎、呼吸窘迫综合征,甚至肺
出血、休克等表现,也需要与 NRDS、湿肺相鉴别。晚发性感
染多在生后 1 周后发病,有的甚至到 3 个月,病原体可以从分
娩时获得,也可以从孩子的母亲、育儿人员的密切接触获得,
脑膜炎、败血症是其常见的临床表现,其他少见的还有骨髓
炎、淋巴结炎、面部蜂窝组织炎、化脓性关节炎等。GBS 是通
过接触传播感染,故新生儿发生 GBS 感染后,诊疗护理操作
按照接触传播的隔离和管理方法执行。

　　治疗首选青霉素,每次剂量 5 万 U/kg,≤ 7 天分 2 次给
药,>7 天分 3 次给药,脑膜炎患儿(7 天内)每日剂量 45 万 U/kg,
分 3 次给药;脑膜炎患儿(7 天以上)每日剂量 50 万 U/kg,分
4 次给药,疗程通常 14~21 天。临床经验性用药一般选择氨
苄西林(或青霉素)加第三代头孢,确诊 GBS 感染,仅用青霉
素(或氨苄西林),合并脑膜炎,考虑联合用药。通过产科高危
因素筛查及产时抗生素预防,能使 GBS 所致早发感染的发
生率下降约 80%,是预防 GBS 早发感染的主要手段。由于
其传播途径通常来源于母亲的产道,我国专家建议对所有孕
35~37 周的孕妇进行 GBS 筛查,孕期患 GBS 菌尿者或既往有
新生儿 GBS 病史者可直接按 GBS 阳性处理。

二、金黄色葡萄球菌感染

金黄色葡萄球菌是葡萄球菌种类中毒力最强大的,是导致致死性感染的重要病原体。金黄色葡萄球菌既是一种与人类共生的正常菌,也是条件致病菌,大约30%健康人有过定植,鼻前庭、口咽部是最常见的定植部位,皮肤、会阴、腋窝也常常有定植,这些有可能就是感染的源头。当皮肤破损时,金黄色葡萄球菌通过直接接触传播引起感染,定植在呼吸道及鼻腔的细菌偶尔也可以通过气溶胶传播感染。在近二十年来,耐甲氧西林金黄色葡萄球菌(methicillin-resistant staphylococcus aureus,MRSA)逐年增多,也成为医院感染以及社区感染的重要病原菌。金黄色葡萄球菌是一种化脓性细菌,细菌引起炎症反应,另外,金黄色葡萄球菌产生三种毒素:细胞毒素、高热毒素超抗原、表皮剥脱毒素,这些细菌毒素启动宿主的炎症反应,引起机体致病,甚至休克、死亡。

有资料显示,新生儿生后12小时脐部金金黄色葡萄球菌定植在17.8%,第四天高达100%,故金黄色葡萄球菌是新生儿脐部感染最常见的病原菌,由于断脐时或出生后脐部处理不当,细菌入侵脐残端并繁殖引起新生儿脐部感染。中国新生儿早期基本保健技术中对新生儿脐部感染预防措施有明确的要求,感染发生后按照接触传播的隔离和管理方法执行,见表10-4。

表 10-4　新生儿脐部感染预防措施及隔离措施

措施类别	干预措施	关键控制点
出生时断脐处理	物品准备	1. 断脐剪刀、止血钳、脐带夹等诊疗用品应达到灭菌水平。 2. 助产中使用的侧切剪不应与断脐剪是同一把

续表

措施类别	干预措施	关键控制点
出生时断脐处理	人员准备及手卫生	1. 助产人员或手术医生应穿无菌手术衣、戴医用外科口罩及无菌手套等。 2. 助产人员在接触或处理脐带之前应更换被污染的手套。 3. 如果由其他助手进行断脐操作,助手在处理脐带前应先进行手卫生,并戴无菌手套
	脐带结扎与断脐	1. 断脐时应严格遵守无菌操作技术。 2. 在医院内分娩及断脐严格执行无菌操作的条件下,不推荐在脐带断端及周围使用消毒剂消毒,除非有感染迹象
脐部护理	新生儿出生后1.5小时至24小时措施	1. 若脐带断端无感染迹象,无须在脐带断端外敷任何药物,包括草药或其他消毒剂。 2. 如果脐带断端出血,需重新结扎。 3. 脐带断端应充分暴露并保持清洁和干燥。 4. 如果脐带断端被粪便或尿液污染,可用清洁的水清洗后擦干并保持干燥,必要时消毒
	24小时后措施	1. 清洁时应以脐根部为圆心由内向外清洁脐根部及周围皮肤2~3次,注意清洁脐带根部。 2. 脐带脱落后,仍有分泌物时,可继续对脐窝进行清洁,直至无分泌物为止。 3. 洗澡、游泳后也应进行清洁处理。 4. 分泌物多时可增加清洁频率,清洁棉签应一用一更换。如果脐带断端被粪便或尿液污染,可用清水清洗后擦干,保持干燥

续表

措施类别	干预措施	关键控制点
脐部感染	抗感染和隔离措施	1. 接触隔离措施和严格手卫生。 2. 放置暖箱中,脐窝保持干燥,皮肤敞开利于观察和消毒。 3. 可使用 75% 乙醇消毒脐部消毒。 4. 重症者全身抗生素使用,有波动感应及时切开引流。 5. 脐分泌物培养为 MRSA 时,按照 MRSA 接触隔离措施。 6. 必要时请外科会诊
慢性肉芽肿	处理和接触隔离	1. 接触隔离措施和严格手卫生。 2. 可给予 10% 硝酸银溶液外涂。 3. 较大肉芽肿可用电灼及激光治疗或手术切除
不推荐的措施		1. 断脐后不使用纱布等物品覆盖或包扎脐带断端,因其不利于脐带干燥和尽早脱落。 2. 不推荐使用含碘消毒剂,因为有经皮肤吸收的可能性,并可抑制新生儿甲状腺功能

　　金黄色葡萄球菌可引起多种皮肤感染,出现毛囊炎、疖、痈、蜂窝织炎。新生儿呼吸道感染可出现呼吸急促、发热、呼吸衰竭,胸片可见薄壁空洞,合并气胸和脓胸。金黄色葡萄球菌引起的败血症和其他细菌引起的症状类似,但更容易出现播散性感染灶。金黄色葡萄球菌也是新生儿骨髓炎最常见的病原菌,在住院新生儿中偶有发生,发病率虽然不高,但是不及时治疗,会发生关节及骨骼永久的严重后遗症。一些有创操作、深静脉置管、肠外营养、医院感染等是发生骨髓炎的风险因素,通过血源性途径及骨骼附近软组织感染扩散、外伤或手术后直接感染。新生儿主要通过血源性感染,一般发生于败血症的新生儿。新生儿感染后早期表现可能不明显,

随着疾病发展,出现局部红肿、肢体活动障碍、活动时哭闹、局部压痛触痛,皮下也会出现脓肿。治疗需要足量、足疗程的抗生素,一般需要 4~6 周,外科治疗包括病变部位制动、清创引流等。

　　在新生儿病区预防金黄色葡萄球菌感染的主要措施包括洗手、严格的操作流程、正确的接触隔离措施。对 NICU 住院时间长的早产儿及工作人员进行 MRSA 定植的筛查,并采取特异性的去定植措施,有可能对 NICU 患儿有保护作用。

三、淋球菌感染

　　淋病奈瑟菌(neisseria gonorrhoeae,NG)是一种革兰氏阴性、无运动、无芽生孢子的生物体,淋球菌是其中唯一感染人类的病原体。淋球菌感染上皮细胞,属于性传播感染疾病,也是世界范围内的公共卫生问题,通常为宫颈炎、尿道炎、直肠炎、眼病等。新生儿最常见的淋病是眼炎,是由于分娩时接触母亲感染的宫颈分泌物所致,临床表现为生后 2~5 天开始,最初为非特异性结膜炎,随后是眼睑的高度水肿、球结膜水肿、大量的黏稠化脓性分泌物,严重者可导致角膜溃疡,并引起角膜浑浊或穿孔,甚至全眼球炎、失明。新生儿眼炎预防治疗建议用红霉素眼药膏,如果预防治疗无效,需要全身使用抗生素,推荐使用头孢曲松(25~50mg/kg 静脉注射,单剂量不超过 125mg)。中国新生儿早期基本保健技术中对新生儿眼部护理预防提出建议(表 10-5)。通过预防性应用抗生素,可以降低新生儿各类病原体感染性结膜炎的发病率下降 70%。

表 10-5　新生儿眼炎预防措施及隔离措施

措施类别	干预措施	关键控制点
出生时处理	物品准备	0.5% 红霉素眼药膏
出生后眼部护理	预防用药	1. 用药前手卫生。 2. 0.5% 红霉素眼药膏单次使用,涂 1cm 长,不用冲洗。 3. 可按摩眼睑使药膏分散开来。 4. 确保药膏一婴一用,避免交叉感染。 5. 生后 24 小时内使用,1 小时内最佳。 6. 预防用药的新生儿依然有发生结膜炎的风险
结膜炎发生时	接触隔离	1. 避免使用眼罩。 2. 生理盐水冲洗。 3. 避免眼睛分泌物从一个眼睛播散到对侧。 4. 正确频繁的手卫生,接触患儿两只眼睛之间需要手卫生。 5. 局部使用眼药膏药物。 6. 局部用药效果欠佳,淋球菌感染时可使用单剂量头孢曲松 25~50mg/kg,肌内注射或静脉滴注。 7. 考虑请眼科会诊。 8. 严重者需要住院评估是否有全身感染,如败血症、关节炎、脑膜炎等
局部用药	局部抗感染	1. 眼膏优于滴眼液。 2. 眼膏挤成 0.5~1cm 条状用于一侧眼睛,6 小时一次,疗程 7 天。 3. 滴眼液,4 小时一次,一侧 1~2 滴,疗程 7 天
眼科仪器设备	ROP 检查时避免接触传播	1. 检查两个患儿之间更换手套。 2. 70% 乙醇浸泡仪器 5~10 分钟,每日更换乙醇溶液 2 次
不推荐的措施		初乳和母乳对结膜炎治疗作用,由于证据有限,不做推荐

四、李斯特菌感染

李斯特菌是一种兼性厌氧、不产芽孢的革兰氏阳性短杆菌,能适应较宽的温度范围,低温时活动活跃。李斯特菌是一种食源性病原体,感染常见于患儿摄入被大量细菌污染的食物经胃肠道进入体内。李斯特菌通常存在于冷藏的食物中,如牛奶、肉、热狗、凉拌色拉、蔬菜、水果等。感染高风险人群包括孕妇、老人、新生儿、器官移植等免疫低下人群,临床主要表现主要为脑膜炎和败血症。妊娠期感染时是一种严重的妊娠并发症,起病缺乏特异性,表现为继续或亚急性发热伴肌痛、关节痛、头痛等,常伴有菌血症。在受感染的妊娠妇女中,多达 70%~90% 的胎儿可能被感染,胎儿宫内感染总体死亡率可以达到 50%,产妇一般结局良好。新生儿李斯特菌败血症通常是早发型,晚发型少见,早发感染往往也很严重,死亡率高。产前抗感染治疗增加分娩健康孩子的机会。

治疗氨苄青霉素或青霉素,败血症疗程 2 周,早发感染至少 2 周以上,脑膜炎 3 周,脑脓肿 / 脑炎 6~8 周,心内膜炎 4~6 周,注意的是三代头孢对李斯特菌无效。预防上主要是预防食源性感染,充分烹煮、清洗清洁,避免食用开袋即食食品和熟食,除非在彻底加热后。有李斯特菌感染的新生儿按照接触隔离措施进行。

五、百日咳

百日咳鲍特菌(Bordetella pertussis)是百日咳感染最主要的病原,为革兰氏阴性短小杆菌,属鲍特氏菌属,无鞭毛、芽孢。百日咳鲍特菌只感染人类,副百日咳鲍特菌引起感染的症状和百日咳鲍特菌相近,但通常较轻。百日咳鲍特菌感染在全世界范围分布,所有季节均可以发病,尽管免疫接种已在全世界广泛推广,发病率和死亡率明显下降,但仍有周期性暴发。百日咳虽然在儿童多见,但所有人群均可以感染,未接种百日咳疫苗的患儿,其主要传染源为青少年和成人,有研究显示,76%~83%的婴幼儿病例是由以父母为主的家庭成员传染所致。严重的病例一般只限于小婴儿及新生儿,据美国1993—2004年间,所有死亡病例和86%的百日咳住院病例均为小于3个月的婴儿,目前在发展中国家,百日咳也是小婴儿发病和死亡的重要病因,严重威胁着新生儿的生命安全。

典型的儿童百日咳病程分为前驱期、痉咳期和恢复期,自然病程一般持续6~8周。新生儿患病时前驱期一般比较短,临床后两个分期不明显,临床表现常常不典型,早期难以识别,常常表现为喘憋、阵发性发绀、心动过缓、呼吸暂停、咳嗽后呕吐,典型的鸡鸣样回声不多见,另外,新生儿百日咳容易出现并发症,如脑病、肺炎等。新生儿发病均应该住院治疗,安静的环境可能减少阵发性咳嗽发作,首选大环内酯类抗生素,如红霉素、阿奇霉素、罗红霉素等,疗效与用药早晚有关,7~14天为一个疗程。止咳药对百日咳无效,有专家推荐使用肾上腺素能激动剂和糖皮质激素。

百日咳在我国属于乙类传染病,通过空气飞沫传播,新生儿可以通过吸入带菌的飞沫后感染,具有高度传染性,已有新生儿病区发生百日咳医院感染的报道。儿童及成人的隔离措施是呼吸道隔离至有效抗生素治疗5天,若无有效抗生素治疗,呼吸道隔离至起病后21天。针对新生儿的感染预防措施应该比儿童及成人更积极,患病新生儿应进行呼吸道隔离措施以及相关的预防措施,对确诊或疑似新生儿均应该进行呼吸道隔离措施,避免在新生儿病区内发生医院感染,确诊新生儿隔离期从发病起30天,或从痉咳起21天,疑似患儿进行抗生素规范治疗后如果排除百日咳,才可以解除隔离。

六、结核杆菌感染

结核病（tuberculosis，TB）是由结核分枝杆菌感染，主要通过感染者的飞沫核传播致病，飞沫核是由于开放性肺结核患儿通过咳嗽、打喷嚏或说话产生，飞沫核可以在空气中悬浮几小时，并可能在吸入时就达到终末支气管。结核杆菌的其他传播途径有接触传播和母婴传播，母婴传播虽然比较少见，但却是新生儿先天性感染的传播途径，通过两种途径感染给胎儿：①感染的胎盘血行感染给胎儿；②母亲发生结核性子宫内膜炎或感染的胎盘发生干酪坏死，胎儿吸入羊水中的结核分枝杆菌，在肺及肠道形成原发性结核，由此再播散到全身。

由于新生儿先天性结核病的临床表现常常没有特殊性，早期诊断非常困难，因此，对于母亲有粟粒性结核或子宫内膜感染者，均应该将新生儿气管及胃内吸取液做涂片抗酸染色后查找抗酸杆菌，当然这仅是一个筛查性检查，阴性并不能排除。当母亲有明确的病史，新生儿出现疗效不佳的肺炎、肝脾肿大等，均应该想到该病。先天性结核病大多预后不良，必须积极治疗，静脉使用抗结核药物，常规治疗可以用异烟肼＋利福平，10~20mg/（kg·d），需警惕耐药或重症者对上述药物效果可能欠佳。

结核病属于乙类传染病，需要上报传染病卡，高度怀疑结核病者，建议转诊传染病医院或传染科，进行空气及飞沫传播的隔离措施。母亲开放性结核应给予呼吸道隔离和接触隔离措施，直至证实为非传染性，如母亲无传染性应该鼓励母乳喂养，但是母亲必须接受治疗，虽然所有的抗结核药物都可从乳汁排出，但小于剂量的 1%，对新生儿及婴儿影响不大。

第三节　常见病毒感染性疾病

细菌是引起新生儿感染最常见的病原微生物,但随着对新生儿疾病认识的加深及检测手段的进步,新生儿病毒感染已引起临床工作者的重视。病毒感染有时可引起严重的新生儿感染症状,通常起病隐匿,部分发展迅速,甚至导致死亡。及时发现新生儿病毒感染,可尽早制订诊疗计划及隔离措施,减少医院感染发生及不必要的抗生素使用,从而降低耐药菌的产生及过度使用抗生素对新生儿带来的不良影响。

新生儿病毒感染的传播途径包括宫内感染、产时感染及生后感染。宫内感染是新生儿群体特有的传播途径,部分病毒的感染发生于分娩前,经母婴垂直传播,其中包括乙型肝炎病毒、巨细胞病毒、单纯疱疹病毒、水痘带状疱疹病毒、人类免疫缺陷病毒、微小病毒 B19 等,这部分患儿的临床表现及预后通常取决于感染发生的时间及病原类型,如在孕早、中期发生感染,病毒可通过胎盘和胎儿血脑屏障,造成发育畸形或中枢神经系统损伤,往往预后不佳。新生儿在出生时感染的病毒,包括单纯疱疹病毒、水痘带状疱疹病毒、肠道病毒、副肠孤病毒等,出生时可无异常临床表现,在后期出现症状,往往进展迅速、症状重,如缺少对病毒感染的警惕,容易引起新生儿病房患儿发生交叉感染,甚至导致医院感染暴发。新生儿生后获得的病毒感染,常见为巨细胞病毒、肠道病毒,还有呼吸道合胞病毒、流感病毒等各种呼吸道病毒,以及轮状病毒等各种胃肠道病毒等,可导致感染相关并发症,延长住院时间。

新生儿发生病毒感染常见的临床表现包括体温不稳、精神反应差、吃奶少、呼吸急促、呼吸暂停、心率增快、末梢循环差等,此外,也可引起脑膜脑炎、心肌炎、肝功能损害、凝血功能异常等,临床表现与细菌或真菌感染相似。目前,除巨细胞病毒、单纯疱疹病毒、流感病毒等感染可以使用抗病毒药物治疗外,常见的其他呼吸道病毒及肠道病毒等感染均无特异性抗病毒药物治疗,只能采取对症治疗措施,因此,在新生儿病区采取对病毒感染的预防就显得尤为重要,有效的防控措施在防止病毒感染暴发流行中将起到重要作用。

一、巨细胞病毒感染

巨细胞病毒(cytomegalovirus,CMV)是一种具有双链 DNA 的 β- 疱疹病毒,是最常见的新生儿先天性感染的病毒。CMV 感染的新生儿约 90% 为无症状性,其余 10% 左右有临床表现,最常见的是瘀点、肝脾大和黄疸(60%~80% 有症状的感染病例),其他包括小头畸形、血小板减少、早产、宫内发育迟缓等,后期的并发症主要为感音性耳聋和精神运动发育落后等神经发育损害,而无症状的感染者后期发生后遗症的比例约在 5%~25%。

CMV 感染可发生于宫内、出生时和出生后。先天 CMV 感染包括从胎盘或生殖道获得的感染,几乎只与母亲的原发感染或再激活感染有关。出生后发生的感染则主要是通过生后接触感染母亲的乳汁或其他母体分泌物而获得,其他途径还包括输血导致的医源性传播。因此,对于孕期发生 CMV 感染,特别是原发 CMV 感染母亲所分娩的新生儿,或既往曾经分娩过先天 CMV 感染患儿母亲再次分娩的新生儿,以及未进行规律产检母亲所分娩的新生儿,均建议进行 CMV 感染的筛查。特别提醒的是,对于极(超)低出生体重的早产儿,如发生 CMV 感染更容易出现严重脓毒症样表现,因此建议对母乳常规检测。

对于新生儿 CMV 感染是否要抗病毒药物治疗需要进行

严格的指征评估。目前,仅推荐重度症状性先天 CMV 感染、原发免疫缺陷病的患儿进行积极的抗病毒治疗。无症状或非重度感染者需监测病毒负荷量和脏器损伤进展情况,有进行性加重时考虑药物治疗。药物治疗需要足疗程,根据病情严重程度选择静脉制剂或口服药物。静脉制剂更昔洛韦每次6mg/kg,12 小时给药 1 次;口服制剂缬更昔洛韦每次 16mg/kg,12 小时给药 1 次,静脉制剂原则上疗程不少于 4~6 周,可过渡到口服缬更昔洛韦,总疗程可持续 6 个月,需要监测病毒负荷量并根据病毒负荷量决定疗程。治疗前和治疗中每隔 1~2 周要进行血液 CMV 定量 PCR 监测疗效,治疗期间每隔 1~2 周需评估 1 次药物不良反应,包括全血细胞计数、白细胞分类、血小板计数、凝血功能、肝肾功能等。同时需监测脑干诱发电位、眼科检查、颅脑超声、CT 或 MRI 等以评估病毒损伤进展情况。

因大部分无症状 CMV 感染的患儿出生时神经损伤不明显,而在生后可持续进展,因此生后的随访尤为关键。建议新生儿 CMV 感染者进行长期随访,在出生后前 2 年内接受多次听力复查(42 天、3 个月、6 个月、1 岁、1 岁半、2 岁),在 1岁、2 岁和学龄期前后接受神经发育评估,在婴幼儿期每年至少接受 1 次眼科检查。

CMV 不易通过偶然接触传播,而需要反复或长期的密切接触才能传播。因此,在新生儿病区中,发生 CMV 感染的最主要途径为母乳喂养传播。虽目前未见新生儿病区内发生CMV 医院感染的报道,但考虑 CMV 可存在于乳汁、唾液、尿液和粪便中,仍建议对确诊感染特别是病毒载量高的母亲在挤奶前进行手卫生及接触部位皮肤的清洁,对确诊感染的患儿按接触隔离的标准措施和严格执行手卫生措施。

对于足月儿或体重较大的早产儿,母乳中存在的 CMV

病毒对新生儿影响小,不建议常规消毒,但对于极(超)低出生体重的早产儿,病毒检测阳性的母乳则需进行冷冻消毒(病毒拷贝数小于 1 000 拷贝 /ml,冷冻至少 24 小时;大于 1 000 拷贝 /ml,冷冻不少于 72 小时)或高温短时巴氏消毒(72℃ 持续 5 分钟),以减少感染机会。

二、水痘 - 带状疱疹病毒感染

水痘(varicella,chickenpox)和带状疱疹(herpes zoster)是由同一种病毒,即水痘 - 带状疱疹病毒(varicella-zoster virus,VZV),为双链 DNA 病毒,传染性极强,属国家其他法定管理以及重点监测传染病,人类是 VZV 唯一已知的传染源。VZV 引起两种不同的临床疾病:水痘和带状疱疹。水痘是儿童常见的一种急性、高传染性的呼吸道传染病,其特征是发疹性水疱性皮疹。带状疱疹多见于成人,是潜伏性 VZV 的再激活,表现为皮肤节段水疱性皮疹,通常伴有剧烈疼痛。

新生儿感染 VZV 的途径有以下几种:母婴垂直传播;经患儿口鼻飞沫及气溶胶吸入的呼吸道传播;接触患儿疱疹内的疱浆的直接接触传播等。

妊娠期妇女在感染 VZV 后,可通过胎盘传播给胎儿。VZV 对胎儿的影响取决于母亲感染的时机,妊娠前 20 周感染可导致自然流产、胎死宫内及先天性畸形。在妊娠的最后 3 周内感染水痘,约 25% 的新生儿会发生感染,此时决定感染严重程度的最重要因素是从母亲开始患水痘到分娩的时间间隔。如母亲在分娩前 5 天以前感染水痘,因为已经产生保护性抗体,新生儿出生后水痘发生率和死亡率明显减低。如母体在分娩前 5 天内或分娩后 2 天内发生水痘,这部分新生儿属于感染的高暴露人群,极易引起新生儿水痘,病情严重者病死率高达 30%。

新生儿出生 10 天后发生的 VZV 感染主要由感染者经呼吸道飞沫传播，或者接触患儿疱疹内的疱浆直接接触传播，感染新生儿的临床症状以皮疹为主，可见红色斑丘疹、水疱、结痂各阶段的皮疹同时存在，此时易发生由化脓性链球菌或金黄色葡萄球菌（包括耐甲氧西林的菌株）继发性的皮肤细菌感染。

隔离水痘患儿是预防 VZV 在新生儿病区传播的关键，对患儿必须实施呼吸道隔离和接触隔离，按飞沫预防标准和接触预防标准执行，包括合理安置患儿、有效房间通风、正确的包扎皮损或创面、佩戴医用防护口罩或更高级别的呼吸防护器、严格落实手卫生制度、落实环境清洁及医疗设备和仪器的清洁消毒制度、使用隔离衣或防护服等个人防护用品等。隔离期应从出疹开始到全部水痘疱疹干燥结痂为止，高暴露者没有感染的迹象、隔离至潜伏期满（一般是 14 天）即可解除隔离。母亲处于感染期时，如乳房无疱疹，可直接哺乳，但应避免婴儿接触其他疱疹病损；如乳房有疱疹，乳汁经消毒后喂养。

目前，对水痘感染尚无特效药物治疗，无合并症的水痘患儿仅需对症治疗，预防皮疹继发细菌感染，新生儿要注意修剪指甲。瘙痒可通过外用敷料或给予止痒药物来减轻，温水浴和湿敷对止痒的效果优于干性乳液。对重症水痘或水痘肺炎的新生儿，可给予抗病毒药物、水痘免疫球蛋白或静脉丙种球蛋白、维生素 B_4 等治疗。首选抗病毒药物为阿昔洛韦，每次剂量 10mg/kg，静脉注射，每 8 小时一次，疗程 7 天。亦可应用泛昔洛韦，其作用方式与阿昔洛韦相似。有条件时可注射普通人免疫球蛋白或水痘特异性免疫球蛋白。

三、肠道病毒感染

肠道病毒（enterovirus infection，EI）为正链 RNA 病毒，因

其具有在胃肠道中的繁殖能力而被定义为肠道病毒。虽然被叫作肠道病毒,但它们却并不是引起胃肠炎的主要原因。目前已鉴定出的肠道病毒有 100 多种,包括脊髓灰质炎病毒、柯萨奇病毒 A/B 组、埃可病毒、肠道病毒 68~71 型及新型肠道病毒。新生儿脊髓灰质炎病毒感染极罕见,但其他病毒引起新生儿感染并不少见,常见的肠道病毒血清型有柯萨奇病毒 B_1~B_5 型,埃可病毒 6、9、11、15 型。

严重的肠道病毒感染多由柯萨奇病毒 B 组引起,可侵犯心肌、脑膜、肾上腺、胰腺、肝和肺等,埃可病毒则肝损害更明显。新生儿感染后临床表现多样,轻者可能仅表现为发热,但严重感染可引起脓毒症,发生多器官功能损害,甚至死亡。起病越早,症状越重。目前没有特殊抗病毒药物用于治疗肠道病毒感染,临床治疗主要针对不同的症状对症及支持治疗。

新生儿肠道病毒感染可发生于产前、产时和出生后。产前感染如发生在妊娠早中期,可引起胎儿脑积水、脑穿通畸形、心肌炎、肝损伤等;如感染发生在临近分娩期,新生儿出生时即有临床表现。产时感染由母亲经消化道或阴道排病毒引起,有文献报道占新生儿肠道病毒感染的 59%~63%,新生儿通常在生后 3~5 天出现临床表现。出生后感染最常见,但临床表现较轻,主要是通过与患儿的接触传播,传播途径包括母亲 - 新生儿传播、新生儿 - 新生儿传播、医务人员 - 新生儿传播。

肠道病毒可在新生儿病区感染暴发,国内外已有医院育婴室发生柯萨奇病毒和埃可病毒院内传播的报道,对于孕母疑似或确诊肠道病毒感染,或在流行季节,患儿亲属出现发热、腹泻、呕吐等胃肠道症状,患儿如出现类似败血症的表现需高度警惕肠道病毒感染的可能,建议在流行季节,加强肠道病毒感染的风险评估,将疑似感染患儿分区安置,按接触预防标准进行防护,尽可能单间隔离,流行季节,如医务人员出现相应症状需排除感染后上岗。

肠道病毒对标准消毒剂(如乙醇)有抵抗作用,但是对含氯清洁剂敏感,应选择含有效氯的消毒剂严格消毒。对埃可病毒,采用含有效氯 0.48~0.52g/L 的消毒剂,接触时间为 1.8 分钟;对柯萨奇病毒 A 组采用含有效氯 0.46~0.49g/L 的消毒剂,接触时间为 0.3 分钟;对柯萨奇病毒 B 组采用含有效氯 0.48~0.50g/L 的消毒剂,接触时间为 4.5 分钟。肠道病毒感染的患儿粪便排毒时间较长,对其排泄物用一次性吸水材料(如纱布)蘸取含有效氯 5 000~10 000mg/L 的消毒剂完全覆盖,清除过程中避免接触污染物。清洁中使用的拖把、抹布、盛放污染物的容器都必须用含有效氯 5 000mg/L 消毒溶液浸泡消毒 30 分钟后彻底冲洗,才可再次使用。隔离房间的拖把应专用。

新生儿肠道病毒感染的防控在于对感染患儿的早期识别、早期诊断,严格执行消毒隔离及手卫生制度,控制传染源,有效切断传播途径,将肠道病毒对新生儿病区的影响降到最低。

四、单纯疱疹病毒感染

单纯疱疹病毒(herpes simplex virus,HSV)为有包膜的双链 DNA 病毒,有 HSV-1 及 HSV-2 两型。HSV-1 潜伏在三叉神经根和颈上神经节内,主要引起面部感染(口、唇、眼),HSV-2 潜伏在骶神经节内,主要引起生殖器疱疹。新生儿 HSV 感染主要由 HSV-2 引起,但 HSV-1 也可感染新生儿,两者临床表现相似,但前者的预后较差。

新生儿获得 HSV 感染有以下途径:经感染的生殖道获得;羊膜破膜后上行感染;宫内感染;生后接触感染。根据感染的发生时间分为产前感染、分娩时感染及出生后感染。产前感染少见,约占新生儿 HSV 的 5%,主要为 HSV 上行感染或经胎盘感染导致。分娩时感染最常见,占新生儿 HSV 的 85%,与母亲的排毒情况及母亲的抗体水平有关,如有胎膜早破可增加感染的发生,尤其是早破大于 4 小时。出生后感染约占 10%,可经父母口腔疱疹感染新生儿,或经咬破的乳头感染。新生儿感染 HSV 后,主要累及皮肤、眼和神经系统,宫内感染的新生儿常在出生时即有表现,包括皮肤发育不良、小头畸形、无脑畸形、脉络膜炎等。分娩时或生后的感染临床表现轻重不同,轻者仅有皮肤、眼、口腔感染,如诊断治疗及时,90% 以上患儿可无后遗症。如感染累及中枢神经系统感染,可表现为单纯性脑炎,约 50% 的患儿中可出现惊厥。最严重的新生儿 HSV 感染为全身播散型感染,在新生儿 HSV 感染中占 1/4,主要累及重要脏器功能,严重者可出现脓毒症样休克、DIC 等。

阿昔洛韦用于疱疹病毒感染的治疗,通过抑制病毒 DNA 聚合酶来抑制病毒复制,因为毒性小、给药简便,已成为唯一推荐用于治疗新生儿 HSV 疾病的药物。静脉用阿昔洛韦每次 20mg/kg,每 8 小时一次,仅有皮肤、眼、口腔感染者疗程 14 天,中枢神经系统或全身感染为 21 天,所有中枢神经系统受累的婴儿都需复查脑脊液,以评估病毒的清除情况。如果在治疗 21 天后 HSV-PCR 检测到病毒 DNA,应将静脉注射阿昔洛韦再延长 1 周,并复查脑脊液 HSV-PCR。如果在治疗 21 天后脑脊液 HSV-PCR 持续呈阳性,继续静脉注射阿昔洛韦直到脑脊液呈阴性。完成静脉阿昔洛韦治疗后,继续使用口服阿昔洛韦每次 $300mg/m^2$,每日 3 次,疗程 6 个月,可减少皮肤病变复发,并改善中枢神经系统受累者神经系统发育。需要提醒的是,治疗过程中需要根据体重调整剂量,当剂量变化超过 5%~10% 时,重新计算。治疗期间注意监测粒细胞及肌酐。所有 HSV 感染的新生儿均要随访到儿童期,监测神经发育、视觉和听觉发育。

新生儿 HSV 感染通常在分娩时接触受感染的生殖器分泌物而在围生期获得,因此重在预防,建议在分娩时出现前驱症状(灼痛或刺痛)或活动性生殖器病变的母亲应在胎膜早破前进行剖宫产,对有生殖器疱疹病史的孕妇自妊娠 36 周开始接受抗病毒治疗。单纯疱疹是非常常见的皮肤黏膜感染,大多数成人会携带疱疹病毒,常见的病变部位在口唇,因此禁止与活动性口唇疱疹或牙龈炎人员接触、亲吻。母亲有感染时,如乳房无疱疹可直接哺乳,避免婴儿接触其他疱疹病损;如乳房有疱疹,乳汁应经消毒后喂养。新生儿如确诊有 HSV 感染,从皮肤黏膜表面脱落的 HSV 病毒可能会引起传播,应当采取接触隔离标准预防措施。

五、呼吸道合胞病毒感染

呼吸道合胞病毒(respiratory syncytial virus,RSV)为 RNA 病毒,属于副黏病毒科,在世界各地每年的秋季、冬季或春季流行,并持续 5 个月,是婴幼儿呼吸道感染最常见的一种病原体,1~6 个月婴儿的发病率最高,2~3 个月达到高峰,但新生儿中 RSV 感染也不少见。在 RSV 流行季节,如不注意防护,可在新生儿病房引起流行。2020 年中华医学会儿科学分会新生儿学组起草发布了新生儿呼吸道病毒感染管理工作流程导图,将新生儿常见呼吸道病毒根据传染性、致病力与危害性的强弱分为新生儿常见呼吸道病毒感染(A 类)和新生儿极具危害性呼吸道病毒感染(B 类),并分别以 RSV 为 A 类代表,以新型冠状病毒为 B 类代表。

新生儿 RSV 感染的临床表现无特异性,大多数表现为上呼吸道感染症状,前期主要表现为低热、流涕、打喷嚏和轻微的全身症状,常伴有咳嗽和喘息,大部分患儿在 1~2 周内恢复。在严重的疾病中,尤以早产儿、支气管肺发育不良、先天性心脏病患儿更多见,肺部病变较严重,多表现为严重喘息、干咳、呼吸急促、呼吸困难,并最终导致缺氧、青紫和呼吸暂停。体格检查可发现不同程度的喘鸣及啰音。胸部 X 线显示过度扩张、支气管周围增厚,以及从不同的间质浸润到节段性或肺叶实变。

　　RSV 感染的传染源主要是患儿和病毒携带者,主要通过与污染手指或污染物的密切接触以及结膜或前鼻孔的自身接种来传播,也可以通过咳嗽或打喷嚏产生的粗糙气溶胶传播,但不能通过细颗粒气溶胶有效传播。当 RSV 病毒通过患儿进入家庭环境,高达 40% 的兄弟姐妹可能被感染。RSV 也是一种重要的院内感染病原体,在暴发期间,它可以感染患儿和高达 25%~50% 的病房医护人员。目前针对新生儿 RSV 感染,主要在于预防措施,在 RSV 流行季节提高警惕,门诊收治的新生儿,接诊的医护人员需要戴好手套和口罩,在准备收入病房前可采集标本及早送检。病区加强消毒隔离制度,按接触预防标准及飞沫预防标准进行防护。因为 RSV 主要通过大的气溶胶颗粒和分泌物接触传播,洗手被认为是预防医院内 RSV 感染最有效的方法和中心环节。

　　上呼吸道 RSV 感染的治疗主要为对症治疗、缓解症状,与其他上呼吸道病毒感染相似。对于下呼吸道感染,根据需要给予呼吸治疗,包括雾化、拍背吸痰、湿化氧气和抗支气管痉挛药物。有严重缺氧时,特别对于有支气管肺发育不良的患儿,可能需要插管和辅助通气。利巴韦林雾化治疗对缓解下呼吸道疾病有一定的益处,剂量为 10mg/kg,每天 2 次,每次雾化 10 分钟,疗程 3~7 天。其他的治疗手段包括应用静脉丙种球蛋白及干扰素治疗等。国外研究显示,单次肌内注射尼塞韦单抗可有效预防足月婴儿或晚期早产儿(胎龄35周或以上)的 RSV 感染,有效率达到 74.5%。

六、流行性感冒病毒

流行性感冒(简称流感)病毒属正黏病毒科,为 RNA 病毒,根据病毒内部核蛋白和基质蛋白抗原性的不同将流感分为由甲型(A 型)、乙型(B 型)和丙型(C 型)3 个独立的属构成。最广泛和最严重的流感暴发都是由甲型流感病毒引起的,因为该病毒的 H 抗原和 N 抗原具有经历周期性抗原显著变化的倾向(又称抗原转移),此特征仅见于甲型流感病毒,可能是引起大流行的重要原因。乙型流感病毒引起的暴发通常比甲型引起的范围小,并且程度较轻。丙型流感病毒似乎是人类中相对较小的致病原因,它与普通感冒样症状有关,偶尔也可引起下呼吸道疾病。新生儿以甲型流感为主。

每年冬春季为流感高发季节,流感是一种主要以全身症状为特征的呼吸系统疾病,如头痛、发热、寒战、肌痛和全身不适。与患有流感的家庭成员接触史为新生儿流感的高危因素,临床表现常不典型,多因突发性的发热而就诊,危重患儿常有脓毒症表现,如嗜睡、拒奶、呼吸暂停等。新生儿流感最常见的并发症为肺炎,其中有混合细菌感染的肺炎是引起新生儿重症感染死亡的重要原因,其他并发症还包括心肌炎、心肌损害、肝损害、脑炎或脑膜炎等。

流感病毒几乎不引起宫内传播,也不通过乳汁传播,是由咳嗽和打喷嚏产生的气溶胶进行传播,少数通过手对手接触传播。实验证据表明,小颗粒气溶胶(颗粒直径<10μm)比大颗粒气溶胶更有效。在流感病毒流行季节,如收治有发热、咳嗽等症状的患儿,特别是有接触病史的患儿,建议入院后都

要进行鼻、咽拭子流感病毒 RT-PCR 检测,将疑似患儿分区安置,采取飞沫传播的隔离及管理。对于高度疑似或明确诊断的患儿采取吸痰护理或其他可能产生气溶胶的操作时,应穿戴医用防护口罩和隔离衣、防护镜或防护面罩。在流感流行季节,如医务人员出现相应症状需排除感染后上岗。

流感有特定的抗病毒治疗药物。神经氨酸酶抑制剂扎那米韦和奥司他韦可用于甲型流感和乙型流感。有报道新生儿流感患儿可以应用神经氨酸酶抑制剂治疗,但可能与儿童神经精神副作用有关。国内目前有报道显示新生儿口服奥司他韦是安全且有效的,但目前支持新生儿应用奥司他韦的证据还不够多,美国儿科学会和美国疾病控制中心在 2018—2019 季节临床流感抗病毒治疗策略提出,<3 个月婴儿不推荐,除非是在危急情况下。

预防流感的主要公共卫生措施是接种疫苗,但目前流感疫苗接种年龄在 6 月龄以上,故对于新生儿流感还是以预防为主,包括密切接触的养育人接种疫苗、健康宣教等。流感发病最初的 2~3 天传染性强,应暂时避免母婴同室,将乳汁吸出或挤出,由他人通过奶瓶哺乳,乳汁无须消毒。流感后期无明显喷嚏、咳嗽时,母亲哺乳前进行洗手、洗脸、戴口罩等措施后,可以直接哺乳。

七、人类免疫缺陷病毒

人类免疫缺陷病毒(human immunodeficiency virus,HIV)为单链 RNA 病毒,又称艾滋病病毒,其特点是可通过逆转录酶将其 RNA 基因逆转录为 DNA。HIV 感染的标志性特点是在多克隆免疫激活环境下造成机体细胞和体液免疫缺陷,各种机会性疾病的患病风险明显升高,尤其是被称为艾滋病指征性疾病的感染及肿瘤。2021 年,中国疾控中心发布的《中国疾控中心周报》,在《我国 HIV/AIDS 流行病学研究进展》一文中提出,截至 2020 年底,中国共有 105.3 万人感染艾滋病病毒,虽感染人数较前有下降,但仍过百万。

新生儿 HIV 感染与成人比较,其发生率增长快、潜伏期短、疾病进展快和死亡率高,临床表现多样,包括生长迟缓(最常见)、发育异常和各种畸形、口腔炎、贫血、血小板减少、肺部感染、持续发热、慢性腹泻等。常见并发症有卡氏肺孢子虫肺炎、巨细胞病毒感染、疱疹病毒感染、卡波西肉瘤等。

HIV 主要通过性传播、输血或血液制品传播、母婴传播。5 岁以下儿童 HIV 的感染 90% 通过母婴传播,已感染 HIV 的母亲在妊娠期间、分娩过程中或母乳喂养期间均可将 HIV 传播给新生儿。妊娠期感染是指母血中 HIV 直接感染绒毛膜细胞或经胎膜破损缺口进入胎儿循环,导致胎儿在宫内就获得 HIV。分娩过程中感染是新生儿通过接触含有 HIV 母血及宫颈阴道分泌物而被感染。经母乳喂养传播是发展中国家 HIV 感染传播的一种重要方式,尤其是母乳喂养持续时间较长的国家。经母乳喂养传播 HIV 的危险因素尚未完全知晓,母乳喂养的前几个月经母乳喂养感染 HIV 的风险最高,在新生儿出生后第 1 个月最严重,若继续母乳喂养,危险性持续存在。此外,据报道,与混合喂养相比,纯母乳喂养的 HIV 传播风险更低,考虑可能与混合喂养易引起婴儿胃肠道损伤和炎症反应有关。

几乎所有的体液均可分离出或检测 HIV,因此,需要强调处理 HIV 感染患儿的体液和废物时遵守医院感染防护措施的重要性:①分娩过程中,尽可能减少新生儿接触母亲血液、羊水及分泌物的时间和机会。② HIV 存在于感染者的血液和各种体液中,在可能接触到感染者血液或体液的情况下,医务人员需要戴手套、口罩保护,按接触预防标准隔离。③尽可能完全人工喂养,如不能提供配方奶,在母亲接受正规抗病毒治疗的前提下,可选择纯母乳喂养6个月,建议消毒后喂养。无论如何,切忌混合喂养。

对HIV感染母亲所生的儿童均需进行母婴传播风险评估。符合以下条件之一的儿童为艾滋病高暴露风险儿童,其他为普通暴露风险儿童:①感染孕产妇孕晚期HIV病毒载量>50copies/ml;②感染孕产妇无孕晚期HIV病毒载量检测结果,孕期抗病毒治疗不足12周;③孕产妇临产时或分娩后HIV初筛试验阳性。对于这两类患儿的抗病毒治疗,按《HIV阳性孕产妇全程管理专家共识》中新生儿处理流程管理。

根据中国《预防艾滋病、梅毒和乙肝母婴传播工作实施方案》(2020年版),艾滋病感染孕产妇所生儿童都应纳入高危儿管理,在儿童满1、3、6、9、12和18月龄时,提供常规保健、生长发育监测、感染状况监测、预防营养不良指导、免疫接种、艾滋病检测(包括抗体检测和早期核酸检测)等服务。对于发现的艾滋病病毒感染儿童进行传染病报告,尽快进行转介和治疗。

八、新型冠状病毒

新型冠状病毒(corona virus disease 2019,COVID-19,简称新冠病毒)感染已呈全球蔓延趋势。新生儿感染新冠病毒并不少见,除了与儿童及成人感染有相同的呼吸道、接触等传播途径外,还存在母婴垂直传播途径的可能,需特别关注。

新生儿感染新冠病毒后临床表现与成人表现相似,多表现为轻症感染,不具有特异性,表现有发热、食欲缺乏、气促、咳嗽、呕吐、腹泻、腹胀等。潜伏期一般为4~7天,最短2天,最长14天。确诊感染需要在上呼吸道标本(鼻拭子、咽拭子)、下呼吸道标本(痰、肺泡灌洗液、气管插管吸取分泌物)、血清中检测与已知的病毒高度同源。肺部可表现肺炎影像学特征。需要注意的是,早产儿和出生低体重儿是发生重症的高危人群,需密切关注病情进展。

因为新冠病毒的强传播性,仍需采取有效防控措施防止新冠病毒感染在新生儿室内的传播。从新生儿围产期、生后转运至入院后管理,国内专家分别发布了一系列防控指南,为新生儿科医护人员针对新生儿新冠病毒感染的治疗及防控提供了强有力的指导。对于发生不明原因发热、咳嗽等症状的新生儿,根据当地新冠病毒感染的情况,详细询问家人流行病学接触史,建议入院后都要进行病毒核酸检测,采取飞沫传播及接触传播的隔离及管理,将疑似患儿分区安置。对于明确诊断的患儿,尽可能单间隔离,隔离病房的门口应设置醒目的标志,建议专人负责。尽可能选择一次性使用的治疗用品,需重复用的诊疗器械、器具和物品应当专人专用,使用完后进行终末消毒,诊疗操作尽量采取集束化管理,以减少与患儿接触次数。医疗废物处置和病房终末消毒按照传染病管理规定进行规范处置,不建议将生活用品包括奶瓶、纸尿裤等按医疗废物处置。对于工作人员接触感染患儿后出现有发热和呼吸道症状或腹泻时,应及时检测,排除感染后在上岗。

对于感染的新生儿,病情明显好转,生命体征平稳,体温正常超过 24 小时,肺部影像学显示急性渗出性病变明显改善,没有需要进一步处理的并发症等情况时,可考虑出院。

目前还没有相关的证据表明,新冠病毒会通过乳汁传染给新生儿,但如果母亲是新冠感染者,哺乳时和婴儿密切接触,会增加婴儿暴露于病毒的风险。因此目前建议是母亲在治愈或除外感染前不推荐直接母乳哺乳,可挤出后由奶瓶喂养,无须消毒,母亲咽拭子病毒核酸检测转阴后可直接哺乳。

第四节　其他病原体感染性疾病

一、梅毒

梅毒是由梅毒螺旋体(treponema pallidum,TP)引起的一种传播疾病,人类是唯一已知的天然宿主。TP是一种小而纤细的呈螺旋状的微生物,在人体内可长期生存繁殖,但TP在体外不易存活,干燥、煮沸和一般的消毒剂(如酒精等)很容易将其杀死。

梅毒的传播途径包括性接触传播、母婴传播、血液传播及接触传播。性传播为最主要的传播方式,95%的感染患儿由此途径感染,多见于成人。血液传播罕见,为输入含TP的血液,以及与梅毒患儿共用针头注射药物、共用刮胡刀等途径。接触传播也不多见,主要因TP离开人体很难生存,故很难通过一般的生活接触如接吻、握手或接触带有TP的衣物、用具等被感染,但如果接触者存在破损的皮肤和黏膜,此时直接接触带有TP的物体有可能被感染。

新生儿感染TP的方式最主要为母婴传播。TP可通过孕妇胎盘进入胎儿血液循环引起流产、死胎或新生儿全身性感染,也可在分娩过程中新生儿通过产道时也可因头部、肩部擦伤而发生感染,即先天性梅毒。据《中国预防与控制梅毒规划(2010—2020年)》的统计数据显示,1997年报告先天性梅毒发病率为0.53/10万活产数,2009年报告发病率为64.41/10万活产数,发病率年均增长49.2%。按临床表现,先天性梅毒主要分3类:①胎死宫内型,此型罕见。宫内感染TP致流产、死胎,胎儿全身各脏器有大量TP。②早期胎传梅毒型,新生儿在出生时或出生4周内出现临床表现,包括肝脾大、皮疹、贫血等症状,此类患儿死亡率较高。③晚期胎传梅毒型,此型最多见,新生儿出生时无症状和体征,在生后数月至数年内出现症状,主要原因在于产前梅毒血清学筛查的推广和治疗。对 TP 感染母亲分娩的新生儿按中国《预防艾滋病、梅毒和乙肝母婴传播工作实施方案》的流程进行治疗和随访。

TP 离开人体很难生存,但患儿的皮损、血液、精液、乳汁和唾液中均有 TP 存在,医务人员在进行有创穿刺操作或有皮肤破损时,接触到含 TP 的针头、血液或其他物品还是有可能造成传播,因此对感染 TP 的新生儿按接触预防标准进行防护。感染 TP 的母亲,如在分娩前已完成规范驱梅治疗,产后可直接母乳喂养,如未规范治疗,或临分娩前 1~2 周才确诊者,暂缓直接母乳喂养,但乳汁经巴氏消毒后可奶瓶喂养,待驱梅疗程结束后再直接喂养。

二、真菌感染

真菌感染根据解剖学分类分为皮肤黏膜感染和深部器官感染,皮肤黏膜感染多见,有时可导致严重疾病但却很少致命,深部器官感染在许多情况下也会引起严重疾病,与皮肤黏膜感染相比,往往是致命的。新生儿在正常无菌体腔液,包括尿液、脑脊液、腹水等如培养出真菌,则为深部真菌感染,又称侵袭性真菌感染(invasive fungal infection,IFI),大多数由念珠菌属导致,以白念珠菌最常见,但随着抗真菌药的更新换代及 NICU 预防性引入抗真菌药物的治疗,IFI 有向近平滑念珠菌、热带念珠菌等非白念珠菌为主过渡的趋势。

念珠菌是一种小的、薄壁的卵球形酵母菌,通过出芽繁殖,在自然界中无处不在,栖息于口腔、口咽、胃肠道、女性生殖道和皮肤。新生儿获得念珠菌感染的途径有母婴传播(经生殖道感染)及水平传播(接触感染,包括患儿 - 患儿、患

儿 - 工作人员、患儿自身)。

新生儿皮肤黏膜念珠菌感染常见的有鹅口疮及尿布疹,病情相对温和,病变范围局限,但如治疗护理不当,有时也可向深部侵袭。新生儿侵袭性念珠菌感染途径较多,深部气道感染可由气管插管中的病原体渗透引起,关节或深部伤口感染可由皮肤中的病原体扩散引起,肾脏感染可由病原体从导管通过尿路传播,但更常见的是念珠菌血液系统感染引起的并发症,由来自不同器官的血源性播散所致。一旦病原体进入血管内腔(可从胃肠道进入,或通过皮肤由留置血管内的导管进入),就可能通过血液向各种深部器官扩散。目前公认的血源散播性念珠菌病的可预测因素及条件包括有抗细菌药物使用、留置静脉导管、静脉营养液输入、留置导尿管、使用呼吸机、出生低体重等,而这恰恰是 NICU 内新生儿发生医院感染的高危因素,住院时间越长,感染风险越高。

新生儿 IFI 发病一般在生后 2 周左右,临床表现缺乏特异性,易与晚发型细菌败血症混淆,除有呼吸暂停、低体温、喂养不耐受、反应差、黄疸、低灌注等非特异性表现外,IFI 更容易出现血小板减少及高血糖反应。需要注意的是,中心静脉置管可能是 IFI 的来源,由于念珠菌可以形成生物膜,诊断或怀疑时须立即拔除导管,并且应尽可能地移除其他外物,如植入物等。早期经验性抗真菌治疗是治疗成功的关键,也有助于改善远期神经系统预后。目前,治疗新生儿 IFI 的抗真菌药物首选为两性霉素 B(脱氧胆酸)或氟康唑,并且将两性霉素 B 脂质体、米卡芬净、5- 氟胞嘧啶作为二线药物。其治疗疗程为在血液系统感染未累及各器官系统时,至少两次血培养阴性(间隔超过 24 小时),一次尿培养阴性,一次脑脊液培养阴性,持续治疗 2 周;累及器官系统时需达治愈标准,治愈标准包括:无临床及实验室感染表现,心脏和腹部超声、眼底、头颅影像等检查显示病灶消失。

新生儿真菌感染重在预防。针对母婴产时感染,重点加强产妇阴道念珠菌病管理,包括使用抗真菌药物阴道栓剂、口服抗真菌药物,评估经阴道分娩的适宜性;针对水平传播,采取接触标准预防措施,包括手卫生、环境物品消毒及隔离等防控措施;针对新生儿真菌感染高危因素,有针对性地加强医疗管理,如减少不必要抗生素的使用、尽早肠内营养、缩短肠外营养时间、每日评估中心静脉导管及气管插管的指征、提倡母乳喂养等。目前,对早产儿是否需要预防性使用氟康唑尚存在争议,应多方面评估所在单位 IFI 的发病率、病死率,以及病原体的耐药性等。美国感染性疾病协会 IDSA 和欧洲临床微生物及感染性疾病协会 ECCMID 均推荐,在侵袭性念珠菌感染发生率超过 10% 的 NICU,出生体重<1 000g 的早产儿预防性使用氟康唑(口服或静脉,3~6mg/kg,每周 2 次),在无法使用氟康唑时,推荐使用制霉菌素(口服,每次 10 万 U,每天3 次)。

(王淮燕　张　琳)

参考文献

1. 中国妇幼保健协会新生儿保健专业委员会, 中国医师协会新生儿科医师分会. 母婴同室早发感染高危新生儿临床管理专家共识 (含管理流程图). 中华围产医学杂志, 2021, 24 (8): 567-575.
2. 中华医学会围产医学分会, 中华医学会妇产科学分会产科学组. 预防围产期 B 族链球菌病 (中国) 专家共识. 中华围产医学杂志, 2021, 24(8): 561-565.
3. 中华医学会围产医学分会, 中华医学会妇产科分会产科学组等. 中国新生儿早期基本保健技术专家共识 (2020). 中华围产医学杂志, 2020, 23 (7): 433-438.

4. 中华医学会儿科学分会感染学组《中华儿科杂志》编辑委员会. 中国儿童百日咳诊断及治疗建议. 中华儿科杂志, 2017, 55 (8): 568-572.

5. 杨春晖, 彭嘉恒, 黄伟棠, 等. 新生儿百日咳预防及控制. 中国感染控制杂志, 2020, 19 (4): 370-374.

6. 夏世文, 彭斯聪. 新生儿先天性结核的诊断与治疗. 中华实用儿科临床杂志, 2020, 35 (23): 1766-1769.

7. 李莉. 新生儿巨细胞病毒感染管理要点. 中华实用儿科临床杂志, 2019, 34 (11): 801-805.

8. 中国医师协会新生儿科医师分会, 中国医师协会新生儿科医师分会感染专业委员会,《中华新生儿科杂志》编辑委员会. 新生儿巨细胞病毒感染管理专家共识. 中华新生儿科杂志, 2021, 36 (6): 1-7.

9. 邵肖梅, 叶鸿瑁, 丘小汕. 实用新生儿学. 5 版. 北京: 人民卫生出版社, 2019.

10. 中华医学会围产医学分会. 母亲常见感染与母乳喂养指导的专家共识. 中华围产医学杂志, 2021, 24 (7): 481-489.

11. LV XQ, QIAN LH, WU T, et al. Enterovirus infection in febrile neonates: a hospital-based prospective cohort study. J Paediatr Child Health, 2016, 52 (8): 837-841.

12. NINO K, ASHLEY L, STEVEN O, et al. Enterovirus surveillance-United States, 1970-2005. Surveillance Summaries, 2006, 15: 55 (8): 1-20.

13. 中国医师协会新生儿科医师分会感染预防与控制专业委员会. 新生儿肠道病毒感染诊疗与预防专家共识. 临床儿科杂志, 2021, 39 (3): 161-166.

14. 胡必杰, 高晓东, 潘珏. 哈里森感染病学. 上海: 上海科学技术出版社, 2019.

15. SAMIES NL, JAMES SH. Prevention and treatment of neonatal herpes simplex virus infection. Antiviral Res, 2020, 176: 104721.

16. American Academy of Pediatrics Committee on Infectious Diseases; American Academy of Pediatrics Bronchiolitis Guidelines Committee. Updated guidance for palivizumab prophylaxis among infants and young children at increasedrisk of hospitalization for respiratory syncytial virus infection. Pediatrics, 2014, 134 (2): 620-638.

17. 中华医学会儿科学分会新生儿学组. 新生儿呼吸道病毒感染管理工

1

作流程导图专家建议. 中国循证儿科杂志, 2020, 15 (1): 5-9.

18. 国家呼吸系统疾病临床医学研究中心, 中华医学会儿科学分会呼吸学组, 中国医师协会呼吸医师分会儿科呼吸工作委员会, 等. 儿童呼吸道合胞病毒感染诊断、治疗和预防专家共识. 中华实用儿科临床杂志, 2020, 35 (4): 241-250.

19. 毕佳佳, 邓广程, 苏琪茹, 等. 新生儿呼吸道合胞病毒急性下呼吸道感染的临床研究. 中华实用儿科临床杂志, 2021, 36 (24): 1871-1875.

20. 国家呼吸系统疾病临床医学研究中心, 中华医学会儿科学分会呼吸学组. 儿童流感诊断与治疗专家共识 (2020 年版). 中华实用儿科临床杂志, 2020, 35 (17): 1281-1288.

21. COMMITTEE ON INFECTIOUS DISEASES. Recommendations for Prevention and Control of Influenza in Children, 2018-2019. Pediatrics, 2018, 142 (4): e20182367.

22. 孙丽君, 王爱玲, 张福杰, 等. HIV 阳性孕产妇全程管理专家共识. 中国艾滋病性病, 2020, 26 (3): 335-338.

23. 中国医师协会新生儿科医师分会. 新生儿科新型冠状病毒感染防控专家建议. 中华围产医学杂志, 2020, 23 (2): 80-84.

24. 中国当代儿科杂志编辑委员会围产新生儿新型冠状病毒感染防控管理预案工作组. 围产新生儿新型冠状病毒感染防控管理预案 (第二版). 中国当代儿科杂志, 2020, 22 (3): 195-198.

25. 中国国家卫生健康委员会. 新型冠状病毒肺炎诊疗方案 (试行第九版). 国际流行病学传染病学杂志, 2022, 49 (2): 73-80.

26. 中国人民解放军儿科学专业委员会. 新型冠状病毒感染流行期间 NICU 的应急准备方案 (第二版). 中国当代儿科杂志, 2020, 22 (3): 205-209.

27. SULLIVAN SE, THOMPSON LA. Best practices for COVID-19-positive or exposed mothers-breast feeding and pumping milk. JAMA Pediatr, 2020, 174 (12): 1228.

28. 中华医学会妇产科学分会感染性疾病协作组. 妊娠合并梅毒诊断和治疗专家共识. 中华妇产科杂志, 2012, 39 (6): 430-431.

第十一章
新生儿病区医院感染防控人员培训和多学科协作

新生儿病区医院感染暴发一旦发生将导致严重不良后果,造成巨大的负面社会影响。因此,各级医院新生儿病区医院感染防控是新生儿医疗质量控制中的重中之重。要做好新生儿病区医院感染防控,不仅要加强本科室医院感染防控人员培训,同时还需要多学科积极协作。

第一节　人员培训

医院感染防控培训教育是医疗机构针对不同层级、不同岗位的工作人员,开展针对性、系统性、连续性的医院感染防控相关基础知识、基本理论和基本技能培训教育的规范性要求。医院感染防控培训教育的基本内容包括但不限于:培训目标、适用对象、进度安排、实施方式及考核评估等。本节依据《医院感染管理办法》《医院感染管理专业人员培训指南》等规范,制定新生儿病区医院感染防控人员培训要求、培训方式与内容等。

一、培训要求

1. 新生儿病区新入职人员、进修人员、实习生、规培生等上岗前须接受不少于3个学时的医院感染防控知识培训，并进行相应考核，培训考核合格方可上岗。

2. 新生儿病区工作人员（医生、护士、工勤人员）培训时间每年不少于6学时，在职工勤人员每年不少于6次。

3. 新生儿病区兼职医院感染防控人员培训：包括兼职从事医院感染管理的人员（科主任、护士长）、新生儿病区医院感染质量控制护士、质量控制医师，培训时间每年不少于8学时。

4. 近两年随着疫情常态化防控，建议有条件的单位可设置新生儿病房医院感染管理专职人员，其培训要求参照医院感染管理专职人员：

（1）医院感染管理专职人员实行岗位培训制度，持证上岗，并定期完成相应的业务学习。专业人员从事本专业满1年，应取得岗位培训合格证书。

（2）省内岗位培训由各市医院感染质量控制中心具体组织，省医院感染质量控制中心统一核发岗位培训证书。国家级岗位培训由全国培训基地具体组织。

（3）专职人员每年应参加本专业继续医学教育培训并完成省内质量控制中心规定的业务学习不少于16学时。专职人员每2年至少参加省市本专业学术交流会1次。部门负责人每年应参加省专业学术交流会。专职人员从事本专业满四年，应具有上级医院短期进修经历。从事医院感染管理工作的专职人员应当具备临床工作经历或经临床科室轮转满2年。

二、培训方式与内容

(一)培训方式

培训会议、学术交流、各类继续教育、网络培训、座谈、观看宣传教育片等。

(二)培训内容

1. 法律法规 国家颁布的相关法律、法规、部门规章、标准等。

2. 专业知识

(1)医院感染学科发展的新进展。

(2)医院感染的发病机制、临床表现、诊断和鉴别诊断、治疗及预防措施。

(3)抗感染药物学、临床微生物学、分子生物学、临床疾病学、医院流行病学、统计学的有关内容。

(4)医院感染常见病原菌及耐药现状。

(5)临床微生物的标本采集与运送、微生物药敏试验及正确判断。

(6)抗菌药物的种类、用药策略和使用管理。

(7)不同传播途径院内感染的预防、导管相关感染的预防、手术部位医院感染的预防、呼吸机相关肺炎预防。

(8)消毒学基本原理与进展,消毒技术的正确选择、应用与质量控制。

(9)消毒隔离制度。

(10)医疗废物管理。

(11)医院感染监测方法。

(12)医院感染的暴发与处置。

(13)手卫生与医院感染。

(14)医务人员的职业安全管理。

3. **本院医院感染特点、管理要点及控制措施**

4. **各级卫生行政部门组织的培训班及学术活动有关进展**

(三) 培训重点

1. **医生** 着重于医院感染概论、医院感染诊断标准及监测、医院感染相关法律法规、操作规程、细菌耐药机制、抗感染药物合理应用与抗感染治疗新知识、侵入性操作相关医院感染的预防与控制、手卫生与医院感染、临床微生物标本的正确采集与运送、医务人员职业安全与个人防护、医院感染暴发与处理步骤、医院清洁、消毒灭菌与隔离、无菌操作技术、医疗废物管理等方面的培训。

2. **护理人员** 着重于医院感染诊断标准及监测、病区清洁、消毒灭菌与隔离、无菌操作技术、消毒灭菌药械的合理应用与强度监测、新生儿病区的医院感染管理、医院感染相关法律法规、操作规程、一次性无菌医疗用品的医院感染管理、医院感染暴发与处理步骤、手卫生与医院感染、临床微生物标本的正确采集与运送、医务人员职业安全与个人防护、侵入性操作相关医院感染的预防与控制、医院隔离技术与正确使用、医疗废物管理等方面的培训。

3. **工勤人员** 是指病区不从事诊疗护理工作,负责为医务人员及患儿创造良好物质生活条件及就医环境的人员包括病区保洁人员、文员等,着重于预防与控制医院感染的基础卫生学、医院消毒灭菌、隔离的基本知识、清洁程序和清洁方法、消毒剂的正确使用、手卫生知识、职业安全与个人防护、医疗废物管理、污水处理、污物无害化处理、死婴处理、奶瓶、奶头等配奶器具消毒、新生儿病区织物管理与消毒等方面的培训。工勤人员的培训主要由新生儿病区护士长或医院感染质控护士承担。

4. **管理人员** 应了解医院感染管理工作及理论的进展,医院感染管理的要点及相关管理知识;感染管理的分管院长、医务科长、护理部主任、新生儿科主任应参加各级卫生行政部门组织的有关培训和会议。

第二节 多学科协作

多学科协作（multi-disciplinary team，MDT）诊疗是一种新兴的医学模式，是指由多个学科的医学专家采取小组协作方式组成相对固定的专家组，小组成员通过定期、定址召开会议的方式对某一种或某一类疾病进行分析和讨论，然后提出诊疗意见的一种医学模式。

一、医院多重耐药菌感染防控多学科协作机制

多重耐药菌（multi-drug resistant organism，MDRO）是指对通常敏感的常用的 3 类或 3 类以上抗菌药物同时耐药的细菌，多重耐药也包括泛耐药和全耐药。该类型患儿的临床治疗难度会远高于一般细菌感染患儿，因此需要提高防控管理，建立有效的检测及通报制度，降低感染风险。多学科协作模式作为一种新型小组模式，逐渐广泛应用于多重耐药菌医院感染防控中，通过不同学科之间的全方位合作，合理整合、优化医疗资源及配置，从而提高整体防控效果。

（一）建全新生儿病区多重耐药菌医院感染管理组织

在医院感染三级管理体系运行机制下，分别成立新生儿病区多重耐药菌防控管理组和临床联合诊治专家组。

1. **管理组** 管理组以分管院长为组长，成员由医院感染管理科、医务科、护理部、医疗质量管理科、后勤保障部门、信息科、设备科、总务处等职能科室主任组成。其中，医院感染管理科是医院感染防控的具体管理部门，根据感染控制相关法律法规，结合医院实际情况，制定切实可行的多重耐药菌感

染管理预防控制制度及各部门多重耐药菌的管理职责,对新生儿病区进行多学科联合医疗行政查房,每个月1次,针对多重耐药菌防控措施落实不到位的原因进行讨论分析,制定整改措施,并对执行反馈情况进行督查定期通报,每季度召开1次联席会议,针对重点环节及高危人群进行分析,制定对策,各部门分工协助,持续改进。

2. **临床联合诊治专家组** 由新生儿病区、感染病区、检验科(临床微生物室)、药事科(临床药学部)、医院感染管理科等科室业务骨干组成。对疑难、危重的多重耐药菌感染患儿进行多学科多部门联合诊治,制订个体化治疗及防控方案,并予以实施。

管理组与临床联合诊治专家组互相配合,医院感染管理科既参与决策的制定,又组织决策执行的监督检查。

(二)制订新生儿病区防控方案与质量考核标准

依据《医院感染预防与控制评价规范》及《多重耐药菌医院感染预防与控制技术指南》(试行)等要求,结合医院及新生儿病区的医院感染防控工作实际,制订切实可行的新生儿病区多重耐药菌医院感染控制实施方案、质量考核标准及消毒隔离措施。

(三)强化院、科两级医院感染知识培训

1. **医院感染管理科定期组织多学科协作培训**

(1)对新生儿病区医院感染兼职人员进行多重耐药菌医院感染防控方案、质量考核标准、医院感染聚集或暴发预警、职业防护、消毒隔离、医疗废物管理等知识的专场培训。

(2)对新生儿病区开展多学科联合培训,包括医院感染管理科、药事科(临床药学部)、检验科、感染科等多个学科专家,分管院长、医务科、护理部等需全程参与。

(3)对物业公司管理人员及新生儿病区保洁员进行环境清洁消毒、职业防护、消毒剂配制等医院感染防控知识培训。

2. **新生儿病区医院感染管理小组** 根据本科室多重耐药菌医院感染的高风险因素,制订切实可行的年度培训计划,组织新生儿病区人员进行多重耐药菌感染防控知识培训。每次培训后进行考试,培训考试合格率均需达100%。

3. 加大院、科两级多重耐药菌防控措施落实情况日常督导的奖惩力度。

(1)在医院层面,医院领导将多重耐药菌医院感染防控的各项考核指标与新生儿科年终的评先评优、设备及人力资源配置、奖金分配及个人职称评聘等方面挂钩。

(2)新生儿病区要建立多重耐药晨会日交班制度,明确医护接触隔离医嘱下达与执行的责任分工,将接触隔离医嘱及防控措施的完成情况与本科室每月的医护质量考核评分直接相关;科主任定期安排本科室医院感染管理兼职人员日常督查多重耐药菌医院感染防控措施落实情况,给予一定的人力及时间保障,对本科室医院感染管理兼职人员在科室绩效考核中增加一定的奖金系数。

4. 具体实施方案时,职能明确分工。

(1)管理科室:对新生儿病区防控措施的执行与落实进行监管。

(2)信息系统:信息科在医院感染管理监测系统、临床科室电子病历系统、护士信息系统、检查预约系统以及其他医技科室系统设置自动预警提示,各部门统一协作,有针对性地对新生儿病区多重耐药菌患儿实施全流程管理。

(3)药事科(临床药学部):负责抗菌药物使用管理,定期抽查新生儿病区等临床科室病历,进行处方点评,与临床科室及时沟通不合理用药情况;药学部对抗菌药物的使用指征进行监督;指导临床科室结合患儿实际情况合理用药;完善特殊类抗菌药物使用前病原学送检;严格限制特殊类抗菌药物的使用。

(4)检验科:负责规范标本送检,监督新生儿病区等临床科室送检的标本类型、送检时间以及采集方法,规范并提高临床微生物标本的送检率及标本合格率;负责多重耐药菌微生物的培养与鉴别,分析流行菌株;每季度定期汇总并公示耐药监测结果。

(5)医院感染管理科:负责医院感染监测、督查及防控效果评价。定期对新生儿病区等临床科室检出的细菌和多重耐药菌及多重耐药菌医院感染情况进行统计、分析,掌握医院及各科室细菌及多重耐药菌流行趋势和特点,有效预防和控制多重耐药菌的感染;及时反馈各科室工作中的问题及有效信息;每个月1次对新生儿病区的多重耐药菌防控措施执行情况进行现场督导,督导内容包括"24小时内开具隔离医嘱""诊疗器械专人专用""正确使用防护用品""执行手卫生""环境清洁消毒"等,评价本月内的防控效果,及时发现问题并优化管理措施,提高防控效果。

(6)总务处:负责清洁消毒设施设备等及消毒工作。后勤部门和医院感染管理科联合开展针对多重耐药菌患儿的保洁工作流程培训,优化清洁消毒程序,增加清洁消毒频次,每个月集中人力针对新生儿病区进行搬家式大扫除,并由医院感染管理科定期进行环境卫生学采样,以掌握多重耐药菌的环境物体表面携带率,及时发现环境清洁消毒工作中存在的问题,及时整改。

(7)护理部:需要加强护理人员医院感染预防及处理的技能培训,针对新生儿病区患儿的预防护理及感染护理特点进行规范化培训,提高新生儿病区护理人员防控意识;对新生儿病区环境进行严格消毒。

(8)新生儿病区医务人员:新生儿病区医师等所有科室医务人员均应了解医院前十位目标细菌及本科室前五位目标细菌名称及耐药率,根据细菌耐药分析和耐药预警报告,作为经验性选用抗菌药物时的参考；了解掌握本科室细菌及多重耐药菌流行趋势和特点，有效预防和控制本科室多重耐药菌的感染。对医院感染患儿进行积极救治及动态监测病情变化，必要时进行联合会诊，共同明确抗菌药物的使用指征，制订出有效的治疗方案。

(9) 新生儿病区医院感染管理小组人员：需定期对本科室多重耐药菌感染情况进行分析，提出需整改的防控措施，确定最后的具体整改计划并落实；并对整改计划落实情况进行监督及考核，确保措施落实到位。

二、医院感染暴发多学科协作机制

(一) 建全医院感染暴发多学科管理组织

根据《医院感染暴发应急报告处置流程》和《医院感染暴发控制处置流程》，建全医院感染暴发多学科管理组织。

1. 成立新生儿病区医院感染管理防控小组 由新生儿病区主任、护士长、医院感染管理质控医生和质控护士及保洁员组成，当监测发现本科室医院感染暴发流行趋势时，立即报告医院感染管理科及医院感染管理部门；新生儿病区应配合感染管理科分析感染源、感染途径，及时采取有效的处理措施，控制传染源，切断传播途径，积极实施医疗救治，保障医疗安全。

2. 成立医院感染暴发应急领导小组 主要由分管院长、医务科、护理部组成，立即组织相关职能科室及专家组成员对暴发事件进行调查、确认，并对事件进行综合评估，决定应急预案是否启动；负责组织开展现场调查和处置，指导和协调落实医疗救治和预防控制等措施，协调相关科室配合卫生行政部门开展调查及防控工作。

3. 成立流行病调查组 主要由医院感染管理科、新生儿病区、检验科(临床微生物室)组成,根据感染疾病的特点,可以通过综合分析初步确定可能的感染源;进一步对患儿、可疑传染源、环境、物体表面、医务人员等进行病原学检查;可选择患儿、医务人员的各种分泌物、血液、体液、排泄物和组织为标本作病原学、血清学检查。

4. **临床治疗专家组**　由新生儿病区医护人员组成,负责对患儿实施积极医疗救治和对家属的病情解释,必要时配合医务科向社会公布医院感染暴发调查的进展、感染人员的现况,以及最终的调查结果等内容。

5. **联合会诊组(日常会诊)**　除本科室人员外,检验科(临床微生物室)、药事科(临床药学部)、医务科、护理部及医院感染管理科等科室业务骨干组成。对疑难、危重患儿进行多学科多部门联合诊治,制订个体化治疗及防控方案。

6. **环境消杀组**　除本科室外,医院感染管理科、设备科、后勤部门需要联合参与、协同作战,确保各项消毒隔离措施落实到位,避免感染进一步扩散,全面加强新生儿病区医院感染的防控工作。

(二) 具体分工

1. **科主任**　科主任是科室医院感染管理第一责任人,当新生儿病区内发现 3 例以上医院感染暴发或疑似暴发时,管床医生或护士应立即报告科主任和护士长;科主任初步调查后立即电话报告医院感染管理科。并立刻组织新生儿病区开展及协助感染管理科进行现场流行病学调查、环境卫生学检测以及有关标本采集、病原学检测等工作,按照感染管理科的要求根据事件的危害程度采取相应的经验性预防控制措施,严格执行手卫生规范、环境物体表面清洁消毒和医疗废物处置,有效落实感染管理科实时制订或调整的控制措施。隔离并积极救治感染患儿,对其他可能的感染患儿要采取保护性隔离措施,保护易感人群,医学观察密切接触患儿,必要时实施特异性预防保护措施,保证医疗安全。

2. **医院感染管理科** 根据初步调查情况,立即向分管院长汇报医院感染暴发(疑似暴发)事件,并通报医务科、护理部;负责调查感染病例的临床特征及流行病学特征,开展现场流行病学调查、环境卫生学检测,以及有关的标本采集、病原学检查等工作;查找感染源及感染途径及继续深入流调;并根据近期本医院病原菌的流行特征部署防控措施方案。

3. **分管院长** 立即组织相关职能科室及专家组成员对暴发事件进行调查、确认,并对事件进行综合评估,决定应急预案是否启动;负责科室协调,组织讨论,确定进一步应急处置措施。

4. **医务科** 负责对患儿实施积极救治,必要时组织联合会诊,并负责协调对外解释工作,必要时向社会公布暴发调查的进展、感染人员的现况,以及最终的调查结果等内容。

5. **检验科** 协助进行标本采集和检测:包括临床标本和环境卫生学标本,提供现有患儿病原菌的排查方案。

6. **药事科(临床药学部)** 根据感染案例,结合流行病学特征及相关知识与经验,指导感染患儿合理用药,保证救治药品的供应。

7. **护理部** 分区管理、专人护理,做好隔离防控措施,落实标准预防及护理人力资源的调配。

8. **新生儿科护士长** 汇报护理措施的调整及防控措施的落实。

9. **设备科** 保障各类消毒物品、防护用品、隔离用物的供给,急救设备调配。

10. **后勤保障部** 调配保洁员做好环境消杀,医疗废物、排泄物无害化处理等。

第三节　医院感染暴发应急处置
演练方案和脚本

一、总则

根据《中华人民共和国传染病防治法》《突发公共卫生事件应急条例》《医院感染管理办法》《医院感染暴发报告及处置管理规范》《医院感染监测规范》,为提高对医院感染暴发组织指挥、快速响应及处置能力,加强各部门之间的协调配合,最大限度地降低医院感染对患儿造成的危害,保障医疗安全,根据医院感染管理要求,定期组织医院感染暴发应急处置演练。

二、目的

1. 检查应对医院感染暴发所需的应急队伍、设备设施、抢救药品、器材、防护用品等方面的准备情况,以便发现不足及时调整补充,做好应急准备工作。

2. 通过演练提高医务人员对医院感染暴发事件的认识,增强其对医院感染暴发事件的应急处置能力。

3. 进一步明确相关科室和人员的职责任务,完善应急机制。

三、演练前准备

1. **制订演练方案**　医院感染管理科负责拟定出具有科学性和可操作性的《医院感染暴发应急处置演练方案》。

2. **明确职责分工**

(1)医院感染管理科:负责开展现场流行病学调查、环境卫生学检测,以及有关的标本采集、病原学检查等工作;对现场采取消毒隔离措施,对相关人员采取医学隔离措施,指导医务人员做好职业防护,提出进一步的防控建议;负责感染病例信息的收集、整理和上报工作,撰写医院感染暴发评估报告。

(2)医务科:协助开展医院感染暴发调查与控制,负责调配医疗人员对医院感染病例实施医疗救治,包括诊断、治疗、监护。

(3)护理部:协助开展医院感染暴发调查与控制,根据需要调配护理人员落实消毒隔离措施及感染患儿的各项护理工作。

(4)检验科(临床微生物室):负责现场标本的采集及检测,及时准确地做好医院感染患儿的病原学检查工作。

(5)药事科(临床药学部):根据感染案例,结合流行病学特征及相关知识与经验,指导感染患儿合理用药,保证救治药品的供应。

(6)设备科、总务科:负责设备、器材、病房设施、防护用品、消毒药械储备等保障工作。

3. 人员培训　医院感染管理科组织演练人员学习。学习内容包括:医院感染基础知识、无菌操作、个人防护、演练程序和注意事项、应急处置知识。

4. 物资准备　准备演练所需要的药品、设备、器材、病房设施、防护用品、消毒药械储备等。

5. 预演练　按照演练方案,根据职责分工,各部门人员模拟实景进行预演,进一步磨合机制,完善方案。

四、演练过程

1. 时间　×× 年 ×× 月 ×× 日

2. 地点　×× 医院新生儿病区

3. 处置程序

(1)事件报告:报告要素:时间、地点、人数、症状、原因、初步处置等。报告科室:医院感染管理科。处置原则:快速、果断、有效、周密。

(2)初步调查:医院感染管理科接到报告后迅速到达新生儿病区。初步判断是医院感染事件暴发后,上报医院分管院长。

(3)启动预案:分管院长为总指挥,启动应急预案,由新生儿病区配合、医院感染管理科负责,协同医务科、护理部、检验科(临床微生物室)对本起事件进一步调查。

(4)调查判断:查找感染源;分析引起医院感染的因素;根据疾病的特点分析可能的医院感染途径。

(5)采取医院感染控制措施,防止医院感染源传播和感染范围的扩大。

(6)积极采取治疗救治措施,避免或减轻不良结果。

(7)详细记录调查内容,写出调查报告,总结经验,制订防范措施。对医院感染暴发事件处置情况进行科学、客观、全面的评估。

(8)将医院感染暴发事件的调查处置全过程上报卫健委和疾控中心。

五、演练脚本

(一) 14:00 演练人员准时到位

听候总指挥指令。

(二) 14:10 医务科、护理部、医院感染管理科接到新生儿病区主任电话

报告 ×× 月 16~22 日相继发生 3 例新生儿出院前发热、肺部感染病例。原发病为新生儿窒息。3 例都出现发热及下呼吸道感染症状和体征,痰培养为多重耐药的铜绿假单胞菌阳性,目前已经将 3 例患儿单间隔离,并给予积极救治。

(三) 14:20 医院感染管理科到达新生儿病区

与新生儿病区医护人员了解及交流情况,从环境、物体表面、人员、操作程序等环节进行调查。

（四）14：40　医院感染管理科初步判断为一起医院感染暴发事件

上报分管院长。启动应急预案。新生儿科配合医院感染管理科协同医务科、护理部、检验科（临床微生物室）对本起事件进一步调查处理，采取控制措施，控制传染源，切断传播途径，积极实施医疗救治。

1. 新生儿病区暂停收治新患儿，停止使用可疑诊疗器具，禁止转出患儿。

2. 落实患儿隔离、专人护理，对怀疑患有同类感染的病例采取保护性隔离措施并进行痰培养筛查，保护易感人群，医学观察密切接触患儿，实施特异性预防保护措施，保证医疗安全。

3. 由新生儿科、NICU 医护人员组成治疗专家组，负责对患儿实施积极医疗救治和对家属的病情解释，对疑难、危重患儿进行多学科多部门联合诊治，遵循《抗菌药物临床应用指导原则》为患儿制订抗生素使用方案，并制订个体化综合治疗及防控方案。

（五）14：50　医院联合会诊组专家对本起事件开展现场流行病学调查、环境卫生学检测以及有关标本采集、病原学检测等工作

1. **查找感染源**　3 例患儿均因新生儿窒息接受过气管插管及复苏后监护。发热、肺部感染发生后气管内吸痰所做痰培养均为铜绿假单胞菌阳性。血清学鉴定为同源性。

2. **危险因素调查**　对感染源和感染途径做初步假设，3 例感染患儿均接受过气管插管复苏，医院感染暴发的特点呈外源性感染，故考虑接触传播引起可能性大。首先考虑：患儿使用的医疗器械器具、环境卫生消毒不严，物体表面清洁消毒不到位，医务人员没有做好手卫生等是造成医院感染暴发的可能性大。针对以上分析：对使用中的医疗器械、设备、环境、物体表面、医务人员手进行采样,并采用排除法逐一排查医院感染源和感染途径。

3. **监测采样结果**

(1)气管插管均使用一次性灭菌用品,按标准保存,且未失效,监测培养无细菌生长,排除了由气管插管引起的感染。

(2)吸痰管采用一次性,操作时使用无菌手套,监测培养无细菌生长,排除此操作引起的感染。

(3)新生儿室空气培养符合标准,排除由空气传播引起的感染。

(4)心电监护仪表面采样培养出铜绿假单胞菌,血清学证实与痰标本是同源。

4. **分析医院感染源、感染途径**　环境卫生学检测结果证实感染源来自心电监护仪表面,由于物体表面清洁消毒不严格,医务人员没有严格落实手卫生造成医院感染。

5. **结论**　本次为铜绿假单胞菌引起的医院感染,环境的污染和接触传播是造成医院感染的主要媒介。

(六) 15:20 采取相应控制措施

1. 严格执行手卫生规范,加强医务人员手卫生和无菌操作。

2. 对新生儿诊疗器具进行彻底清洁消毒合格后再使用,加强病区环境物体表面清洁消毒和医疗废物处置。

3. 严格落实标准预防。

(七) 15:30 总结

详细记录调查内容,写出调查报告,总结经验,制订防范措施,对医院感染暴发事件评估,撰写评估报告。

(八) 15:40 上报本地区卫生健康委员会和疾病预防控制中心

医院感染管理科整理调查资料,将医院感染暴发事件的调查处置全过程上报卫生健康委员会和疾病预防控制中心。

(九) 15：50 演练点评

演练结束,各组负责人对本组的演练情况进行点评,分管院领导总结点评。

第四节　多重耐药菌感染暴发应急演练脚本

一、演练情况简介

1. **时间**　××年××月××日。
2. **地点**　××医院新生儿病区。
3. **参加部门**　医院感染管理科、护理部、医务科、检验科(临床微生物室)、药事科(临床药学部)、总务处、新生儿病区。

二、演练目的

1. 检查应对医院多重耐药菌感染暴发所需的应急队伍、设备设施、抢救药品、器材、防护用品等方面的准备情况,以便发现不足,及时调整补充,做好应急准备工作。

2. 通过演练,强化医务人员对自己在医院多重耐药菌感染暴发应急中职责的认识,提高医院多重耐药菌感染暴发应急队伍的能力。

3. 进一步明确相关科室和人员的职责,完善应急机制,提高各科室人员间的配合能力。

三、演练场景设置

新生儿病区××月1日至××月3日发生3例早产儿发热现象,1名患儿血培养报告为肺炎克雷伯菌,药敏试验提示为多重耐药；另外 2 名患儿血培养报告也为肺炎克雷伯菌，血清学证实 3 例为同源性。管床医师报告新生儿科主任、护士长后，疑似医院感染暴发。新生儿科主任立即上报医院感院管理科、医务科、护理部，医院感染管理科接到报告后立即赶往现场，经初步调查确定为多重耐药菌感染暴发，立刻向医院分管院长汇报。分管院长为总指挥，启动多重耐药菌感染暴发应急预案。

四、演练脚本

(一) 15：00

新生儿病区接到检验科(临床微生物室)多重耐药预警信息，得知本病区 1 名发热早产儿检出肺炎克雷伯菌，药敏试验提示为多重耐药。该病区 3 日内相继出现了 3 例早产儿发热，另外 2 名患儿血培养结果也为肺炎克雷伯菌，血清学证实 3 例为同源性。

(二) 15：02

新生儿病区的医务人员立即报告科主任、护士长，科主任立即召开科室医院感染防控管理小组会议，对此 3 例肺炎克雷伯菌感染病例进行讨论，怀疑医院感染暴发，立即上报医院感染管理科，同时汇报医务科、护理部。

(三) 15：10

医院感染管理科专职人员到达新生儿病区，经了解情况、查看患儿，与医务科、护理部及新生儿医师进行讨论，同时从环境、物体表面、医务人员手、无菌操作等环节进行调查。并指导医生开具"接触传播隔离多重耐药菌感染"医嘱，积极救治患儿。

(四) 15：30

初步调查后确定此次事件为多重耐药菌感染暴发，医院感染管理科主任上报医院分管院长。分管院长指示：启动医院感染暴发应急预案，通知医院感染暴发应急领导小组成员立即组织人员对新生儿病区多重耐药菌感染暴发事件进行调查、处置。

（五）15：40

1. **医院感染管理科专职人员**　对患儿周围的环境、监护仪器和设备及医务人员的手进行采样，包括病房空气、心电监护仪、新生儿暖箱内外表面、听诊器、电脑键盘等。对消毒隔离进行现场指导，指导新生儿病区工作人员采取正确的防护措施。

2. **新生儿病区医护人员**　做好自身防护，将 3 例发热患儿安全转运、安置至隔离病房，在隔离间门口设置"MDRO"隔离标识；转运中做好管路的护理，随时观察患儿生命体征，积极采取救治措施。护士长立即通知并指导新生儿病区保洁员做好多重耐药菌患儿床单元的卫生消毒。

3. **护理部**　督查护理组实施标准预防、护理操作，安排专人护理，严格执行手卫生，落实新生儿病区消毒隔离制度。保护性隔离未感染者。

4. **医务科**　医务科组织检验科（临床微生物室）、药事科（临床药学部）、医院感染管理科、新生儿科专家组进行会诊，明确诊断、判断病情，完善诊疗方案、积极进行综合救治。严格执行《抗菌药物临床应用指导原则（2015 年版）》，根据本院细菌耐药分析和耐药预警报告，作为经验性选用抗菌药物时的参考，合理选择并规范使用抗菌药物。

5. **检验科**　对采样结果进行培养、监测，统计结果进行分析。

6. **药事科**　指导感染患儿合理用药，保证救治药品的供应。

7. **设备科、总务科**　负责医疗设备、器材、水、电、氧气等病房设施、防护用品、消毒药械储备等保障工作。

(六) 15：50 专家组对本起医院感染暴发事件进一步调查

1. **查找感染源**　首例感染患儿是××床,××月1日出现发热,目前血培养为肺炎克雷伯菌,药敏试验提示为多重耐药;随后发生的2例发热患儿,追踪血培养结果为肺炎克雷伯菌,血清学证实3例为同源性。

2. **危险因素调查**

(1)初步假设:对医院感染源和感染途径做初步假设,3例感染患儿均无中心静脉置管,医院感染暴发的特点呈外源性感染,故首先考虑间接接触传播引起可能性大,不排除患儿使用的诊疗器械、新生儿暖箱消毒不严,仪器设备表面清洁消毒不到位,医务人员没做好手卫生等因素造成医院感染暴发。

(2)采样检测:针对以上分析,对使用中的器械、设备,环境、物体表面、医务人员手进行采样,并采用排除法逐一排查医院感染源和感染途径。

(3)监测采样结果:心电监护仪表面采样培养出肺炎克雷伯菌,血清学证实与感染患儿血标本是同源。

3. **分析医院感染源、感染途径**

(1)分析:环境卫生学检测结果证实感染源来自心电监护仪表面,物体表面清洁消毒不严格,医务人员没有严格落实手卫生造成交叉感染。

(2)结论:本次为肺炎克雷伯菌引起的多重耐药菌医院感染,环境的污染和接触传播是造成医院感染的主要媒介。

4. **采取相应措施**

(1)对患儿进行病原微生物检测和药敏试验,明确导致其发生多重耐药菌感染的肺炎克雷伯菌的耐药情况。医院诊疗专家及联合会诊组专家根据对患儿进行药敏试验的结果及本地区及本院的耐药监测数据,并遵循《抗菌药物临床应用指导原则》为患儿制订个体化的抗生素使用方案,对疑难、危重患儿制订个体化综合治疗方案,积极救治。

(2)将3例患儿进行隔离(单间隔离或同病室隔离),隔离间门口挂"接触传播隔离MDRO"标识,病历夹外粘贴"接触隔离MDRO"标识,患儿物品专人、专管、专用,一用一消毒,工作人员进行操作时严格掌握洗手指征,进行手消毒,无菌操作时戴手套,医疗废物入桶、入袋,注明标识,3/4满装袋密封运送,加强物体表面的消毒。在转运患儿外出检查(如转至CT室、MRI室等)时,要做好患儿的防护工作,且转出科室要提前通知转入科室做好相应的隔离措施。

(3)加强医务人员手卫生和无菌操作知识强化培训,巩固学习各项操作规程。

(4)严格落实标准预防。

(5)对环境、科室所有器械及物体表面进行清洁消毒。

(6)对多重耐药菌感染患儿使用的所有用品进行清洁消毒。

(7)重新进行环境及物体表面培养,直至培养结果合格。

(七) 16：10 总结

详细记录调查内容,写出调查报告,总结经验,制订防范措施,对医院多重耐药菌感染暴发事件评估,撰写评估报告。

(八) 16：30 上报本地区卫生健康委员会和疾病预防控制中心

医院感染管理科整理调查资料,将多重耐药菌感染暴发事件的调查处置全过程上报卫生健康委员会和疾病预防控制中心。

(九) 16：40 演练点评

演练结束,各组负责人对本组的演练情况进行点评,分管院领导总结点评。

（吴新萍）

参考文献

1. 王燕, 高若南, 王育栋. 多学科协作模式在多重耐药菌医院感染防控中的应用价值分析. 中国卫生标准管理, 2020, 11 (5): 133-1342.
2. 崔苗, 王婧, 许彩彩, 等. 基于行为转变理论培训对医护人员多重耐药菌防控实践的影响. 护理学杂志, 2019, 34 (11): 87-89, 92.
3. 杨莉, 陈茜, 赖晓全, 等. 多学科协作模式在多药耐药菌防控中的应用效果. 中华医院感染学杂志, 2020, 30 (24): 8317-8322.
4. 许川, 熊薇, 徐敏, 等. 多学科协作管理在多药耐药菌感染防控中的应用. 中华医院感染学杂志, 2018, 28 (18): 2834-2838.
5. 王月华. 多学科协作管理在多重耐药菌医院感染防控中的效果. 中国医药科学, 2021, 11 (5): 193-196.
6. 刘世华, 马乐龙, 印爱珍, 等. 多学科协作在儿童多重耐药菌医院感染防控中的应用. 中国感染控制杂志, 2021, 20 (6): 550-556.
7. 黄勋, 邓子德, 倪语星, 等. 多重耐药菌医院感染预防与控制中国专家共识. 中国感染控制杂志, 2015, 14 (1): 1-9.
8. 吴安华. 提高常规手段执行力应对超级细菌挑战. 中国感染控制杂志, 2011, 10 (1): 1-4.
9. HARRIS AD, MCGREGOR JC, FURUNO JP. What infection con-trol interventions should be undertaken to control multidrug-resistant gram-negative bacteria？ Clin Infect Dis, 2006, 43 (Suppl 2): 57-61.
10. STRAUSBAUGH LJ, SIEGEL JD, WEINSTEIN RA. Preventing trans-mission of multidrug-resistant bacteria in health care settings: a tale of 2 guidelines. Clin Infect Dis, 2006, 42 (6): 828-835.
11. TRICK WE, WEINSTEIN RA, DEMARAIS PL, et al. Comparison of routine glove use and contact-isolation precautions to pre-vent trans-mission of multidrug-resistant bacteria in a long-term care facility. J Am Geriatr Soc, 2004, 52 (12): 2003-2009.